D1935191

Sophie von Gallwitz

LET'S JUICE
mit Sophie

100%
RECYCLINGPAPIER

Für

Meine Familie und Freunde
Ste Pfitzner
Charlotte Gerson

Danke

Von ganzem Herzen möchte ich mich bei allen bedanken, die auf ihre Weise – ob sinnlich, kreativ oder kommunikativ – zur Gestaltung und zum Erscheinen dieses Buches beigetragen haben. Eure Zeit, Eure Ideen, Unterstützung und Fähigkeiten sind über vielseitige Wege mit in diese Seiten hineingeflossen. Dieses Zusammenwirken bringt für mich dieses Buch erst so richtig zum Leuchten! Und ich hoffe, dass es das auch für viele andere Menschen tun wird.

Amelie • Angelika • Anne • Björn G. • Björn H. • Brigitte • Ewa
Franziska • Gabi • Gorch • Hannah • Ilke • Joachim • Jordan • Julia
Kerstin • Kirstin • Maren • Monika • Nicole • Nina • Philipp N.
Sabine • Sarah • Sophie M. • Wilfried • Wladimir

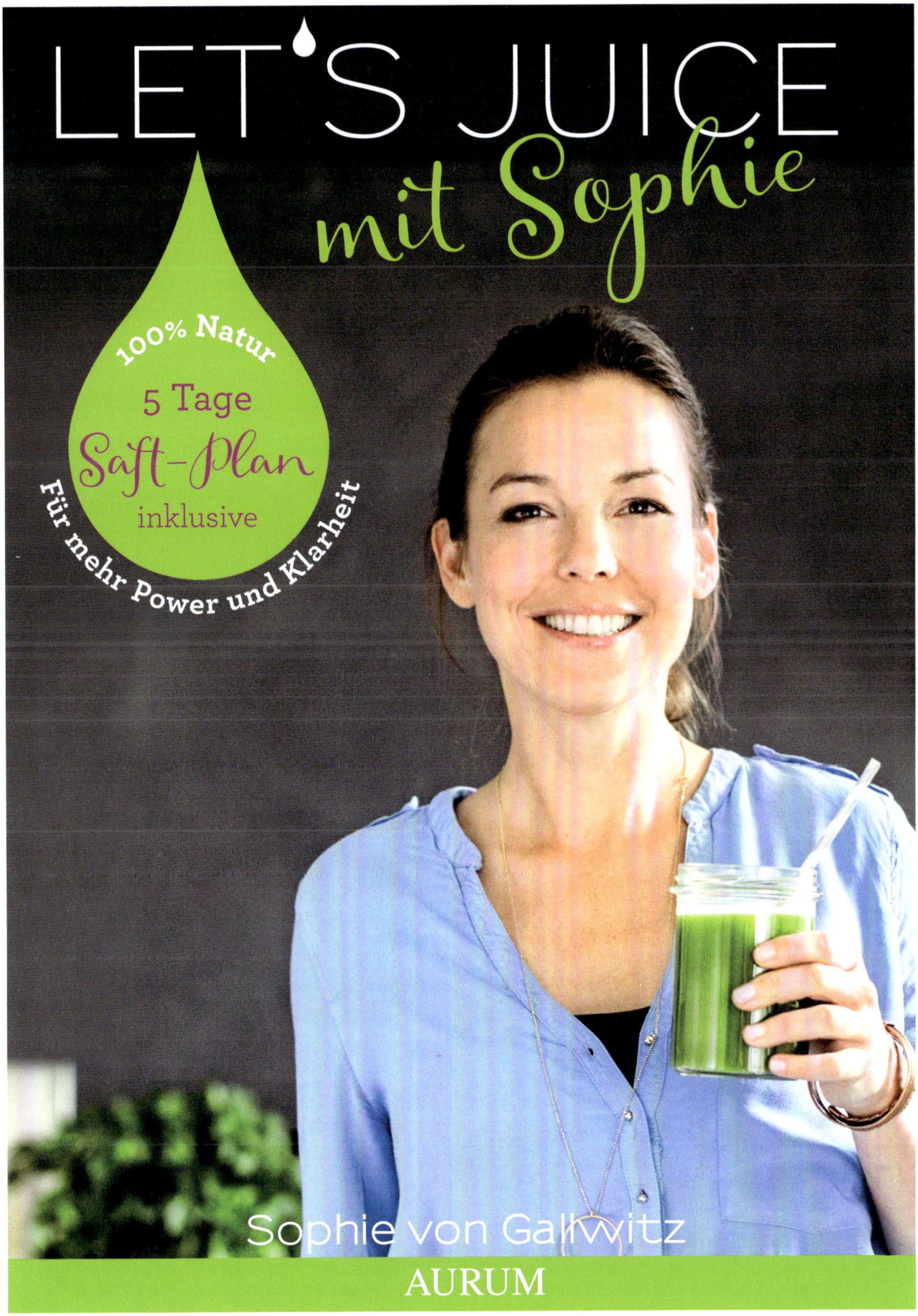
LET'S JUICE
mit Sophie
100% Natur
5 Tage
Saft-Plan
inklusive
Für mehr Power und Klarheit
Sophie von Gallwitz
AURUM

Sophie von Gallwitz
Let’s Juice mit Sophie
100% Natur für mehr Power
und Klarheit

Gestaltung: Kerstin Fiebig | ad department
Titelentwurf: Nina von Rössing
Fotos: Björn Gaus | www.bjoerngaus.de
[S. 18/19: wikipedia, maplegrove.biz, entsafter-portal.de]
[S. 20/21: Jay Kordich, Erin Lyall, gerson.org, thesnowfairy.com]
Illustrationen: Brigitte Kuka | www.brigitte-kuka.de
Visagistin: Ewa Braetz
Foodstyling: Franziska Zobel
Lektorat: Angelika Holdau
Druck & Verarbeitung: Westermann Druck Zwickau GmbH

www.kamphausen.media

2. Auflage 2020

ISBN print 978-3-95883-070-7
ISBN E-Book 978-3-95883-120-9

Bibliografische Information der Deutschen Nationalbibliothek:
Die Deutsche Nationalbibliothek verzeichnet diese Publikation in der Deutschen Nationalbibliografie; detaillierte bibliografische Daten sind im Internet über http://dnb.d-nb.de abrufbar.

Dieses Buch wurde auf 100 % Altpapier gedruckt und ist alterungsbeständig. Weitere Informationen hierzu finden Sie unter www.kamphausen.media.

Die vorliegenden Informationen können nicht als Ersatz für die medizinische oder psychologische Beratung (Diagnose oder Behandlungsform) durch einen Arzt oder Heilpraktiker dienen. Die Autorin möchte darauf hinweisen, sich bei gesundheitlichen Fragen zur Konstitution oder möglichen Erkrankungen mit einem Arzt oder Heilpraktiker in Verbindung zu setzen, um den gesundheitlichen Zustand zu besprechen. Teamwork ist angesagt!

Inhalt

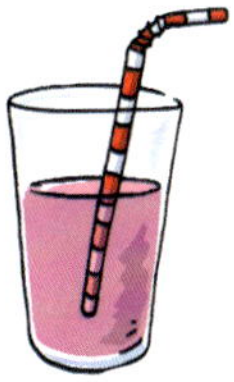

5. Let's juice!

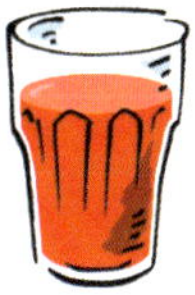
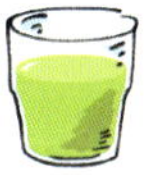
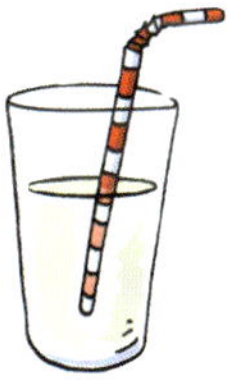
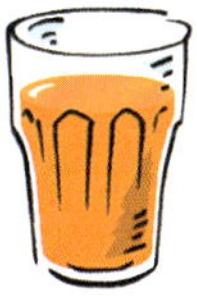
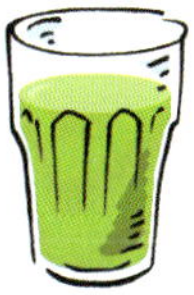

The earth has music for those who listen.
William Shakespeare

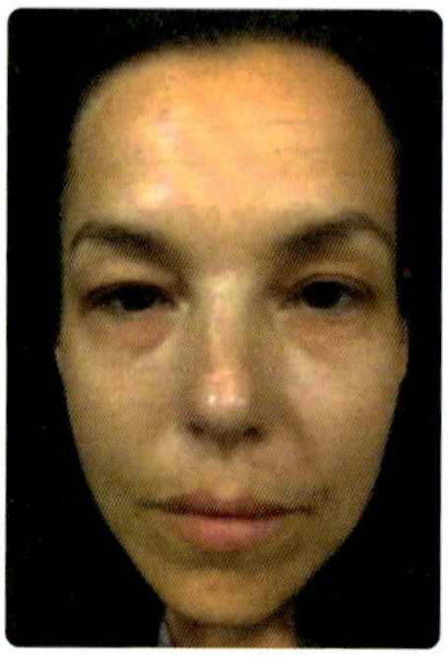

Im Burnout

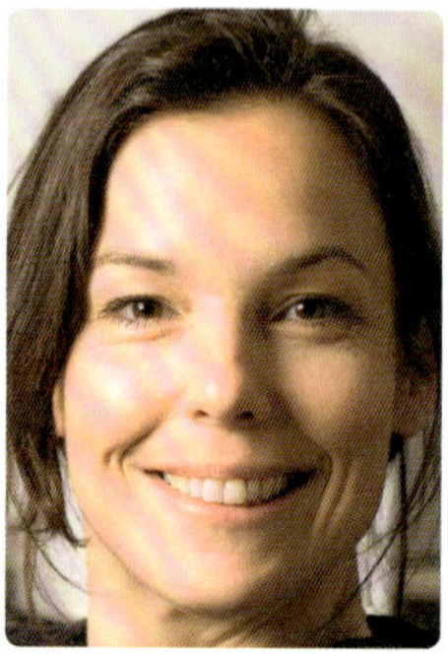

Voll im Saft

Für alle, die daran glauben, dass körperliche und geistige Gesundheit im Einklang mit der Natur unser größter Reichtum sind, unsere Ernährung einen Einfluss auf unsere Vitalität und unser Wohlbefinden hat, ein gesunder Darm die Basis für ein kraftvolles Leben ist und Pflanzensaft Leben schenkt!

Herzlich willkommen im „saftigen" Leben!

Ich liebe Saft. Und ich habe etwas Erstaunliches herausgefunden: Saft macht glücklich. Saft bringt Power. Saft macht sogar schöner. Also habe ich daraus meinen Beruf gemacht: Juice-Coach.

In den letzten Jahren habe ich mich viel mit Nahrungsmitteln und ihrer Wirkung beschäftigt. Wenn es um das Thema Juicing geht, bin ich inzwischen Expertin. Ich habe es von vorne bis hinten und wieder zurück recherchiert. Doch noch wichtiger: Ich habe es erlebt – und ich lebe es. Juicing ist ein selbstverständlicher Teil meines Alltags. Ich trinke täglich selbst gemachten Saft und esse ganz normal. Hin und wieder mache ich eine Saftkur von ein bis vier Wochen, um meine Ressourcen wieder aufzufüllen und meine Lebensgeister aufzufrischen.

Juicing ist für mich zum Lebensstil geworden. Körperlich wie geistig. Und ich sehe die vielen Veränderungen bei den Menschen, die inzwischen auch zu freudigen Juicern geworden sind! Ich bin davon überzeugt, dass frisch gepresste Pflanzensäfte die Kraft in sich tragen, uns gesundheitlich zu stärken und vor Erkrankungen, insbesondere chronisch-entzündlichen Erkrankungen, schützen zu können.

Auf ins Unbekannte

Wie ich selbst zum Saftmachen kam? Über Umwege. Meine Reise ins „saftige" Leben begann vermutlich mit einem sogenannten „Burnout" mit Ende zwanzig. Ich guckte in den Spiegel und keiner guckte zurück. Und das änderte sich nicht. Zu viel hatte sich angestaut, nichts schien mehr im Fluss. Körperlich und geistig verschlickt. Rund zwei Jahre brauchte ich, um mein Leben neu auszurichten und wieder ins Laufen zu kommen.

Zunächst war das harte Arbeit. Für mich und auch für meine Familie und meine Freunde. Es verlangte Offenheit, Geduld und Nachsicht von ihnen. Und ich bin jedem, der auf die eine oder andere Weise in diesen Jahren zur Veränderung beigetragen hat, zutiefst dankbar. Mich selbst kostete es Mut, mich ins Unbekannte vorzuwagen.

Ich begann eine Fortbildung als Körpertherapeutin, lernte Shiatsu, energetische Heilweisen, Aromatherapie, Quantenheilung und erkannte durch meine Träume, dass ich wohl mehr im Austausch mit der geistigen Welt stand, als mir zuvor bewusst war. Ich hielt mich so oft es ging in der Natur auf – mit Rucksack, Zelt, Isomatte, Schlasa-Luma –, lief lange Strecken durch Wälder und Täler, über Berge und Wiesen, lernte schamanische Rituale und Meditationen kennen und erfuhr, wie man mittels Erde, Wasser, Feuer und Luft die Verbindung zu den Naturkräften herstellen kann.

Nix geht mehr

Parallel fing ich damit an, in der Praxis eines Heilpraktikers zu arbeiten – eines Experten für Reizdarmsyndrom, chronische Entzündungsprozesse und Autoimmunerkrankungen. Er brachte mir bei, welche modernen und zugleich alternativen Heilmethoden es zur Verbesserung der Zellleistung gibt – und das immer mit Blick auf den Darm.

Ab da wurde mein Leben „saftiger". Wie viele Patienten entschied auch ich mich in dieser Zeit für einen Nahrungsmittelunverträglichkeitstest, da ich immer noch sehr oft müde war und starke Rücken- und Kopfschmerzen bekam. Das Ergebnis: 75 Unverträglichkeiten auf Nahrungsmittel, darunter Milch (Kuh, Ziege, Schaf), Eigelb und Eiweiß und Getreide. So entdeckte ich die „Weglass-Füllauf-Taktik" für mich und zog 12 Monate mit viel frischem Bio-Obst und -Gemüse durch den Tag. In nur wenigen Wochen verflüchtigten sich die Symptome und ich fühlte mich wie neu geboren. Pro- und Präbiotika zum Aufbau der Darmflora kamen ergänzend dazu.

Das Kombucha-Experiment

Dann hatte ich einen Traum, der mich nicht mehr losließ. Ich träumte von einer Flüssigkeit, die sich in mir ausbreitete und mich zu einer Art Lichtskulptur formte. Na, logisch! Das war's: Zu dieser Zeit lebte eine amerikanische Freundin bei mir, die mir zeigte, wie man selbst Kombucha, ein fermentiertes Enzymgetränk, herstellt, um das Immunsystem zu stärken. Ich war begeistert, weil es so gut schmeckte. Unsere Küche wurde zum Kombucha-Labor. Was können Enzyme wirklich? Ich beschloss, ein Experiment zu machen. Um die Wirkung von Enzymen zu testen, trank ich täglich „frisch gebrauten" Kombucha zum Frühstück, den Rest des Tages Wasser und Tee. Sechs Wochen lang. Mein Geist machte eine Super-Kur durch – und auch mein Körper. Ich hatte enorme Ausdauer und sprudelte vor Ideen. Nach zwei Wochen erhöhte ich die Kombucha-Ration. Es war ein Schlüsselerlebnis und öffnete mir die Türen in die Welt der Flüssigkeiten.

Der Beginn einer großen Leidenschaft

Ich begann Bücher über Enzyme, Physiologie und Pflanzen zu verschlingen. Ich mixte mir Smoothies, doch irgendwie lagen sie mir zu schwer im Magen. Also verdünnte ich sie mit Wasser oder filterte sie durch ein Sieb. Zwei Jahre lang! Ich kam nicht auf die Idee, mir einen Entsafter anzuschaffen. Ich wußte noch nicht einmal, dass es solche Geräte gab. Das war vielleicht mein Glück, denn dadurch war mein Aha-Erlebnis auf mehreren USA-Reisen umso größer: Hier gab es eine Juice & Health Bar nach der anderen. Im Angebot Algensäfte, Enzympower-Shots, Chia-Pop-Up-Drinks – alles ganz frisch, in Bio-Qualität zubereitet und einzigartig im Geschmack. Selbst mitten im Winter traf ich in den Rocky Mountains bei Schnee und Eis auf einen frisch gepressten, grünen Saft in einer Coffee Bar mit dem Schild: „cold pressed juice". Das war's: Ich wollte auch frisch gepresste Säfte machen können!

Seitdem habe ich viel mit Säften experimentiert, unterschiedlichste Entsafter getestet, mich durch verschiedene Saftkuren von 3, 5, 14 und 28 Tagen rauf und runter gesaftet, eine Detox-Saftbar in Berlin mit eröffnet und schließlich die deutschsprachige Juicing-Plattform *www.letsjuice.de* gegründet.

Werde dein eigener Saftmeister!

Im Laufe unseres Lebens nehmen wir durchschnittlich rund dreißig Tonnen Nahrung und mehr als 50.000 Liter Flüssigkeit zu uns. Doch für manches, was wir da essen und trinken, ist unser Körper nicht besonders dankbar. Fettreiche und pflanzenarme Nahrung kann zu Übergewicht, erhöhten Blutfetten, einem trägen Darm und Vitamin- und Mineralstoffmangel führen. Auf Dauer kann das nicht gut gehen. Mit unserer Ernährungsweise können wir entscheidend Einfluss darauf nehmen, wie sich unsere Gesundheit entwickelt. Je früher wir damit starten, desto besser.

Ich stehe im Austausch mit vielen Menschen, die Juicing ebenfalls als Methode für sich entdeckt haben und ins „saftige" Leben einsteigen möchten. Aber wie? Mit diesem Buch möchte ich eine Orientierung bieten und jeden, der sich auf den Weg zu mehr körperlicher Power und geistiger Klarheit machen möchte, dazu inspirieren und motivieren, selbst auszuprobieren, wie Saft das Leben bereichern kann. Dieses Buch soll als Kickstarter in die Welt des Juicing dienen. Ich möchte hier meine persönlichen Erfahrungen und meine Begeisterung für frisch gepresste Säfte mit vielen Menschen teilen und die besten Tipps und Tricks dazu verraten, wie man selbst zum Saftmeister werden kann. In Teil 1 und 2 gebe ich einen Einblick darin, weshalb mir Pflanzensäfte so wichtig erscheinen. In den Teilen 3–5 geht es dann um die Juicing-Praxis, damit du direkt selbst auf die Saft-Welle aufspringen kannst. Es gibt natürlich nicht den „einzig wahren" Saft, der exakt dieses oder jenes bewirkt – die Vielseitigkeit der Pflanzenwelt und die Vielfalt der Mixturen von Obst, Gemüse und weiteren Zutaten sind es, die Juicing ausmachen.

Türöffner in die Welt des Juicing

Pflanzensaft bedeutet für mich persönlich eine kraftvolle Medizin. Ob Juicing-Einsteiger oder bereits Profi – die folgenden Seiten wollen dich ins Saftmachen einführen und dazu anregen, einfach selbst loszulegen. Denn das Schönste ist es, wenn man das Juice-Feeling selbst erlebt und sich nach einiger Zeit regelmäßigen Saftmachens die Lebensgeister zurückmelden und sich überhaupt vieles zum Positiven verändert. Spätestens dann werden Brokkoli, Ingwer, Weizengras, Mandelmilch und Co. plötzlich zu unseren neuen rohköstlichen Freunden. Und frisch gepresster Pflanzensaft ist „Rohkost – the easy way"!

Ich habe viel Freude dabei gehabt, dieses Juicing-Basisbuch zu schreiben, und ich hoffe sehr, dass es allen, die es in den Händen halten, einen Einblick in die unzähligen Möglichkeiten des Juicing schenkt und die Tür in die bunte und geheimnisvolle Welt der Pflanzensäfte öffnet.

Saftige Zeiten liegen vor uns.
An den Juicer – fertig – los! Let's Juice!

Eure Sophie

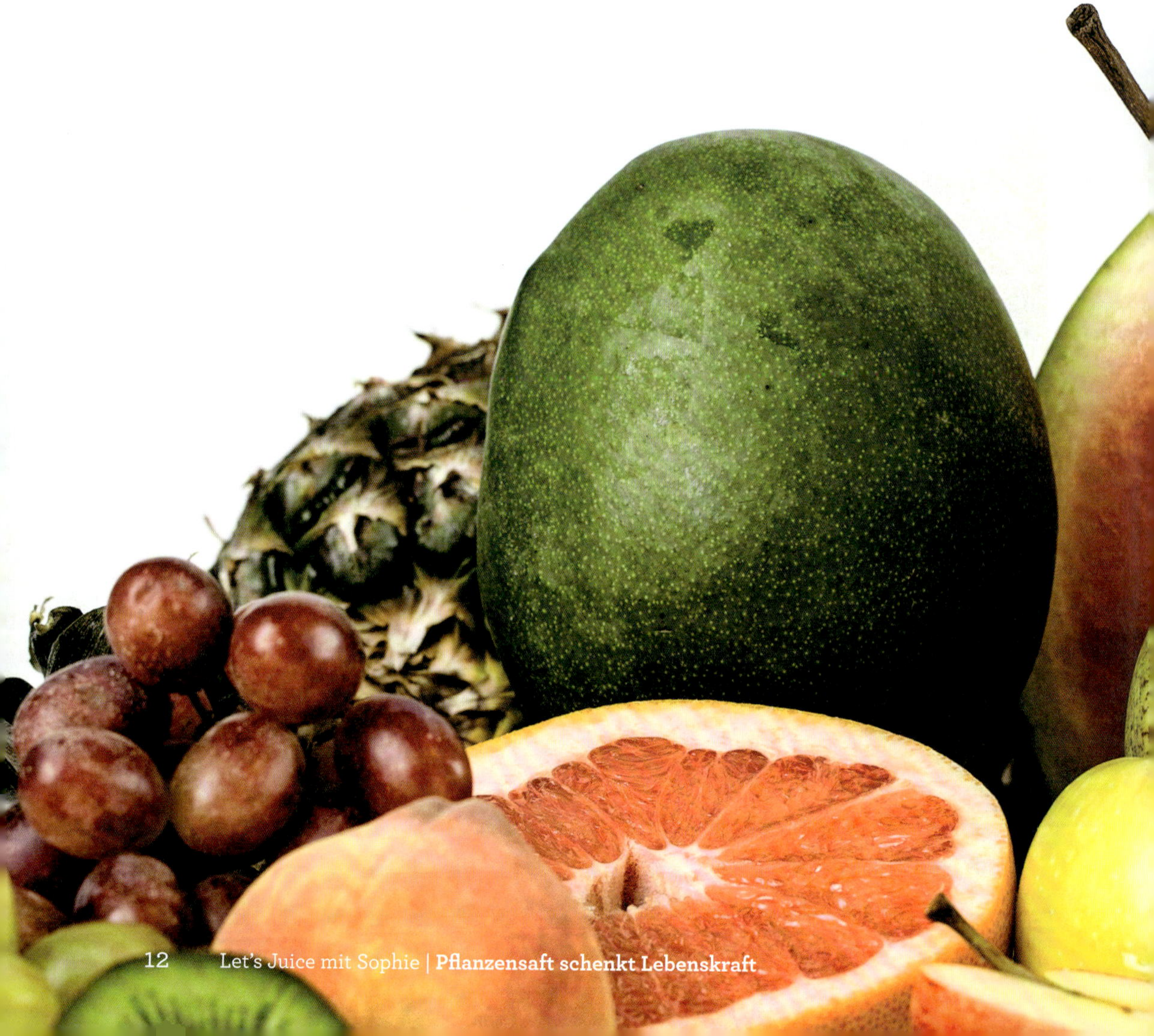

Teil 1

Pflanzensaft schenkt Lebenskraft

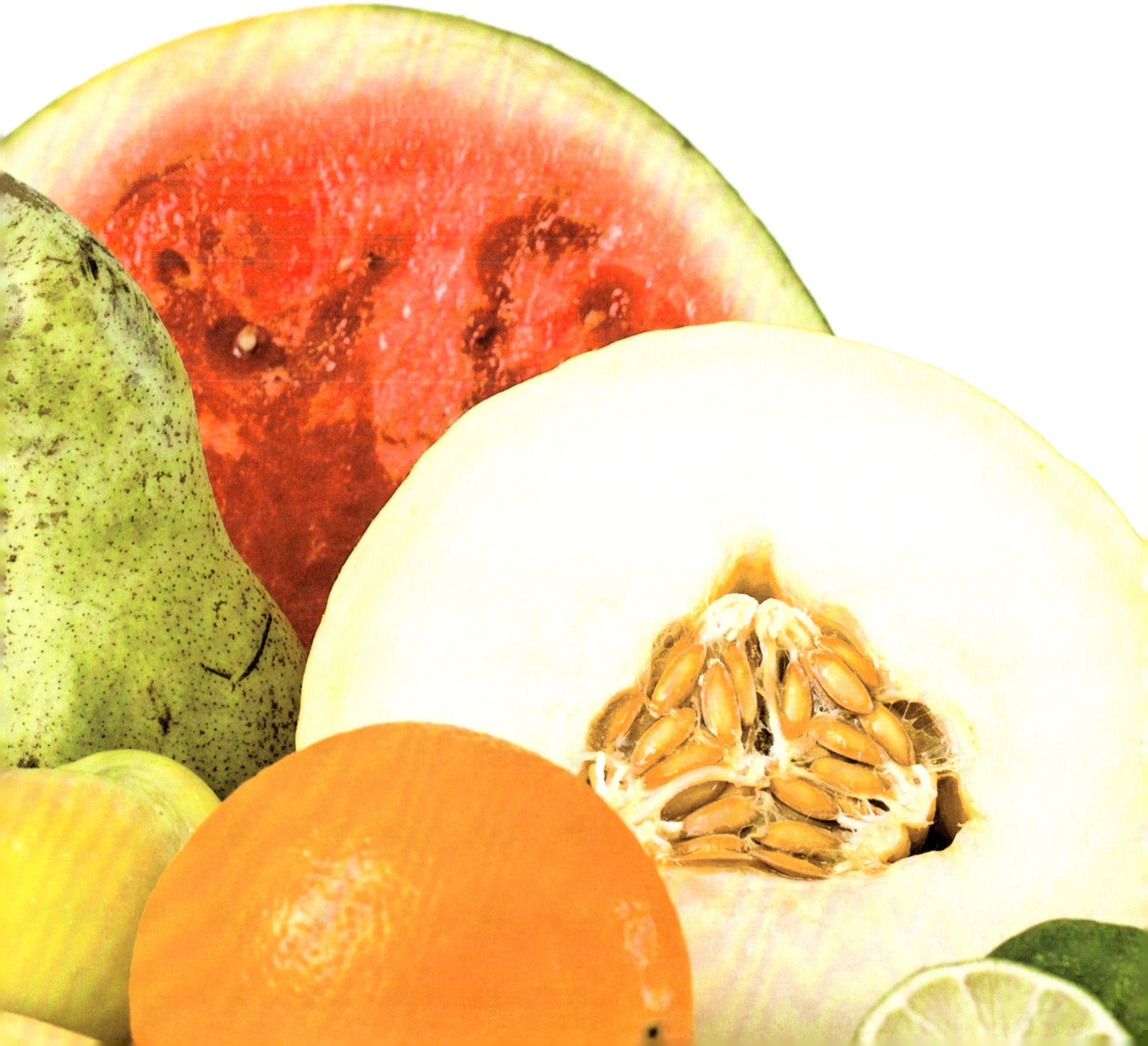

WAS IST HIER LOS?

Ständig müde, Kopfweh, Rückenschmerzen, schlechte Verdauung oder schlechte Laune? Kriecht deine Immunabwehr knapp über dem Boden herum, und du hast ständig eine Erkältung nach der anderen? Oder nimmst du häufig zu und ab und wieder zu? Fühlst du dich nicht wohl in deiner Haut, weil sie unrein, fleckig oder faltig ist, vielleicht auch juckt? Führst du möglicherweise täglich einen Kampf gegen Pickel oder Akne? Verträgst du plötzlich keine Milchprodukte oder kein Weißbrot mehr? Wachst du nach einer schlaflosen Nacht wie erschlagen auf und wunderst dich, woher diese ständigen Muskel- und Gelenkschmerzen kommen? Deine Konzentration war auch schon einmal besser? Und überhaupt fühlst du dich nicht wirklich fit, und dein Selbstbewusstsein rasselt den Berg hinab? Wie sieht es denn mit der Erotik aus? Keine Lust auf Sex oder verringerte Orgasmusfähigkeit? Jetzt reicht's!

Woran hakt's denn?

Das ein oder andere Zipperlein, wer kennt das nicht? An manche haben wir uns allerdings schon so gewöhnt, dass wir sie für ganz „normal" halten. Andere wachsen, ohne dass wir es merken, zu größeren Beschwerden heran. Sogenannte „Zivilisationskrankheiten" wie Allergien, Diabetes, Migräne, verschiedene Hautkrankheiten, Herz-Kreislauf-Probleme, Übergewicht oder Lebensmittelunverträglichkeiten haben in den vergangenen Jahren deutlich zugenommen.

Und auch chronisch-entzündliche Erkrankungen sind weltweit auf dem Vormarsch. Bei diesen Erkrankungen klingt die Entzündung, die eigentlich ein Schutzmechanismus der Körpers ist, nicht wie üblich wieder ab, sondern setzt sich schleichend weiter fort. Chronisch-entzündliche Prozesse entwickeln sich meist langsam über viele Jahre hinweg im Verborgenen und haben einen entscheidenden Anteil daran, dass der Körper überdurchschnittlich schnell altert und Krankheiten mit unterschiedlichen Gesichtern entwickeln kann. Dazu zählen zum Beispiel: Bluthochdruck, Asthma, Arthritis, Alzheimer, Zahnerkrankungen, Osteoporose, Nierenerkrankungen und Krebs. Die Weltgesundheitsorganisation WHO hält in ihrem globalen Zustandsbericht fest: 42 % der Sterbefälle sind die Folge solcher chronischen Erkrankungen. Sie sind weltweit die häufigste Todesursache.

In den letzten Jahren sind sich Wissenschaftler, Mediziner und Heilpraktiker mehr und mehr einig, dass es gerade Entzündungsprozesse im Körper, insbesondere im Darm, sind, die einen großen Beitrag dazu leisten, körperliche und psychische Probleme auszulösen. Die verschiedensten Symptome werden immer häufiger mit einem aus dem Gleichgewicht geratenen Bakterienmilieu im Darm in Verbindung gebracht, genauer gesagt mit einem Ungleichgewicht des sogenannten „Mikrobioms". Darauf gehe ich im Kapitel „Der Darm – unser Bauchhirn" genauer ein (Seite 31).

Wenn Dir das Leben einen Arschtritt verpasst, nutze den Schwung, um vorwärts zu kommen.

Einfach zu viel?

Doch nicht nur auf körperlicher Ebene, sondern auch auf geistiger Ebene gibt es immer mehr Ursachen, die den Organismus – ähnlich wie chronische Entzündungen – belasten: Stress. Lang anhaltender, erhöhter Stress verursacht freie Radikale, die unsere Zellen und sogar unsere DNA angreifen können. Laut der Forsa-Studie „Bleib locker Deutschland" von 2013 geben 70 % der Berufstätigen an, gestresst zu sein. Und 40 % der Berufstätigen erklären, sich buchstäblich ausgebrannt zu fühlen. Mehr als jeder Fünfte berichtet davon, in den letzten drei Jahren an einer psychischen Erkrankung wie Burnout oder Depression gelitten zu haben, wobei Einkommen oder Bildungsstand keine Rolle zu spielen scheinen. Frauen sind häufiger betroffen als Männer. Für viele gehört Stress allerdings inzwischen zu einem modernen Lebensstil, er ist praktisch zur Normalität geworden: „Ich hab halt Stress!"

Wie können wir neue Wege finden, im täglichen Leben auf sinnliche und zugleich einfache Weise gut für unsere Gesundheit zu sorgen? Eine gesunde Ernährung spielt dabei eine entscheidende und zentrale Rolle. Zahlreiche Bücher und wissenschaftliche Studien weisen mittlerweile darauf hin, wie stark der Einfluss der Ernährung auf die Zellleistung, unseren Darm und auf unsere Psyche ist. Viele neue Ansätze gibt es bereits: vegetarischer und veganer Lifestyle, Rohkost, Clean Eating oder Paleo. Juicing ist eine wunderbare Methode, mit der es leichtfällt, eine Vielfalt an Vitalstoffen durch Pflanzensäfte zu sich zu nehmen. Und das hoch konzentriert. Rohkost – the easy way.

POWER DURCH MEHR ROHKOST

Viele Lebensmittel, mit denen wir uns heute ernähren, haben diesen Namen kaum noch verdient. Sie sind weit entfernt davon, lebendige Nährstoffe zu enthalten, und sie nähren uns auch nicht. Wie oft greifen wir zu Fast Food, Fertigprodukten, Tiefkühlkost oder Süßigkeiten? Überdurchschnittlich viele Produkte, die wir in der westlichen Welt zu uns nehmen, bestehen hauptsächlich aus gesättigten Fettsäuren, Zucker und Weißmehl. Auf diese Weise führen wir unserem Körper viele „leere Stoffe", nicht jedoch „nährende Stoffe" zu. Industriell produzierte Lebensmittel enthalten eine Vielzahl an künstlichen Inhaltsstoffen wie Konservierungsstoffe, Farbstoffe oder Geschmacksverstärker oder sind – wie in konventioneller Landwirtschaft mit Massentierhaltung und Monokulturen erzeugte Produkte – oft mit Antibiotika und Pestiziden belastet.

Mehr Vitalstoffe mit Obst und Gemüse

Ich bin der Meinung, dass die meisten von uns sich lebendiger, kraftvoller und gesünder fühlen könnten, wenn sie mehr frische Nahrung zu sich nähmen. „5 am Tag!" Zu dieser Aussage gelangt die Deutsche Gesellschaft für Ernährung (DGE) und rät, fünf Portionen Obst und Gemüse täglich zu essen, also ca. fünf Handvoll. Das sind rund 400 Gramm Gemüse und 250 Gramm Obst. Das entspricht bei einem 3-Personen-Haushalt bereits einer täglichen Menge von: 1,2 kg Gemüse und 750 Gramm Obst. Pro Woche sind das 8,4 kg Gemüse und 5,3 kg Obst. Seien wir ehrlich: Wie viele Menschen erreichen die empfohlene Menge? Nicht nur ab und zu, sondern tatsächlich täglich!?

Juicing hilft dir auf die Sprünge!

Gründe, weshalb die „5 am Tag"-Faustregel leider häufig kippt, sind: fehlende Zeit, Kosten, keine Lust oder Motivation zu kochen, gepaart mit einem verlockenden Überangebot an Fast-Food in Form von Lieferservices, Imbissbuden und Bäckereien.

Und ich kenne Menschen, die Obst oder Gemüse gar nicht gerne essen. Doch einen Saft zu trinken, bedeutet für viele etwas anderes. Mit frisch gepressten Säften ist es sehr einfach, mehr Obst und Gemüse in den Alltag zu integrieren und seine Gesundheit um ein paar Level höher zu schrauben. Körperlich und geistig. Juicing bringt dir einen Extra-Kick an Power! Ein kleines Glas Saft beinhaltet meist so viele Nährstoffe, wie wir sie mengenmäßig gar nicht essen würden. Oder hast du schon einmal probiert, acht rohe Karotten auf einmal zu essen?

Let's make love, juice and magic!

Juicing ist ein Weg, mithilfe von Saft eingefahrene Ernährungsmuster zu lösen und mehr Frische ins Leben zu holen, um Körper und Geist wirklich zu nähren. Juicing kann sogar mehr als eine Methode sein und sich zu einer Lebensphilosophie entfalten. Für mich und viele andere Menschen ist Juicing bereits zu einem täglichen Bestandteil der Ernährung geworden. Eine saftig-frische Haltung zum Leben. Mir hilft die Verbindung zur Natur, zum puren Leben. Das gibt mir Power. Im Saft steckt mehr als genug davon drin.

Zehn am Tag

Einige Ernährungswissenschaftler raten sogar dazu, die Faustregel auf „10 am Tag“ zu erhöhen. Scheinbar benötigen wir in der heutigen Zeit sehr viel mehr Nährstoffe, um mit der Flut an industriellen Zusatzstoffen, nährstoffarmen Nahrungsmitteln, der hohen Umweltverschmutzung und unserer ungesunden Lebensweise zurechtzukommen und einen Ausgleich zu finden.

SAFTIGE GESCHICHTE

Pflanzensäfte zu trinken, um die Gesundheit zu fördern, ist keine neue Idee. Die Kraft, die in Saft steckt, ist uns Menschen tausende von Jahren bekannt. Das Wissen um den Reichtum pflanzlicher Nährstoffe und das „Saftmachen" ist allerdings so gut wie in Vergessenheit oder ins Abseits geraten. Frische Säfte aus Obst, Gemüse und Kräutern selbst herzustellen, erlebt nun eine Renaissance: Juicing.

Von den Anfängen der Saftkultur

Schon seit Jahrtausenden sind Enzymgetränke in Form von fermentierten Getränken ein altbewährtes Mittel, um die Lebensgeister zu wecken, den Darm zu pflegen und die Abwehrkräfte zu stärken. Bereits die Babylonier, Ägypter und Mexikaner beherrschten die Kunst, mit Bakterien- oder Pilzkulturen versetzte Getränke zur Stärkung der Gesundheit zuzubereiten. Und auch in der Traditionellen Chinesischen Medizin, in der Tibetischen Medizin und im Ayurveda ist das Wissen um die Heilwirkung fermentierter Getränke sowie Kräuter-Tinkturen und -Essenzen tief verankert. Die Fermentation ist ein natürlicher Prozess, bei der Inhaltsstoffe wie Zucker durch Mikroorganismen zu Milchsäure umgewandelt werden. Enzymgetränke dienten dazu, das Gleichgewicht der lebenswichtigen Bakterienkulturen im Darm aufrechtzuerhalten, die Darmflora zu fördern und Entzündungen der Darmschleimhaut zu heilen. Bekannte fermentierte Enzymgetränke oder Speisen sind: Kombucha, Kefir, Joghurt, Miso-Suppe oder Sauerkraut.

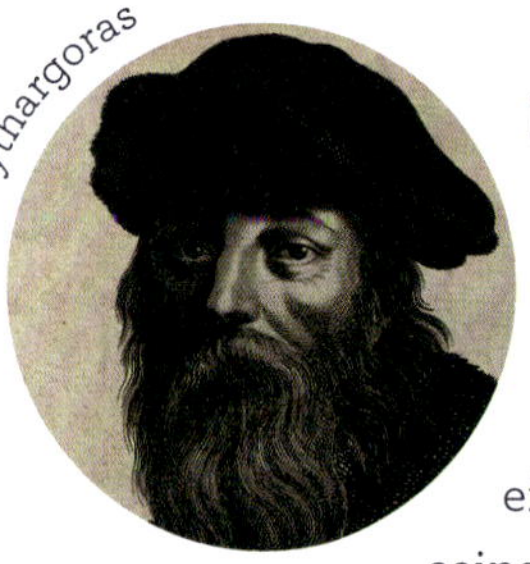

Pythargoras

Die Anfänge der Rohkost

Bereits in der Antike verfolgt der griechische Philosoph und Mathematiker Pythagoras Zeit seines Lebens politische und ethische Ziele. „Rohe Früchte, roher Ziegenkäse und Honig" – auf dieser Basis entwickelt er innerhalb seiner spirituellen Gemeinschaft für seine Anhänger ein Ernährungskonzept, welches der heutigen Rohkost gleichkommt. In seinen Schriften von 500 v. Chr. berichtet er von Heilerfolgen verschiedener Krankheiten. Lange Zeit wurden Vegetarier auch Pythagorer genannt.

„Nicht alles, was Genuss bereitet, ist auch wohltuend, aber alles, was wohltuend ist, bereitet auch Genuss." – Pythagoras

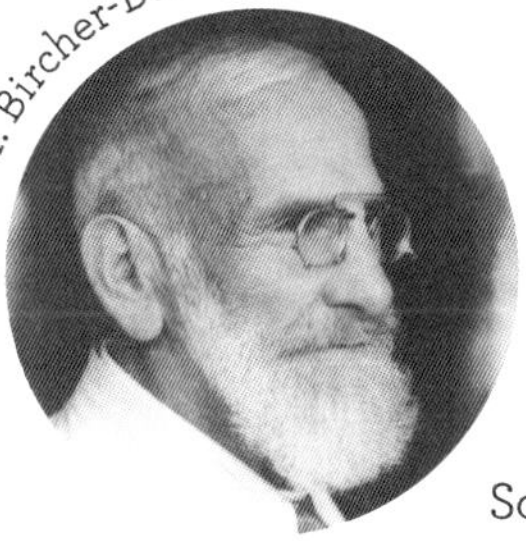

Dr. Bircher-Benner

Die Frischpflanzenkost

Mitte des 19. Jahrhunderts entsteht in der Schweiz und in Deutschland die sogenannte „Lebensreformbewegung“. Ihre Vertreter sind davon überzeugt, dass die beginnende Industrialisierung mit Zivilisationskrankheiten einhergehe. Ende des 19. Jahrhunderts greift der junge Schweizer Arzt Maximilian Bircher-Benner das Konzept der Rohkost auf, um Patienten mit Magen-Darm-Beschwerden zu helfen. Von ihm stammt das berühmte Bircher-Müsli. Als engagierter Arzt und auch Forscher entdeckt er die positive Wirkung der „vitalen Frischpflanzendiät“, die zum zentralen Gedanken der heutigen Rohkostbewegung wird. Danach soll das Erhitzen von Gemüse wichtige gesunde Enzyme zerstören. Unbehandelte, frische Nahrungsmittel dagegen seien reich an Vitaminen, Mineralstoffen, Enzymen und Antioxidantien. 1897 eröffnet Dr. Bircher-Benner in Zürich eine kleine Privatklinik mit dem Namen „Lebendige Kraft“ und veröffentlicht 1905 seine erste, viel beachtete Ernährungslehre. Mit seinem Therapieplan kann er Krankheiten heilen, die bis zu diesem Zeitpunkt als unheilbar gelten.

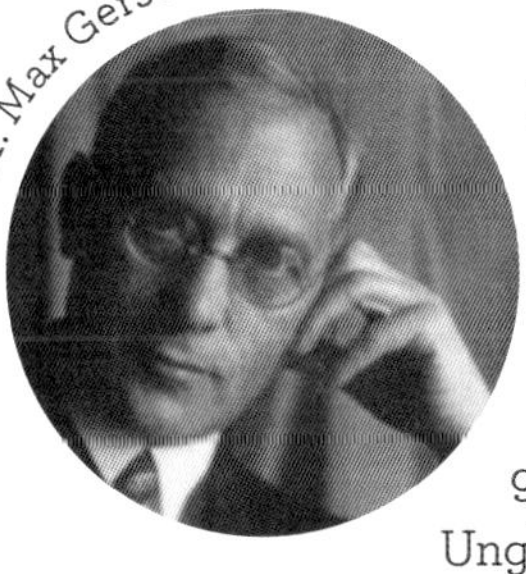

Dr. Max Gerson

Die Gerson-Therapie

Zu Beginn des 20. Jahrhunderts (1920) entwickelt der deutsche Arzt Dr. Max Gerson die alternative Gerson-Therapie. Ähnlich wie bei Dr. Bircher-Benner steht auch bei ihm die Ernährung, speziell die Frischkost, im Mittelpunkt seiner Arbeit zur Behandlung von chronisch-degenerativen Erkrankungen. Seine Erfolge beruhen auf dem Ansatz, dass Ungleichgewichte besonders dann im Körper entstehen, wenn sich zu viele Giftstoffe im Organismus angesammelt haben, die es auszuleiten gilt. Seine Methode: den Körper, speziell den Darm, erstens mit frisch gepressten Säften aus Obst, Gemüse und grünen Blättern zu versorgen und ihn zweitens durch eine spezielle Methode der Darmreinigung mit Kaffee zu entgiften. Gerson ist davon überzeugt, dass durch die beiden Säulen Ernährung und Entgiftung die Selbstheilungskräfte des Körpers aktiviert werden. Das Gerson Institute in San Diego (USA) bietet heute unter der Leitung seiner Tochter Charlotte Gerson (93 Jahre) 14-tägige Aufenthalte für Patienten sowie Fortbildungskurse und Weiterbildungen für Ärzte, Heilpraktiker und Laien an.

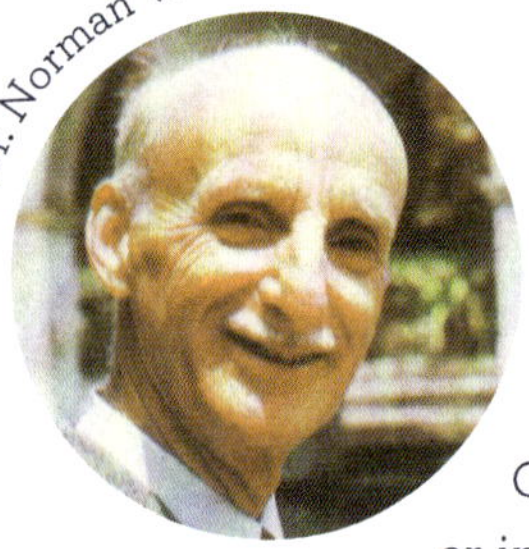
Dr. Norman Walker

Saftpressen mit Dr. Norman Walker

Durch eine schwere Erkrankung in seiner Jugend, bei der ihm die Ärzte nicht weiterhelfen können, findet der Ernährungswissenschaftler Dr. Norman Walker Zugang zum Thema Ernährung. Er ist Mitbegründer der Natural Hygiene-Bewegung in den USA, für die Rohkost sowie Obst- und Gemüsesäfte die optimale Ernährungsform sind. 1910 gründet er in New York das Norwalk-Laboratorium für Ernährung und Forschung. Von hier aus sucht er nach Wegen für ein längeres, gesünderes Leben. In den 30er-Jahren wird er schließlich durch seine Erfolge mit Obst- und Gemüsesäften – und auch durch seine Schriften zu diesem Thema – bekannt und steigt zum führenden Experten für „Raw Juice Therapy" auf. Dr. Walker gilt als Erfinder der ersten hydraulischen Saftpresse. Er stirbt im hohen Alter von 116 Jahren und gilt bis heute als eine herausragende Erscheinung der Rohkostszene.

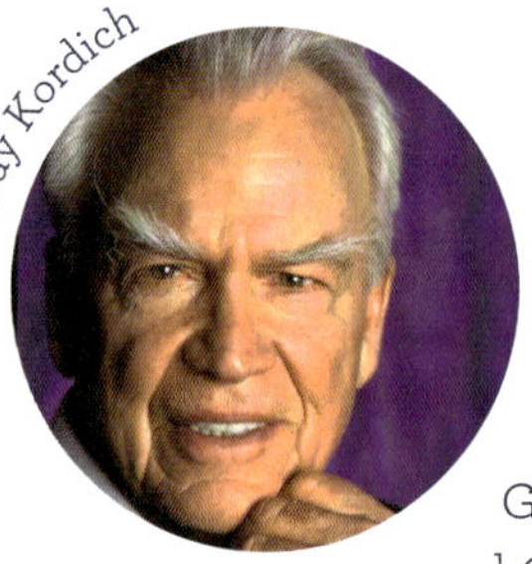
Jay Kordich

Der „Juiceman"

Im Alter von 25 Jahren erhält der Kalifornier Jay Kordich als aufsteigender Athlet die Diagnose Krebs im fortgeschrittenen Stadium. Als alle Therapien der Schulmedizin nicht helfen, reist er nach New York und begibt sich in die Hände von Dr. Max Gerson. Kordich durchläuft Gersons Therapieplan: Er entgiftet seinen Darm und trinkt viel rohe Obst- und Gemüsesäfte, vor allem Apfel- und Möhrensaft. Seine Genesung verändert sein Leben. Bereits ein Jahr später beschließt Kordich, sich für „Power of Juicing" in Verbindung mit einer ausgewogenen Ernährung stark zu machen. In den 90er-Jahren wird Kordich zur Gallionsfigur der Verkaufssendung „Juiceman". Bis heute reist er im Alter von 87 Jahren gemeinsam mit seiner Frau Linda durch die USA und verbreitet sein Wissen über „Juicing".

Juicing wird zu einer Bewegung

Im Jahr 1975 gründet Dave Otto mit Dave's Juice Bar in New York die erste Bar, deren Säfte mit Obst und Gemüse aus 100 % ökologischem Anbau zubereitet werden. Sie wird der Vorreiter für eine Reihe an Saftbar-Ketten, die sich gut dreißig Jahre später im ganzen Land ausbreiten. Das Geschäft mit dem Saft beginnt zu boomen. Um 2008 herum erweitern bekannte Juice Bars in New York und Los Angeles ihr Angebot und setzen nun verstärkt auf „cold pressed juice": kaltgepressten Saft zum Mitnehmen. Damit erwacht ein neuer Trend in der Gastronomie-Szene der USA, der sich in vielen Großstädten entlang der West- und Ostküste ausbreitet. Auch nach London und Paris schlägt die Juice-Welle über. Cold pressed Juice wird zum Modewort der internationalen Yoga-Rohkost-Vegan-Welt. Die kleine Portion Gesundheit für unterwegs! Parallel eröffnen auch im Internet mehr und mehr Juice-

Produzenten ihren Online-Juice-Shop, um Kunden mit frisch gepresstem Saft und nun auch Saft-Detox-Kuren zu beliefern. Erst langsam schwappt die saftige Welle in den deutschsprachigen Raum. Um 2010 beginnen auch hier erste Juice-Bars und Online-Dienstleister ihr saftiges Angebot zur Verfügung zu stellen. Allerdings arbeiten längst nicht alle mit Bio-Qualität oder schonenden Pressverfahren.

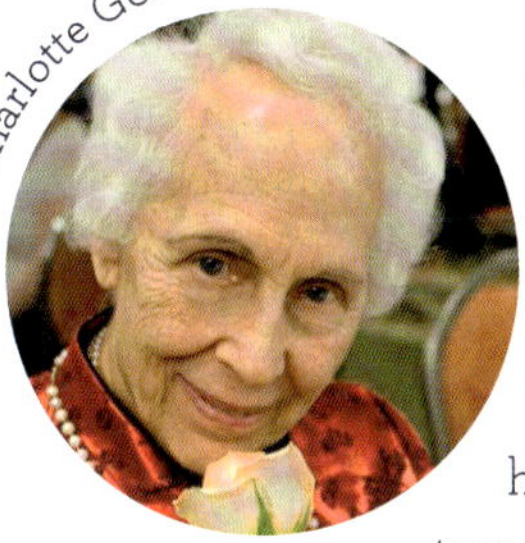
Charlotte Gerson

Die Saft-Revolution

Neue Entsafter – neues Glück. Um 2012 erscheinen neue Entsafter-Modelle für den Hausbedarf auf dem US-Markt: Slow-Juicer werden sie genannt und produzieren kaltgepresste Säfte. Im Gegensatz zu herkömmlichen Zentrifugen-Entsaftern sind sie leiser, etwas kleiner und handlicher im Design. Und im Verhältnis zu den hochpreisigen Entsaftern von kaltgepressten Säften der ersten Generation haben die Slow-Juicer den Vorteil, dass sie leichter zu reinigen und somit praktischer im täglichen Umgang sind. Dank international renommierter Juicing-Pioniere wie Dr. Max Gerson, Charlotte Gerson, Dr. Norman Walker und Jay Kordich sowie der Weiterentwicklung qualitativ hochwertiger Slow-Juicer hält Juicing in den letzten Jahren auf neue Weise Einzug in das tägliche Leben. Vorneweg: USA, Australien und England. Gegenwärtig sind insbesondere Jason Vale (The Juice Master), Joe Cross (Joe the Juicer) und Rohkost-Autorin Mimi Kirk die Vorreiter in der englischsprachigen Juicing-Szene. Aber auch im deutschsprachigen Raum breitet sich die Juicing-Methode in Verbindung mit neuen Ernährungsformen wie Paleo, Clean Eating und vegetarisch-veganen Lebensstilen mehr und mehr aus. Smoothies sind bereits im täglichen Leben angekommen. Doch noch kennen viel zu wenige die Vorteile frisch gepresster Säfte und wissen, wie man mit Juicing Körper und Geist in kurzer Zeit auf genussvolle Weise mit Vitaminen und Mineralien versorgen und stärken kann. Let's juice!

Power durch Enzymgetränke

Das können Enzymgetränke für unsere Gesundheit tun: • das Immunsystem stärken • die Verdauung fördern • chronische Entzündungen lindern • beim Abnehmen helfen • dauernde Müdigkeit, Kopfschmerzen und Migräne lindern • die Leber reinigen • die Haut verjüngen • die Wundheilung fördern • die Haarqualität verbessern

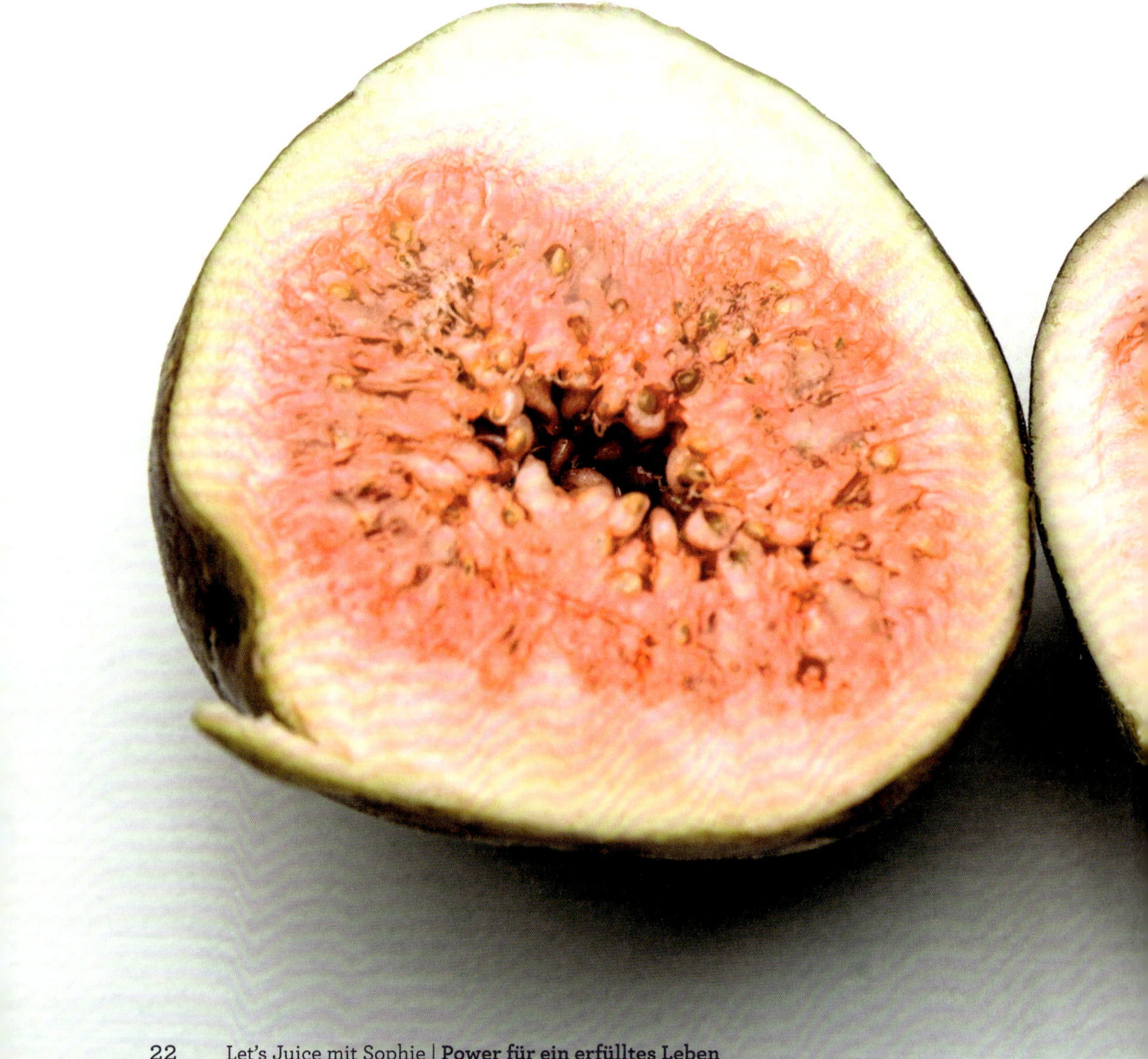

Teil 2

Power für ein erfülltes Leben

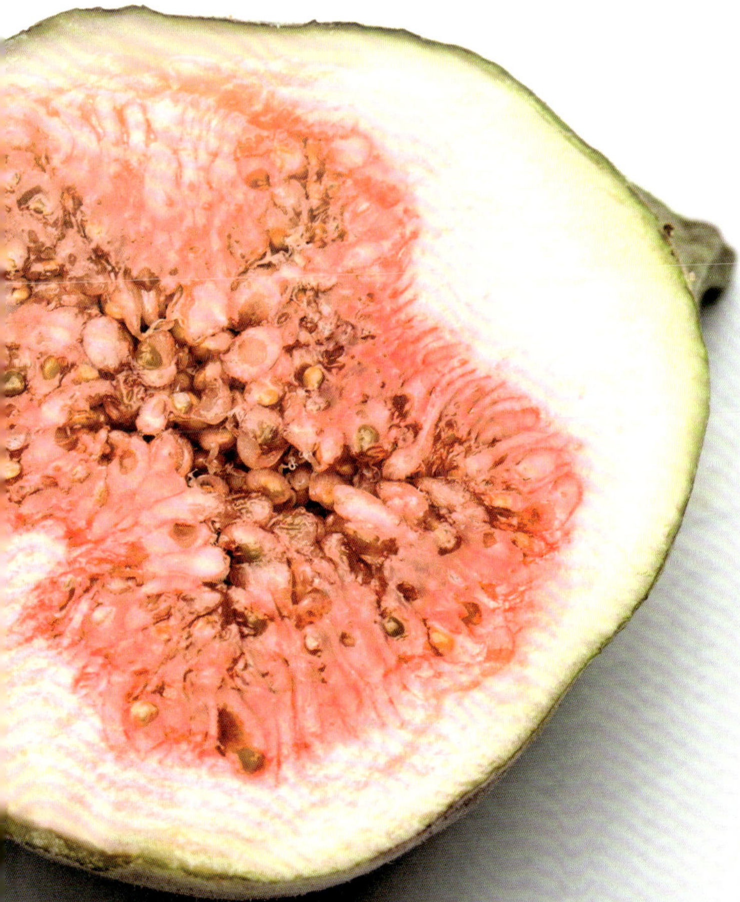

VITALITÄT KOMMT VON INNEN

Power zu haben bedeutet, dass uns unsere Lebensenergie ungehindert zur Verfügung steht und wir uns voller Vitalität fühlen. In einem kontinuierlichen Kreislauf aus Aufnehmen und Loslassen strömt die Lebensenergie durch unseren Körper. Auf körperlicher Ebene versorgen wir uns in Form von Nahrung mit Energie und geben die Endprodukte unseres Stoffwechsels wieder ab. Auf geistiger Ebene füttern wir uns unentwegt mit geistiger „Nahrung“ wie Sinneseindrücken und Gedanken und lassen sie wieder los.

Dabei stehen unsere körperliche und unsere geistige Gesundheit in direktem Zusammenhang und beeinflussen sich gegenseitig. Geht es uns körperlich gut, sind wir geistig im Fluss. Sind wir geistig in Balance, hat das positive Auswirkungen auf unsere körperliche Verfassung. Juicing kann ein sehr kraftvoller Weg zu mehr Lebensenergie sein. Doch wie funktioniert das eigentlich: Was braucht unser Körper dazu? Wie produzieren wir Energie, und was können wir tun, um uns körperlich und geistig vital zu fühlen? Wer sich das fragt, erfährt in diesem Teil des Buches viele Details zu unserem Wunderwerk Körper.

Unser Körper – ein Feuchtbiotop

Stellen wir uns für einen Augenblick vor, dass das Innere unseres Körpers eine Landschaft ist. Mit rund zwei Dritteln Wasseranteil gleichen wir dabei einem auf zwei Beinen hin und her schwappendem Feuchtbiotop, dessen äußere Grenzen unsere Hautoberfläche darstellt. Durch diese Landschaft erstreckt sich ein langer Strom – der Verdauungstrakt mit unserem Darm. Ein breites Flussbett, das von mehr als hundert Billionen Milchsäure-, Bifido- und Coli-Bakterien besiedelt ist. Man schätzt, dass dieses „Mikrobiom“, wie man die Gesamtheit dieser Mikroorganismen auch nennt, aus bis zu dreitausend verschiedenen Arten besteht. Zwischen unseren Körperzellen und dem Mikrobiom besteht ein lebendiges Miteinander. Um dieses Flussbett herum erstreckt sich eine weitläufig vernetzte „Wasserlandschaft“ aus Arterien, Venen, Kapillaren und Lymphbahnen, die unsere Körperflüssigkeiten in ständiger Bewegung aufwärts und abwärts, hin und her transportieren. Unsere Organe liegen wie Inseln inmitten in dieser Wasserlandschaft.

Um unseren Körper optimal zu versorgen, wird das Flussbett bestenfalls mehrmals täglich mit genügend Flüssigkeit und kraftvollen Nährstoffen (ab Seite 37) „geflutet“. So erhalten wir nicht nur die Vitalität unserer inneren Landschaft, sondern stärken und pflegen auch gezielt unser Flussbett mit den darin lebenden Mikroorganismen. Entscheidend ist die Qualität dessen, was wir zu uns nehmen, also welche Nährstoffe wir über unseren Verdauungstrakt in unser Körpersystem aufnehmen, verstoffwechseln, in Energie umwandeln und zu körpereigenen Stoffen weiterverarbeiten. Eine wichtige Rolle spielt dabei auch ein stabiles

Gleichgewicht aus Säuren und Basen im Körper, unter anderem auch, um den Mikroorganismen ein Milieu zu bereiten, in dem sie sich wohlfühlen. All das zusammen schafft einen kraftvollen „Nährboden" für unsere Gesundheit und unsere Lebensenergie.

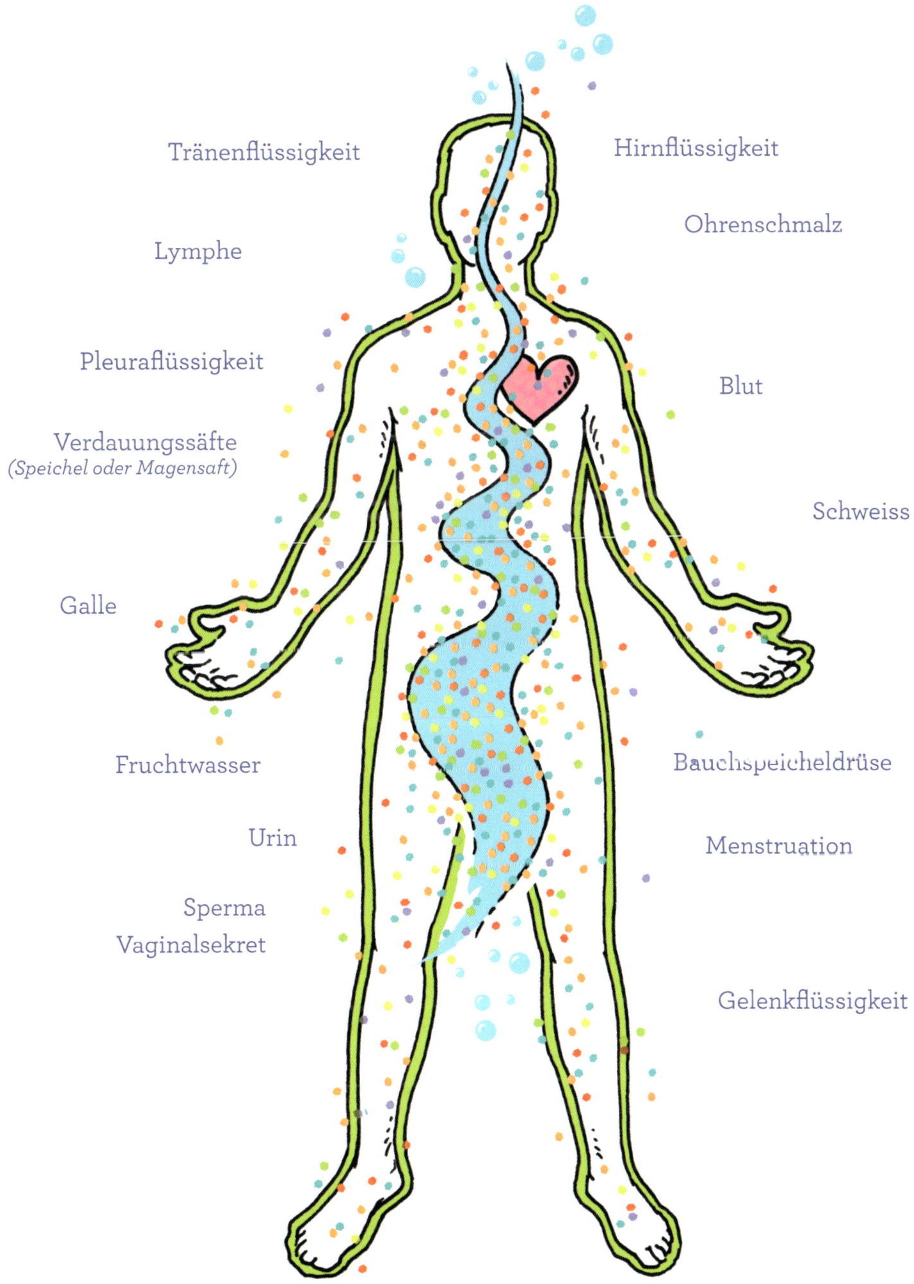

Wasser ist Leben

Flüssigkeit ist unser Lebenselixier. Sie lässt unsere innere Landschaft wachsen und gedeihen und schenkt ihr Lebendigkeit. Als Neugeborene kommen wir mit rund 90 % Wasseranteil quicklebendig auf die Welt. Und selbst als Erwachsene ist Wasser mit rund 70–80 % der Hauptbestandteil unserer Körperflüssigkeiten. Unser Gehirn besteht zu rund 95 % aus Wasser. In unseren Muskeln liegt der Wasseranteil bei erstaunlichen 75 %, und sogar in unseren Knochen macht der Wasseranteil rund 22 % aus. Wasser ist in jeder unserer Körperzellen und in jeder unserer Körperflüssigkeiten enthalten, auch in dem Raum zwischen unseren Körperzellen, in der Gewebsflüssigkeit. So scheinen wir im wahrsten Sinne des Wortes von Kopf bis Fuß „auf Flüssigkeit eingestellt“ zu sein. Allerdings schwankt der Wasseranteil von Mensch zu Mensch. Bei Sportlern zum Beispiel liegt er meist höher, bei älteren Menschen dagegen etwas niedriger, denn mit zunehmendem Alter verlieren unsere Zellen an Wasser.

Tag und Nacht erfüllt Wasser – die Basis unserer Körperflüssigkeiten – verschiedenste lebenswichtige Aufgaben. Blut und Lymphe versorgen unsere Zellen mit Sauerstoff und Nährstoffen. Gleichzeitig transportieren sie Kohlendioxid, Stoffwechselendprodukte und Giftstoffe wieder ab. Wasser befeuchtet die Schleimhäute unserer Atemwege und unseres Verdauungstrakts: Unsere Lungen und Bronchien können sich entfalten, damit wir atmen können. Und der Darmflora erleichtert es die Aufnahme von Nährstoffen. Wasser reguliert auch unseren Blutdruck und unsere Körpertemperatur. Bei intensiver sportlicher oder geistiger Anstrengung werden Herz, Gehirn und Muskelzellen vermehrt mit Flüssigkeit versorgt. Wasser schützt unsere Gelenke und hält sie beweglich. Über unseren Schweiß entgiften wir, und unsere Haut wird zusätzlich mit einem leichten Säure-Schutz überzogen.

Ist dein Glas halb voll oder halb leer?

„Trinken“ heißt das Zauberwort

Jeden Tag verlieren wir über den Atem, über Schweiß, Stuhl und Urin etwa 2,5 Liter an Flüssigkeit. Deshalb sind wir darauf angewiesen, unserem Körper kontinuierlich Flüssigkeit zuzuführen, damit er alle wichtigen Funktionen aufrechterhalten kann. Dazu gibt es drei Möglichkeiten: über die Atemluft, über Wasser und Tee und über frische Nahrung – insbesondere Obst und Gemüse. Die Deutsche Gesellschaft für Ernährung (DGE) empfiehlt, ein Drittel der Flüssigkeitsmenge über die Nahrung und zwei Drittel über Getränke zu uns zu nehmen. Die durchschnittlich empfohlene Trinkmenge liegt bei rund 1,5 Litern oder – bildlich gesprochen – rund 8 Gläsern (200 ml) pro Tag.

Gerät unser Wasserhaushalt aus dem Gleichgewicht, weil wir zu wenig Flüssigkeit zu uns nehmen, macht sich das körperlich und geistig bemerkbar. Kopfschmerzen, Schwindel, Müdigkeit, Konzentrationsschwierigkeiten, schlechte Laune oder Unruhe können zum Beispiel erste Anzeichen dafür sein. Bei längerem Flüssigkeitsmangel kann es sogar zu einer Einschränkung und Verlangsamung sämtlicher Stoffwechselabläufe und wichtiger lebenserhaltender Prozesse im Körper kommen.

Juice up your life!

Und was sollten wir am besten trinken? Das ideale Getränk ist reines Wasser. Auch Tees eignen sich sehr gut, um den ständigen Flüssigkeitsverlust auszugleichen. Und – tataaaa: frisch gepresste Säfte. Sie enthalten allein 80 % Pflanzenwasser. Und da „aller guten Dinge drei" sind: Mit Saft kann man sich in einem Rutsch mit viel Flüssigkeit, gesunden Vitalstoffen und einem Extra-Kick an Energie etwas Gutes tun.

Wer regelmäßig und viel Flüssigkeit zu sich nimmt, erhält sich sein Gefühl für Durst – eines der wichtigsten Alarmsysteme in uns, das anspringt, wenn der Wassergehalt im Körper aus der Balance gerät und wir dringend Nachschub benötigen. Wird es für uns zur Gewohnheit, wenig zu trinken, so lässt das Gefühl für Durst allmählich nach. Ein gesundes Trinkverhalten können wir aber leicht wieder lernen. Und das lohnt sich, denn verlieren unsere „Körpersäfte" aufgrund von Flüssigkeits- und Nährstoffmangel oder einer Überlastung der Entgiftungsorgane an Qualität, kann es passieren, dass wir körperlich und geistig langsam, aber stetig „austrocknen". Unser Stoffwechsel fährt runter und unsere Kräfte schwinden. Trinken wir dagegen genug, bleiben wir im Fluss.

„Von allen Zusammensetzungen unserer Körpersäfte wirkt sich die Säure zweifellos am schädlichsten aus."

Hippokrates, Begründer der medizinischen Wissenschaften, ca. 400 v. Chr.

Säure und Basen in Balance

Eine ausgewogene Säure-Basen-Balance ist für unsere Körpersäfte und unsere Gesundheit von großer Bedeutung. Rund um die Uhr ist der Säure-Basen-Haushalt an der Regelung wichtiger Funktionen unseres Körpers wie der Atmung, dem Kreislauf und der Verdauung beteiligt. Insbesondere Ausleitungsorgane wie Lunge, Darm und Nieren sind unentwegt damit beschäftigt, das Gleichgewicht zwischen Säuren und Basen aufrechtzuerhalten.

Ein Indikator, mit dem das Verhältnis zwischen Säuren und Basen auf einer Skala von 1–14 gemessen wird, ist der sogenannte „pH-Wert". „pH" steht für „potentia hydrogenii" und bezeichnet das Verhältnis von positiv geladenen Wasserstoffionen zu negativ geladenen Sauerstoffionen in einer wässrigen Lösung. Ein neutraler Wert liegt bei 7,0. Oberhalb von 7,0 ist eine Flüssigkeit basisch, unterhalb von 7,0 ist sie sauer. **Anders gesagt: Je basischer eine Substanz ist, desto mehr Sauerstoff enthält sie, und je mehr Säure sie enthält, desto weniger Sauerstoff ist vorhanden.**

In den einzelnen Regionen unseres Körpers herrschen unterschiedliche pH-Werte. Idealerweise liegt der Wert im Blut und Urin im leicht basischen, also sauerstoffreichen Bereich bei 7,4. Im Magen beträgt der pH-Wert 1,2–2. Der Magen ist mit seiner Magensäure der sauerste Ort im Körper. Die Magensäure dient dazu, Eiweiße zu verdauen und den Nahrungsbrei zu desinfizieren.

Bei einer Verlagerung ins saure Milieu funktionieren unsere Zellen weniger effizient und können Giftstoffe schlechter ausschleusen. Als erste Anzeichen lassen sich zum Beispiel unspezifische Beschwerden wie Kopfschmerzen, Müdigkeit, geschwächtes Immunssystem, Sodbrennen, Entzündungen, unreine Haut oder Haarausfall wahrnehmen. In der Naturheilkunde sagt man, dass der Säure-Basen-Haushalt bei der Aufnahme zu vieler saurer Lebensmittel aus der Balance gerät und sich nicht mehr regulieren kann. Dann greift unser Körper zum Ausgleich beispielsweise auf basenbildende Mineralien wie Kalzium aus Knochen, Zähnen, Geweben und Organen zurück. Hilft dieser „Plan B" nicht und drohen die Reserven zur Neige zu gehen, können verschiedene Krankheitsbilder wie Allergien, Migräne, Diabetes, Nieren- und Gallensteine, Osteoporose, Arthritis, Arteriosklerose, Gicht, Fibromyalgie, Neurodermitis oder chronische Schmerzen auftreten.

Bist du etwa sauer?!

Erste Anzeichen einer Übersäuerung können sein: Müdigkeit • Nervosität und Unruhe • Unausgeglichenheit • sinkende Belastbarkeit • triefende Nase • Kopfschmerzen • Muskelschmerzen und -krämpfe • Reizdarm • schwaches Immunsystem • Infektanfälligkeit • Entzündungen • Durchblutungsstörungen • Sodbrennen • Hautausschläge und Ekzeme • unreine Haut und mangelnde Spannkraft des Bindegewebes • Cellulitis • brüchige Nägel • vermehrte Schuppenbildung und Haarausfall.

Leider sammeln wir in unserem Körper schneller Säuren an als Basen. Denn einerseits entstehen Säuren als Nebenprodukte von Atmung, Stoffwechsel und Zellabbau. Andererseits ist unsere heutige Ernährungsweise, besonders in den Industrieländern, reich an Säuren. Säurebildende Lebensmittel sind zum Beispiel Fleisch und Fisch, Milch, Käse und Getreideprodukte wie Pasta, Weißbrot und Weißmehl. Das macht sie nicht grundsätzlich zu minderwertigen Produkten, entscheidend ist ein ausgewogenes Verhältnis von Säuren und Basen in der Ernährung.

Säuren entstehen auch durch den Konsum von Alkohol, Zigaretten und Drogen. Außerdem gibt es auch auf geistiger Ebene Säurebildner wie Stress, Angst, Anspannung und Wut, die zur Ausschüttung säurebildender Hormone wie Cortisol und Adrenalin führen. Auch Mangel an Bewegung lässt mehr Säuren im Körper entstehen, weil wir sie normalerweise über die Lunge ausatmen und über den Schweiß ausscheiden. Kann der Körper den Säureüberschuss nicht mehr ausgleichen, werden die Säuren als Schlacken im Bindegewebe oder im Fettgewebe abgelagert.

Umso wichtiger also, dass wir bei unserer Ernährung auf basische Lebensmittel wie Obst und Gemüse achten, die dem Körper basenbildende Mineralien (wie Kalzium, Magnesium, Kalium und Natrium) und Spurenelemente (wie Eisen, Mangan, Selen, Zink, Chrom, Kupfer) liefern und ihm dabei helfen, den pH-Wert des Blutes basisch zu halten. Außerdem können wir einen Säureüberschuss auch mit genug Flüssigkeit, viel Bewegung und häufigen Pausen neutralisieren und vermeiden. Welche Obst- und Gemüsesorten, Kräuter und Gewürze, Nüsse, Samen oder Superfoods besonders basenreich sind und sich gut zum Entsaften oder zum basischen Snacken eignen, findest du in der Tabelle im Umschlag auf der Klappeninnenseite.

Säure-Basen-Faustregel

Ich merke mir Folgendes für die Ernährung:
80 % Basen und 20 % Säuren
Und noch eine Eselsbrücke:
S wie Säuren – sofort senken,
B wie Basen – bringen Balance.

Power aus der Zelle

Unser Körper besteht aus vielen Milliarden von Körperzellen, die sich voneinander in Aufbau und Funktion unterscheiden, seien es Hautzellen, Muskelzellen, Gehirn- oder Nervenzellen. Um ihre verschiedenen Aufgaben erfüllen zu können, benötigen sie fortlaufend Energie, die wir über unsere Nahrung aufnehmen (Kohlenhydrate, Fette, Eiweiße). Diese Energie muss zunächst in eine andere, für uns verwertbare Form umgewandelt werden – nämlich in das Molekül ATP (Adenosintriphosphat). Dieser hochkomplexe Umwandlungsprozess findet in den sogenannten „Mitochondrien" statt. Das sind winzige Zellorganellen, die in jeder Zelle liegen und auch als „Batterien" bezeichnet werden, weil sie Energie produzieren, speichern und verteilen. Der Stoffwechselvorgang heißt „Atmungskette", da die beteiligten Enzyme – aufgereiht wie bei einer Kette – nebeneinander in der Innenwand der Mitochondrienmembran liegen. Eine einzige Muskelzelle kann bis zu 1500 dieser „Mitochondrien-Batterien" enthalten, eine Nervenzelle sogar bis zu 5000! Ohne Mitochondrien sind Zellen funktionsunfähig und kein Leben ist möglich.

Lang anhaltende körperliche oder geistige Überlastung kann die Mitochondrien jedoch überfordern. Sie schalten dann auf Minimalbetrieb herunter und produzieren nur noch genug Energie für ihren Selbsterhalt. Versorgen wir unseren Körper dann mit einer Extraportion frischer Nährstoffe – angefüllt mit Vitaminen, Mineralien, Enzymen und Antioxidantien – lassen sich die Mitochondrien wieder „flottmachen". Nur wenn unsere „Batterien" auf vollen Touren laufen, versorgen sie uns mit ganzer Power. Frisch gepresster Pflanzensaft gibt den Mitochondrien dabei besonders viel Kraft.

Geistig im Fluss

Auf körperlicher Ebene ist ständig alles im Fluss und im Wandel. Und nicht nur das. Auch auf geistiger Ebene sind wir immer in Bewegung. Wir nehmen geistiges „Futter" in uns auf und bauen es wieder ab. Jede Sekunde strömt eine Flut von Sinneseindrücken wie Bildern, Worten und Geräuschen auf uns ein. Unser Gehirn analysiert und vergleicht sie, wägt ab und zieht seine Schlüsse. Alle Inputs, die wir aufnehmen, durchdenken, durchfühlen und durchleben wir – und lassen sie wieder los, um auf den nächsten Impuls zu reagieren.

Oft gönnen wir uns allerdings nicht die Zeit, um die Impulse in Ruhe zu verinnerlichen und zu „verdauen". Wenn sich Aufnehmen und Loslassen nicht die Waage halten, können wir geistig aus der Balance geraten. Denken wir nur daran, wie viele Stunden wir täglich vor dem Computer verbringen. Häufig rennen wir mit dem Coffee to go in der linken Hand und dem Mobiltelefon in der rechten Hand durch die Stadt und eilen zur U-Bahn, um unterwegs noch schnell diese oder jene E-Mail abzuschicken, uns zu verabreden oder die „Happy Hour" für den günstigsten Flug in den ersehnten Urlaub zu erwischen. Zeit für Pausen und menschlichen Austausch bleiben dabei leicht auf der Strecke – selbst am Wochenende. Wer kennt diese Sätze nicht: „Ich muss das mal eben noch kurz erledigen!" oder „Ich muss da noch schnell drauf antworten!" Mittlerweile leben wir in einem konstanten „Aufnahme-Zustand". Generation „Stand-by-Modus". Immer erreichbar und bereit für Action.
Nehmen wir geistig viel auf, benötigen wir im Grunde auch die Zeit, um die zahlreichen Eindrücke einzuordnen, zu verarbeiten und wieder Platz für Neues zu schaffen. Zeit, um Ideen, Gedanken und Gefühle – genau wie Nahrung – zu „verstoffwechseln", damit sie sich entfalten und Form annehmen können. Achten wir darauf, erhalten wir uns auch auf geistiger Ebene unsere Vitalität.

Vitalstoffe und Schwachstoffe

In Hülle und Fülle!

Damit unser körperlicher und geistiger Kreislauf „rundlaufen", spielt es eine entscheidende Rolle, womit wir sie „füttern". Dabei gibt es aus meiner Sicht Vitalstoffe, die uns stärken, aber auch schwächende Stoffe, mit denen wir konfrontiert werden, sprich: Schwachstoffe. Also Stoffe, die unsere Energie senken oder blockieren und uns schaden können. Im übertragenen Sinn gilt das auch auf geistiger Ebene. Um solchen „Energieräubern" aus dem Weg gehen zu können, ist es wichtig, sie zu kennen.

Unter Vitalstoffen verstehen wir im Allgemeinen gesunde Nährstoffe. Ich fasse den Begriff aber noch weiter und beziehe alles mit ein, das uns körperlich und geistig guttut und unterstützt. Unser Körper dankt es uns zum Beispiel, wenn wir uns nicht nur gesund ernähren, sondern uns auch regelmäßig bewegen und ausreichend schlafen. Für unser geistiges Wohlbefinden sorgen „Vitalstoffe" wie positive Gedanken, die Nähe zu anderen Menschen und kreative Tätigkeiten wie Kochen und Malen.

Unsere „moderne" Ernährung ist dagegen mit Schwachstoffen angefüllt, die uns auf körperlicher Ebene blockieren. Wir essen zu viele Fertigprodukte mit einer Vielzahl künstlicher Zusatzstoffe wie Geschmacksverstärkern und Farbstoffen. Produkte aus Weißmehl stehen ganz oben auf unserem Speiseplan. Unser Obst und Gemüse ist mit Spritzmitteln belastet. Solche Nahrungsmittel liefern uns nur wenig Energie. Hinzukommen Stoffe mit einem hohen Suchtpotenzial wie Zucker, Nikotin und Alkohol. Geistige Energieräuber sind zum Beispiel chronischer Stress, Erwartungen, die wir an uns und andere stellen, negative Gedanken und unterdrückte Gefühle wie Wut und Traurigkeit. Kümmern wir uns gut um uns selbst, bleiben Körper und Geist im Gleichgewicht und wir fühlen uns gesund und vital.

DER DARM – UNSER BAUCHHIRN

Ein besonders einflussreiches Feld, aus dem wir körperliche Energie und geistige Zufriedenheit schöpfen, liegt genau in unserer Körpermitte: der Darm. Sätze wie: „Ich hab ein gutes Gefühl im Bauch!" oder „Das liegt mir schwer im Magen" spiegeln wider, wie eng unsere Körpermitte mit unserer Gefühlswelt verbunden ist. Ist uns „eine Laus über die Leber gelaufen", kann unsere Stimmung schnell mal auf den Nullpunkt sinken.

Unser Verdauungstrakt erstreckt sich auf einer Gesamtlänge von 9–11 Metern von oben nach unten durch unseren Körper – vom Mund als Eintrittspforte bis zum After als Ausgangstor. Der Darm – grob unterteilt in Dünn- und Dickdarm – stellt dabei mit ca. 6 Metern den längsten Abschnitt dar und bildet mit rund 500–2000 Quadratmetern unsere größte Kontaktfläche zur Außenwelt. Etwa so groß wie 2–3 nebeneinanderliegende Tennisplätze. Im Vergleich dazu beträgt die Hautoberfläche gerade einmal zwei Quadratmeter. Wie kommt das?

Wäre unser Darm ein glattes Rohr, würde die Fläche längst nicht ausreichen, um der Nahrung die vielseitigen Nährstoffe entziehen zu können. Deshalb ist die Darmschleimhaut in Falten und Zotten gelegt, die die innere Oberfläche letztlich um ein Vielfaches vergrößert.

Unser Darm ist damit ein gigantisches Kommunikationszentrum. Einerseits steht er ständig im Austausch mit Stoffen von außen und innen, reguliert die Verdauung und bestimmt unser Gefühlsleben. Speziell im Dünndarm findet die Aufnahme von Nährstoffen aus der Nahrung in das Blut und die Lymphe statt. Andererseits weist der Darm die zweitgrößte Nervenansammlung in unserem Körper auf und leitet über ein großes Netzwerk aus Nervenbahnen Informationen auf direktem Wege von unserem „Bauch" an unser Gehirn weiter. Dieses „Bauchhirn" wird oft auch als das „erste Gehirn" bezeichnet, da sich erst im Laufe der Evolution vom Tier zum Mensch ein „zweites Gehirn" im Kopf entwickelt hat. Darüber hinaus ist der Darm das größte Immunorgan unseres Körpers und schützt uns maßgeblich vor Erkrankungen.

Immunpower aus der Mitte

Etwa 80 % der Immunzellen, die für Abwehrreaktionen benötigt werden, befinden sich im Bereich der Darmschleimhaut. Deshalb ist es besonders wichtig, den Darm mit lebendigen Nährstoffen zu stärken und zu schützen.

Die Aufgabe unseres Immunsystems besteht darin, Krankheitserreger wie schädliche Bakterien, Viren und Pilze sowie Fremdstoffe, die von außen in den Organismus eindringen, zu erkennen und angemessen darauf zu reagieren. Das heißt: Unser Darm muss zuerst einmal grundsätzlich zwischen Freund und Feind unterscheiden. Ist der Eindringling als Feind entlarvt, so treten sofort spezielle „Abwehreinheiten" in Aktion und vernichten die Störenfriede.

Bei der Immunabwehr arbeiten etliche Organe zusammen. Wesentlicher Teil unseres Immunsystems sind neben der Darmschleimhaut die frei beweglichen Immunzellen, die äußere Haut sowie die Schleimhäute der Atemwege und der Harnwege. Ein starker Darm ist für eine gute Immunabwehr unerlässlich. Dabei kommt besonders unseren Darmbakterien eine entscheidende Rolle zu.

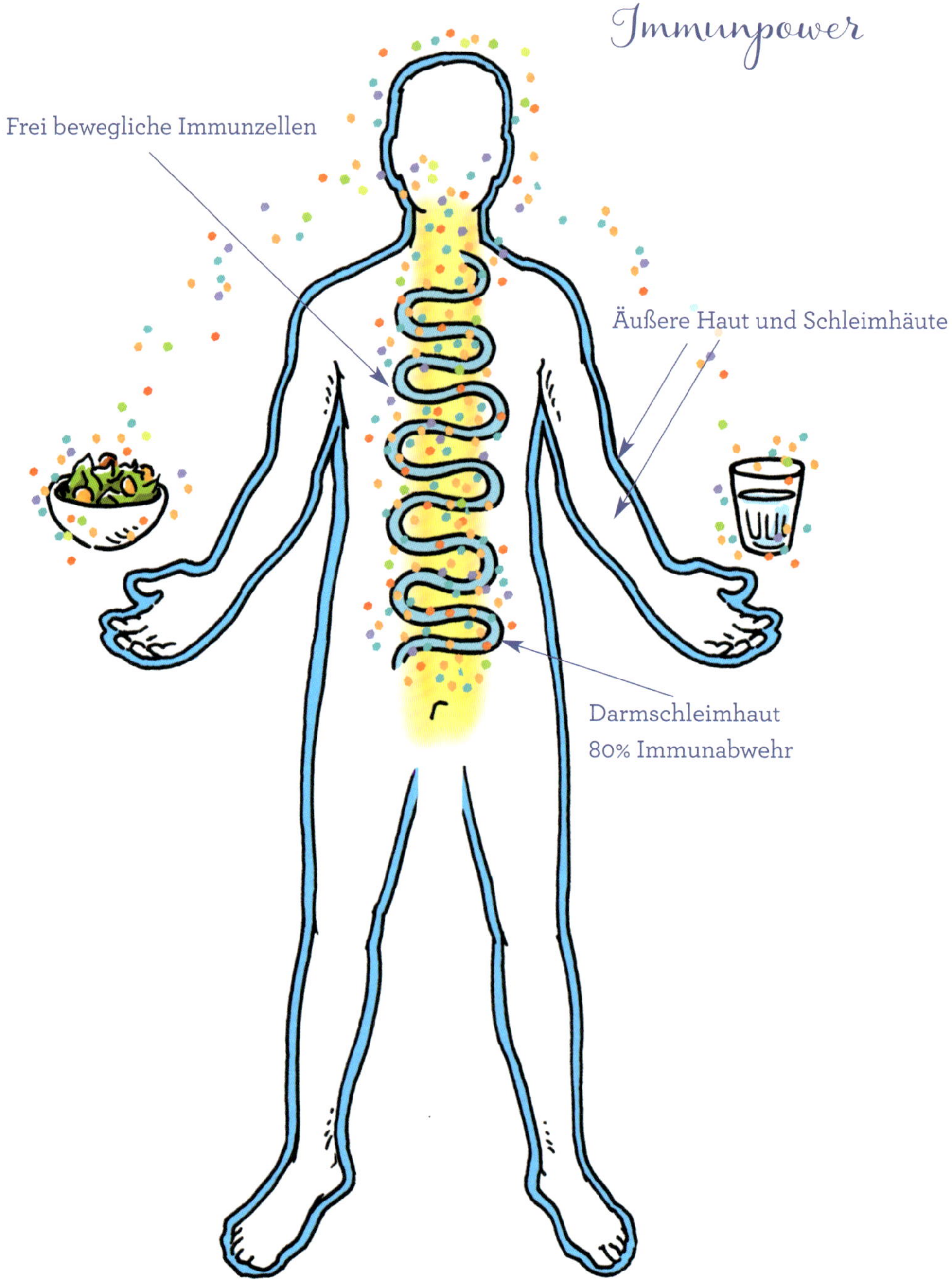

Viva Bakterien – das Mikrobiom

Lange Zeit wurden die in unserem Körper lebenden Bakterien vollkommen unterschätzt. Erst in den letzten 15 Jahren haben sie revolutionär an Bedeutung gewonnen. Die Wissenschaft bezeichnet das Mikrobiom – ein Geflecht aus Mikroorganismen – heute als das größte „Organ“, das sich über unseren gesamten Körper verteilt und insbesondere unseren Darm durchzieht. Nach Schätzungen beläuft sich die Anzahl der Bakterien in und auf unserem Körper auf 100 Billionen – zehn Mal mehr als die Anzahl unserer Körperzellen. Noch steht die Forschung am Anfang, dennoch stellen die Erkenntnisse über das Mikrobiom die westliche Schulmedizin und ihr bisheriges Menschenbild bereits völlig auf den Kopf.

Millionen an Milchsäure-, Bifido- und Coli-Bakterien stehen speziell in unserem Darm in engem Miteinander und bilden ein lebendiges Kommunikationsnetz mit unseren Körperzellen. Sie sind an allen wichtigen Körperfunktionen beteiligt: Stoffwechsel, Verdauung, Muskelaktivität, Hormonhaushalt, Gehirnfunktion und Nervenaktivität. Gleichzeitig ernähren sie sich von dem, was wir zu uns nehmen und im Darm landet. Mit anderen Worten: Wir leben in einer symbiotischen Beziehung mit diesen Mikroorganismen und sind ein gigantisches Ökosystem mit zahllosen Mitbewohnern.

Das Mikrobiom hilft uns maßgeblich bei der Zerlegung der aufgenommenen Nahrung. Darmbakterien produzieren beispielsweise die Vitamine B 2 und B 12 sowie Folsäure und Biotin und stellen sie uns damit zur Verfügung. Gleichzeitig nähren sie mit ihren Stoffwechselendprodukten die Zellen der Darmschleimhaut und sorgen so dafür, dass sie ihren vielfältigen Funktionen bei der Verdauung und Immunabwehr nachkommen kann. Auch für den Transport von Mineralien sind sie verantwortlich. Sie stärken die Abwehrkräfte außerdem dadurch, dass sie eine Barriere bilden und das Einnisten schädlicher Keime verhindern. Darmbakterien können auch die Entwicklung unseres Nervensystems beeinflussen, Stoffwechselvorgänge im Gehirn mitsteuern und darüber entscheiden, wie wir Stress verarbeiten und Schmerzen empfinden.

bunt,
vital,
gesund

Die Darmflora ist nicht bei jedem Menschen gleich, und sie verändert sich im Laufe des Lebens. Auch ungesunde Ernährung kann langfristig dazu führen, dass das empfindliche Gleichgewicht zwischen den „guten“ und „schlechten“ Bakterien im Darm gestört wird. Zu viel tierische Eiweiße und ungesunde Fette fördern das Entstehen von ungünstigen Fäulnisbakterien und behindern die nützlichen Milchsäurebakterien. Für krankheitserregende Keime ist es dann leichter, in unserem Organismus Randale zu machen und sich in den Nischen der Darmschleimhaut niederzulassen. Auf lange Sicht kann das Übergewicht an „schlechten“ Darmbakterien Verdauungsschwächen, entzündliche oder allergische Reaktionen im Verdauungstrakt zur Folge haben. Und das kann wiederum eine erschwerte Nährstoffaufnahme nach sich ziehen. Die Konsequenzen bleiben dann nicht auf die Bauchregion oder eine geschädigte Darmwand beschränkt, sondern können das gesamte Immunsystem aus der Bahn werfen sowie zu Nährstoffmangel in den Körperzellen oder zu Unverträglichkeiten führen.

Um ihren Aufgaben nachkommen zu können, benötigen die Bakterien abwechslungsreiche, lebendige Nahrung. Pflegen wir unsere Darmflora auf diese Weise, unterstützen wir das symbiotische Zusammenleben mit den Mikroorganismen. Wir gewinnen an Energie. Sind unsere Bakterien zufrieden und gut versorgt, sind wir es auch. Sind sie geschwächt oder angeschlagen, entsteht Aufruhr im Darm, und dann geht es auch uns nicht gut. Teamwork ist angesagt, sodass wir eine starke Immunpower direkt aus unserer Körpermitte heraus entwickeln können.

Körper und Geist im Fluss

Unsere Energie fließt im Kreis. Aufnehmen, umwandeln und loslassen. Wir atmen Sauerstoff ein, verteilen ihn an unsere Zellen, sie geben Kohlendioxid ab und wir atmen ihn wieder aus. Wir nehmen Nahrung zu uns, verdauen sie und scheiden Unbrauchbares aus. Wir schlafen, erholen uns und ziehen bestenfalls mit neuem Schwung wieder los. Wir schnappen Sinneseindrücke auf, verarbeiten sie zu Gedanken, Ideen und Gefühlen, ordnen sie ein und schaffen wieder Platz für Neues. Auf diese Weise schöpfen wir frische Energie. Sowohl auf körperlicher als auch auf geistiger Ebene.

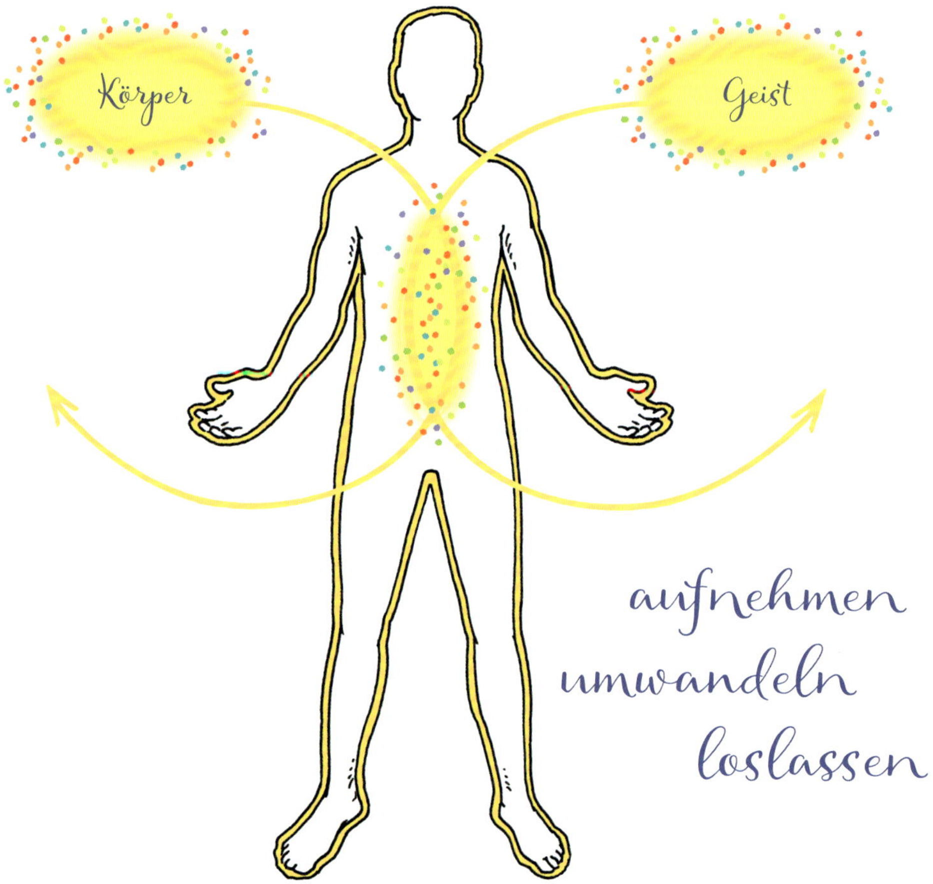

Gerät einer dieser Kreisläufe aus dem Gleichgewicht, hat das Einfluss auf den anderen. Mit anderen Worten: Beide Kreisläufe sind eng miteinander verzahnt und stehen in Wechselwirkung miteinander. Fühlen wir uns körperlich fit, können wir geistig zu Hochform auflaufen. Geht es uns körperlich dagegen schlecht, macht auch unser Geist leicht schlapp. Umgekehrt sind unsere Gedanken und Gefühle Kräfte, die uns körperlich stärken oder schwächen können. Sind wir im Stress, kann uns das gehörig auf den Magen schlagen. Eine Weile geht das gut, bis unser Körper uns – ähnlich wie bei Durst – Alarmsignale wie Kopfschmerzen oder Muskelverspannungen schickt. Ist unser Geist in Balance und sprüht vor Ideen, bringt uns das auch körperlich in Schwung. Achten wir darauf, dass beide Kreisläufe im Gleichgewicht bleiben und sich gegenseitig fördern, gewinnen wir an Lebensenergie.

Ein gutes „Bauchgefühl"

Zaubertrank!

Im Wechselspiel dieser Kreisläufe kommt dem Verdauungstrakt eine Schlüsselfunktion zu. Er bildet die Schnittstelle zwischen Körper und Geist. Unser Darm „verdaut" nicht nur die Nahrung, sondern auch seelische Ereignisse. Wohl kaum ein Organ reagiert so schnell auf unsere Emotionen wie unser Darm. Über das „Bauchhirn" steht der Darm in direktem Austausch mit unserem Gehirn, und zwar mit dem limbischen System, das für unsere Gefühle zuständig ist. Auf diese Weise beeinflusst der Darm unsere Stimmung. Sogar die Zusammensetzung unserer Darmflora hat einen Einfluss auf unsere Gefühlslage. Ist sie nicht in Balance, kann das schlechte Laune verursachen oder sogar Depressionen auslösen.

Für ein gutes „Bauchgefühl" kommt es wesentlich auf unsere körperliche und geistige „Nahrung" an. Die richtige Mischung bringt – nach dem Prinzip von Ursache und Wirkung – „gutes Darma" mit sich. Jede Tat ist zugleich Ursache einer späteren Folge. Unsere Handlungen oder Lebensumstände, in die wir uns hineinbegeben, haben eine direkte Auswirkung auf uns selbst. Im Guten wie auch im Schlechten. Mit welchen Nährstoffen füttern wir uns täglich, und mit welchen Gedanken- und Gefühlsmustern laufen wir durchs Leben? Nähren wir das Positive in unserem Leben, um uns mit der Lebensenergie um uns herum zu verbinden, oder wenden wir uns von ihr ab und verstärken das Negative wie Misstrauen, Angst oder Ärger, die uns von lebendigen Prozessen trennen?
Sprich: Nehmen wir viele Schwachstoffe (Seite 30) zu uns, kann sich das negativ auf unser „Bauchgefühl" auswirken. Stress oder Ärger schwächen unsere Nerven und führen zu einem unruhigen „Bauchgefühl" – und schlechter Stimmung. Gleichzeitig beeinträchtigen Schwachstoffe auf körperlicher Ebene unsere Darmflora, drosseln unser Immunsystem und schmälern unsere Fitness.

Setzen wir dagegen vermehrt auf Vitalstoffe, die unseren Körper und Geist stärken, sorgen wir für ein gutes „Bauchgefühl". Sind wir körperlich und geistig „wohlgenährt", hebt das unsere Stimmung und wir fühlen uns rundum lebendig und voller Power. Und das spiegelt sich wiederum in einer gesunden Darmflora und einem starken Immunsystem wider.
Zu einem guten „Bauchgefühl" können wir mit unserer Ernährung einen entscheidenden Beitrag leisten. Und: Wir können auch auf unser „Bauchgefühl" vertrauen, um herauszufinden, welche Nahrung für unser körperliches und geistiges Wohlbefinden wirklich gut ist. Um lebendige Nahrung geht es auf den folgenden Seiten.

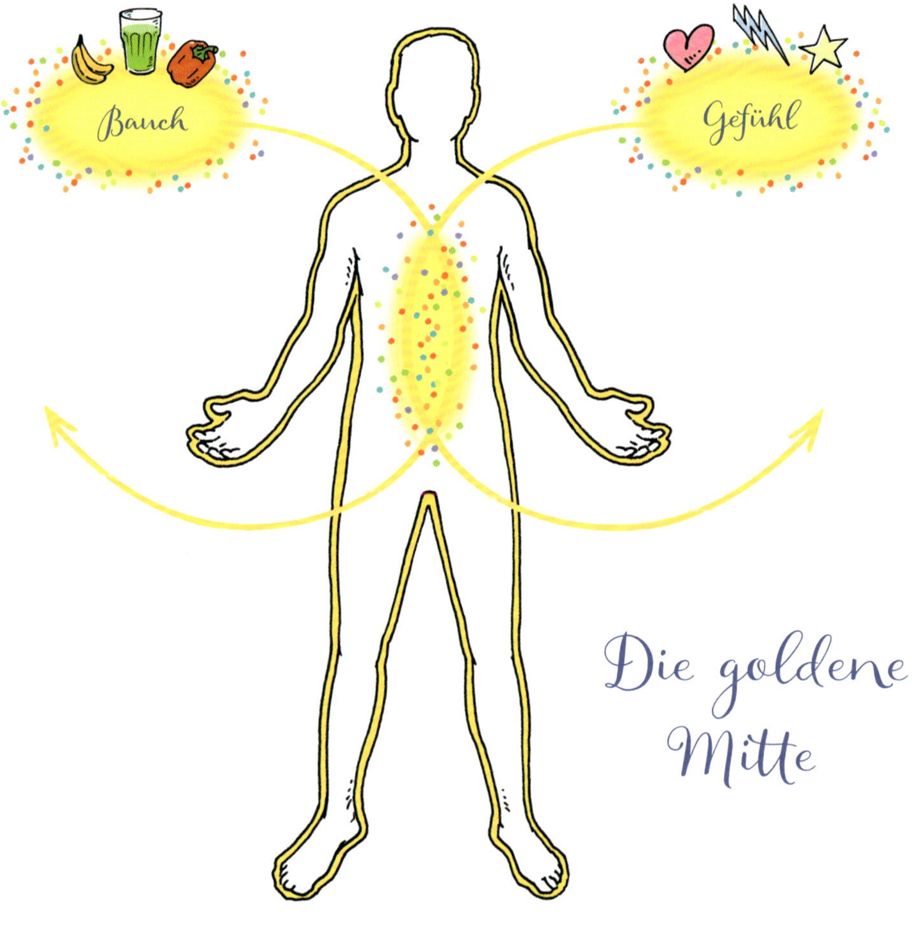

LEBENDIGE NAHRUNG

Damit wir uns rundum wohlfühlen und voller Lebensenergie sind, braucht unser Körper neben genügend Flüssigkeit lebendige Nahrung, die unsere Körperzellen und unser Mikrobiom mit gesunden Vitalstoffen versorgt. Auf diese Weise stärken wir nicht nur unser Immunsystem, sondern können auch Stressfaktoren besser bewältigen. Für die Qualität von Lebensmitteln spielen Frische und Reife, die Art des Anbaus und die Zubereitung eine große Rolle. Dabei beruht ihr Wert nicht allein auf ihren stofflichen Eigenschaften und dem chemischen Aufbau, also darauf, wie viele Proteine, Kohlenhydrate, Fette oder Vitamine sie enthalten. Entscheidend dafür sind insbesondere die Eigenschaften, die das Lebendige und Dynamische der Nahrung ausmachen – also die gegenseitige Wechselwirkung von Inhaltsstoffen – sowie die energetischen Eigenschaften wie das enthaltene Sonnenlicht oder die Sorgfalt, mit der sie produziert wurden.

Da steckt Power drin

Stellt sich die Frage, wo diese lebendigen Nährstoffe überhaupt drinstecken und wie wir sie am besten aufnehmen. Und: Was bewirken diese Nährstoffe eigentlich? Man unterscheidet drei Gruppen von Nährstoffen:

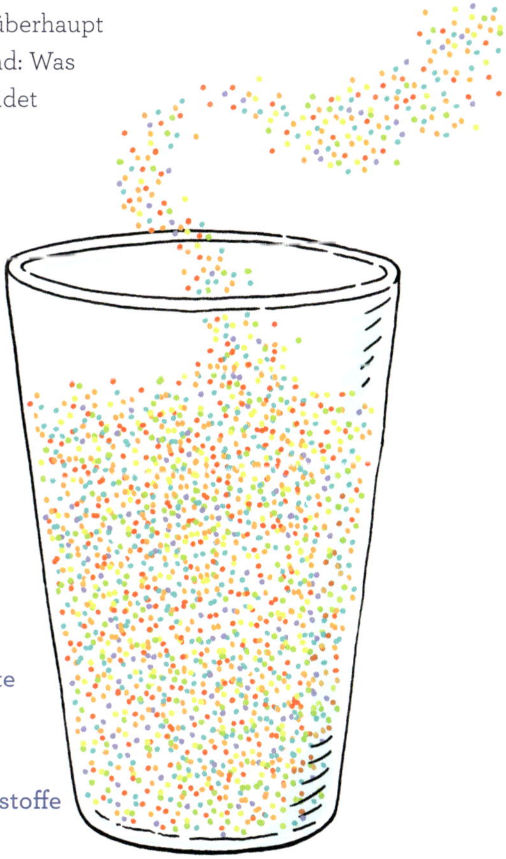

1. Makronährstoffe sind unsere Hauptnährstoffe:
Kohlenhydrate, Proteine (Eiweiße) und Fette
2. Mikronährstoffe gehören einfach dazu:
Vitamine, Mineralien, Spurenelemente
3. Die Katalysatoren, also Beschleuniger, für unseren Stoffwechsel sind: Enzyme, Antioxidantien, sekundäre Pflanzenstoffe, Probiotika (Bakterienkulturen)

Proteine
(essenzielle Aminosäuren)
Ballaststoffe
Vitamine
Kohlenhydrate
Mineralien
Fette
Enzyme
Antioxidantien
Sekundäre Pflanzenstoffe
Pro-, Prä- und Symbiotika

Aminosäuren – unsere Amigos für Proteine

Aminosäuren sind die Bausteine der Proteine. Proteine finden sich in allen Zellen und sind einer ihrer Hauptbestandteile – seien es Blut-, Herz- oder Muskelzellen. Proteine erfüllen verschiedenste Aufgaben: Sie transportieren und speichern Moleküle, sind für die Struktur von Zellen verantwortlich, beschleunigen als Enzyme Stoffwechselprozesse und regulieren als Hormone wichtige Organfunktionen.

Von den rund 22 Aminosäuren, die unser Körper benötigt, sind 13 sogenannte „nicht-essenzielle Aminosäuren“, die der Körper selbst herstellen kann. Die übrigen 9 „essenziellen Aminosäuren“ hingegen, müssen wir über unsere Nahrung zuführen – besonders während der Wachstumsphase als Kinder und Jugendliche und während der Schwangerschaft.

Proteine aus Pflanzen (Obst, Gemüse, Blätter, Samen und Sprossen) können wir leichter aufnehmen und verwerten als tierische Proteine (Rindfleisch, Geflügel, Käse etc.). Dabei ist nicht die Menge an Proteinen in der Nahrung entscheidend, sondern ihre Qualität, sprich: ihr Gehalt an essenziellen „Amino-Amigos“:

a) Vollständige Proteinquellen haben einen hohen Gehalt an allen 9 essenziellen Aminosäuren.
b) In unvollständigen Proteinquellen ist der Gehalt an den 9 essenziellen Aminosäuren zu gering, um unseren Körper ausreichend zu versorgen, daher sollten wir sie mit anderen Eiweißen kombinieren. Sie sind trotzdem wichtig.

Top pflanzliche Proteinquellen

für deinen Saft	*für deinen Snack*
Algen *(Spirulina und Chlorella)*	Blumenkohl
Blumenkohl	Bohnen *(weiße, rote, grüne)*
Brokkoli	Brokkoli
Grünkohl	Erbsen *(grün)*
Nüsse *(Cashew-, Hasel-, Wal-, Pekan-, Macadamianüsse, Mandeln, Pistazien)*	Getreide *(besonders Vollkornprodukte)*
	Grünkohl
Samen *(z. B. Chia-, Hanf-, Leinsamen)*	Haferflocken
Soja *(Seidentofu)*	Kartoffeln
Spargel	Kichererbsen
Spinat	Linsen
Süßkartoffeln	Nüsse *(Cashew-, Hasel-, Wal-, Pekan-, Macadamianüsse, Mandeln, Pistazien)*
	Quinoa
	Samen *(z. B. Chia-, Hanf-, Leinsamen)*
	Soja *(Seidentofu)*
	Spargel
	Spinat
	Süßkartoffeln

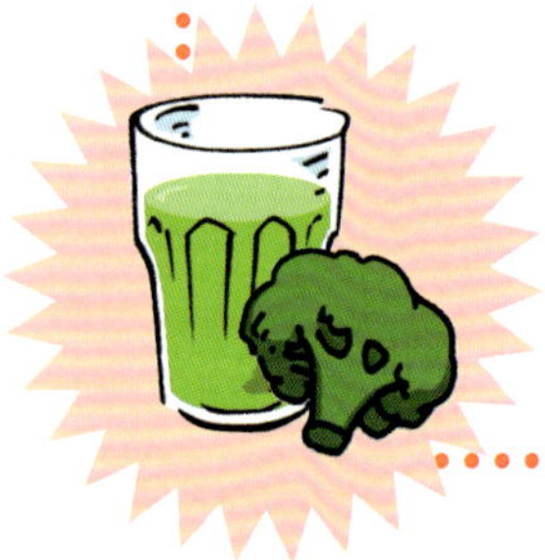

Kohlenhydrate – die Kraftpakete

Kohlenhydrate zählen neben Fetten zu unseren wichtigsten Energielieferanten. Je nach Anzahl der Moleküle in einer Kette unterscheidet man Einfach-, Zweifach- und Vielfachzucker wie Stärke. Unabhängig von der Kettenlänge werden letztlich alle Kohlenhydrate in den Einfachzucker Glukose (Traubenzucker) aufgespalten. Während langkettige Kohlenhydrate erst noch zerlegt werden müssen, stehen Einfachzucker dem Körper sehr schnell zur Verfügung, gehen ins Blut über und sorgen für einen raschen Anstieg des Blutzuckerspiegels. Einfach-, Zweifach- und Vielfachzucker sind wasserlöslich und haben einen süßen Geschmack. Sie gelten als Zucker im engeren Sinn. Zu den bekanntesten Zweifachzuckern gehören Rohrzucker (Haushaltszucker aus Zuckerrohr) und Rübenzucker (aus Zuckerrüben). Vielfachzucker sind nur schwer bis gar nicht in Wasser löslich und schmecken neutral.

Wer abnehmen möchte, sollte um Kohlenhydrate möglichst einen Bogen machen und eher auf „Low Carb“ achten, sprich: grundsätzlich eher zu viel Gemüse und Obst greifen, da sie in der Regel nur wenige Kohlenhydrate enthalten. Ausnahmen sind Zuckermais, Maniok, Süßkartoffel, Pastinake und Hülsenfrüchte. Beim Obst sind vor allem Trockenfrüchte, Litschi, Kaki und Granatapfel reich an Kohlenhydraten. **Achte darauf, den Anteil an Fruchtzucker durch Obst im Saft im Rahmen zu halten.**

Zucker

- Einfachzucker: Traubenzucker (Glukose), Fruchtzucker (Fruktose) und Schleimzucker (Galaktose)
- Zweifachzucker: Milchzucker (Laktose), Malzzucker und Kristallzucker
- Vielfachzucker: Stärke, Chitin und Zellulose

Wenige Kohlenhydrate

- Fleisch, Fisch, Meeresfrüchte, Eier und Milchprodukte
- In Sauermilchprodukten sind Kohlenhydrate bereits zum größten Teil vergoren: Buttermilch, Naturjoghurt, saure Sahne, Schmand, Kefir usw.
- Fette und Öle

Viele Kohlenhydrate

- Getreideprodukte (Brot, Pasta und Kekse)
- Müsli
- Reis
- Kartoffeln
- Süßwaren
- Mit Zucker gesüßte Getränke: Limonade, Cola, gesüßter Tee, gesüßter Fruchtsaft aus dem Regal, Eistee usw.
- Fruchtjoghurt

Essenzielle Fettsäuren sind einfach (o)mega!

Fette liefern dem Körper Energie und sorgen dafür, dass wir die lebensnotwendigen fettlöslichen Vitamine A, D, E und K besser aufnehmen können. Man unterscheidet zwischen gesättigten, einfach ungesättigten und mehrfach ungesättigten (essenziellen) Fettsäuren. Dabei werden sie auch in „gute" und „schlechte" Fette eingeteilt. Tierische Lebensmittel wie Schweinefleisch, Rindfleisch, Eigelb oder Milchprodukte sind reich an gesättigten, „schlechten" Fettsäuren. Bei zu hohem Verzehr können sie das Risiko der Arterienverkalkung steigern und zu einem Anstieg von gesundheitsgefährdendem LDL-Cholesterin führen.

Als „gute" Fette gelten hingegen mehrfach ungesättigte „essenzielle" Fettsäuren wie Omega-3 und Omega-9. Diese können wir nur über die Nahrung zu uns nehmen. Sie kommen beispielweise in Fisch, in Pflanzen- und Kernölen sowie in Nüssen und Avocado vor. „Gute" Fettsäuren sind wichtige Bestandteile der Zellmembran – insbesondere im Gehirn – und unterstützen die Leitfähigkeit von Nerven und die Produktion körpereigener Botenstoffe. Zudem fördern sie unser Herz-Kreislauf-System. Omega-6-Fettsäuren werden jedoch nur als „bedingt gut" betrachtet, da sie in unserer heutigen Ernährung sehr viel häufiger anzutreffen sind als Omega-3-Fettsäuren. In großen Mengen sind Omega-6-Fettsäuren zum Beispiel in vielen Ölen wie Maisöl, Rapsöl, Distelöl und Sonnenblumenöl enthalten. Diese Öle werden besonders von der Industrie als Billigöle zur Verarbeitung von Lebensmitteln, Fertigprodukten, Backwaren und Frittiertem eingesetzt. Da aber der übermäßige Genuss von Omega-6-Fettsäuren die positive Wirkung von Omega-3-Fettsäuren aufheben kann, ist es wichtig, auf ein ausgewogenes Verhältnis zwischen ihnen zu achten. Die Deutsche Gesellschaft für Ernährung empfiehlt, höchstens fünfmal so viele Omega-6- wie Omega-3-Fettsäuren zu sich zu nehmen (Verhältnis 5:1), damit die Omega-3-Fettsäuren ihre gesundheitsfördernde Wirkung voll entfalten können. Derzeit schätzt die WHO jedoch das tatsächliche Verhältnis auf 16:1 ein. Das heißt für uns in der Praxis: die Zufuhr an Omega-3-Fettsäuren deutlich zu erhöhen.

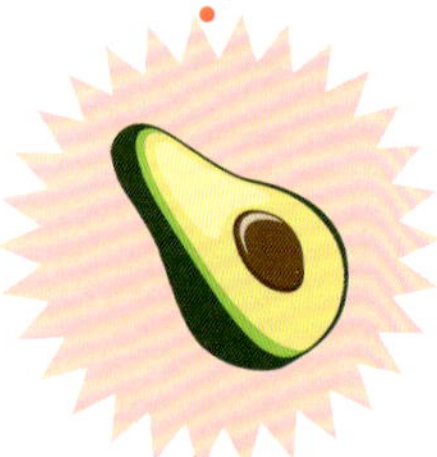

Top Omega-3 Quellen für Säfte und Snacks

Avocado

Nüsse, Kerne & Samen

Walnüsse, Mandeln, Cashews, Haselnüsse, Sonnenblumenkerne, Chia-Samen, Leinsamen, Hanfsamen

Pflanzenöle

Olivenöl, Kürbiskernöl, Rapsöl, Leinsamenöl, Walnussöl

Fisch

Makrele, Hering, Lachs, Sardine, Sardelle, Karpfen, Forelle, Flunder, Wels, Aal

Bei Fisch und Fischprodukten aufgrund der zunehmenden Verschmutzung der Gewässer ihre Herkunft beachten. Höhere Konzentrationen an Schadstoffen wie polychlorierte Biphenyle (PCB) und Quecksilber sind möglich.

Bravo, Ballaststoffe!

Ballaststoffe sind weitgehend unverdauliche Nahrungsbestandteile und reichlich in pflanzlichen Lebensmitteln wie Obst, Gemüse, Nüssen oder Samen vorhanden. Auch wenn sie von uns nicht verdaut und als Energie oder Bausteine verwendet werden können, sind sie für unsere Gesundheit wichtig. Es gibt wasserlösliche und wasserunlösliche, faserige Ballaststoffe. Dadurch, dass Ballaststoffe im Magen aufquellen, vermitteln sie unserem Gehirn ein Sättigungsgefühl. Fasern wie Zellulose, Hemizellulose und Lignin binden auch im Dickdarm Wasser. Das größere Volumen drückt dann auf die Darmwand, regt die Darmbewegung (Peristaltik) an und bringt so unsere Verdauung auf Trab. Wasserlösliche Ballaststoffe wie Guar, Pektin und Agar-Agar, verbessern die Blutzucker- und die Cholesterinwerte im Blut. Sie halten das Cholesterin aus der Nahrung im Darm fest, sodass es in geringerer Menge vom Körper aufgenommen wird. Die Blutzuckerwerte sind deshalb niedriger, weil Kohlenhydrate langsamer vom Körper aufgenommen werden, als es bei ballaststoffarmer Nahrung wie Weißbrot, Baguette, Haferflocken, Reis oder Pasta der Fall ist.

Gleichzeitig binden Ballaststoffe auch Gift- und Schadstoffe. Außerdem fördern sie besonders unsere Darmflora, da sie ideales Futter für die Mikroorganismen darstellen. Die Bakterien bauen Ballaststoffe letztlich im Dickdarm zu kurzkettigen Fettsäuren ab. Diese dienen der Darmschleimhaut einerseits als Nährstoff. Andererseits bewirken die Fettsäuren, dass der pH-Wert sinkt, und schaffen so ein optimales Milieu für die Darmflora. Eine zu hohe Zufuhr an Fasern kann allerdings zu Fettstoffwechselstörungen, Bluthochdruck, Herz-Kreislauf-Problemen oder Diabetes führen.

Obst und Gemüse sind hervorragende Lieferanten für Ballaststoffe – sowohl für wasserlösliche als auch für faserige Ballaststoffe. In Saft sind vor allem wasserlösliche Ballaststoffe enthalten. Shakes lassen sich mit zahlreichen faserigen Ballaststoffen ergänzen.

Da steckt's drin

1. Fasern (wasserunlösliche Ballaststoffe),
z. B. Zellulose und Lignin: Obst, Gemüse, Vollkornprodukte, Hülsenfrüchte

2. Wasserlösliche Ballaststoffe, z. B. Inulin und Pektin:
Obst, Gemüse, Haferflocken, Kartoffeln, Hülsenfrüchte

Beispiele für Ballaststoffe, die sich gut versaften lassen!
Apfel, Avocado, Banane, Beeren (Blaubeeren, Brombeeren, Cranberries, Himbeeren, Schwarze Johannisbeeren etc.), Birne, Brokkoli, Erbsen, Feigen, Kiwi, Leinsamen, Mandeln, Mango, Orange, Pekannüsse, Pflaume, Spinat, Süßkartoffel, Topinambur, Zuckerschoten, Zwiebeln

Freie Fahrt für Vitamine!

Vitamine sind organische Verbindungen, die für lebenswichtige Funktionen in unserem Körper verantwortlich sind. Da wir sie gar nicht oder nicht in ausreichender Menge produzieren können, müssen wir sie – wie essenzielle Aminosäuren und Fettsäuren – über die Nahrung aufnehmen. Für die Produktion von Vitamin D benötigen wir Sonnenlicht als Nahrung! Um die Vitamine in Lebensmitteln möglichst zu erhalten, kommt es wesentlich auf die richtige Zubereitung an. Durch langes Wässern oder Kochen etwa gehen viele Vitamine verloren. Rohes Gemüse und Obst strotzen dagegen nur so vor Vitaminen. Ein Tipp: Die Funktionen von B-Vitaminen im Körper hängen sehr eng zusammen, sie entfalten ihre Wirkung daher besonders gut in Kombination. Da sie in Obst und Gemüse nur in geringem Maße enthalten sind, kann ein Vitamin-B-Komplex eine gute Unterstützung als Nahrungsergänzer sein. Chlorella- oder Spirulina-Algen als Pulver oder Presslinge haben sehr hohe Vitamin-B-Werte. Chlorella-Algen trumpfen vor allem mit einem hohen Gehalt an Vitamin B12.

Saftige Vitamine! Diese Vitamine stärken folgende Bereiche

Vitamin A (Retinol) für starke Abwehrkräfte

Abwehrkraft, Haare und Haut, Nägel, Augen, Blut, Zellbildung, Knochen und Zähne, Schleimhäute, Fruchtbarkeit, Sexualität

Vitamin B1 (Thiamin) steigert die Energie

Gedächtnis, geistige Frische, Wundheilung, Nerven, Kohlenhydrat-Stoffwechsel, Verdauung, Herz, Energie

Vitamin B2 (Riboflavin) kickt den Stoffwechsel an

Zellenergie und Zellatmung, Haut und Haare, Nägel, Kohlenhydrat-, Eiweiß- und Fettstoffwechsel, Fruchtbarkeit und Fortpflanzung, Sehvermögen, Schilddrüse

Vitamin B3 (Niacin) stärkt die Nerven

Nervensystem, Sexualhormone, Verdauung, Haut, Cholesterinspiegel, Stimmungsaufheller, Sauerstoffaufnahme im Blut

Vitamin B5 (Pantothensäure) sorgt für Frische

Energie, Eiweiß-, Kohlenhydrat- und Fettstoffwechsel, Haare, Bindegewebe und Knorpel, Zellwachstum, Nerven, Konzentrationsfähigkeit

Wo steckt's drin?

Guck mal hier: Umschlagklappe hinten

Vitamin B6 (Pyrodoxin) schafft Ausgleich

geistige Frische, Stressbewältigung, Stimmungsaufheller, Immunabwehr, Eiweißstoffwechsel, Blutzuckerspiegel, Hämoglobinbildung, Schwangerschaft, Wechseljahre

Vitamin B12 (Cobalamin) bringt Power

Zellteilung und Bildung von DNS und RNS, Muskelleistung, Fettstoffwechsel, Blutbildung, Gehirn und Nervensystem, geistige Frische, Stressbewältigung, Stimmungsaufheller

Vitamin C (Ascorbinsäure) schützt die Zellen

Antioxidans, Immunabwehr, Haut und Bindegewebe, Zahnfleisch, Kalziumstoffwechsel, Blutgefäße, Konzentrationsfähigkeit, Stimmungsaufheller

Vitamin E (Tocophrol) hält jung

Antioxidans, Spermienproduktion, Durchblutung, Wundheilung, Narbenbildung, Stressbewältigung, Herz-Kreislauf-System

Vitamin K stärkt Knochen

Es gibt zwei natürlich vorkommende Formen von Vitamin K:
Vitamin K1 (Phyllochinon) und Vitamin K2 (Menachinon).
Kontrolle der Blutgerinnung, Knochenbildung

Folsäure sorgt für gute Laune

Blutbildung, Zellteilung, Magen-Darm-Tätigkeit, Schwangerschaft, Bildung von Glückshormonen, Stressbewältigung, Haare

Biotin bringt Schönheit

Haare und Haut, Nägel, Blutzuckerspiegel, Fettstoffwechsel, Muskeln, Gehirn- und Nervenzellen

Die Mineralien-Meister

Mineralien sind Bestandteile von Knochen und Zähnen, Bindegewebe, Muskeln, Blut und Nervenzellen. Sie steuern – meist zusammen mit anderen Mineralien, Vitaminen und Vitalstoffen – eine Reihe wichtiger Prozesse in unserem Körper. Es gibt rund 22 unentbehrliche Mineralstoffe, die dazu beitragen, dass wir uns gesund fühlen. Da wir sie nicht selbst herstellen können, müssen wir sie mit der Nahrung aufnehmen. Rohes Gemüse und Obst sind dafür Top-Lieferanten. Gerät unser Mineralienhaushalt akut aus der Balance, macht sich das sehr schnell bemerkbar, zum Beispiel durch Schwitzen oder Durchfall. Ein kontinuierlicher Mineralstoffmangel kann zu gesundheitlichen Problemen führen.
Man unterteilt Mineralien in Mengenelemente und Spurenelemente. Mengenelemente spielen u. a. im Wasserhaushalt unseres Körpers eine große Rolle. Zu ihnen gehören Metalle und Nicht-Metalle bzw. basen- und säurebildende Metalle. Spurenelemente benötigen wir zwar nur in geringen Mengen – eben in Spuren – trotzdem sind sie nicht weniger wichtig.

Saftige Mineralien auf einen Blick

Kalium
: Flüssigkeitshaushalt, Nervenimpulse, Sauerstoffversorgung des Gehirns, Wachstum, Entgiftung, Zellstoffwechsel, Haut

Kalzium
: Knochen, Zähne, Nerven, Blutgerinnung, Muskeltätigkeit

Magnesium
: Immunabwehr, Muskeltätigkeit, Enzymtätigkeit, Hormonproduktion, Zellenergie, Körpertemperatur, Nerven

Natrium
: Flüssigkeitshaushalt, Säure-Basen-Haushalt, Muskeltätigkeit, Nervenimpulse, Wasserverteilung in Blut und Lymphe, Entgiftung, Verdauung

Phosphor (häufig als Phosphat)
: Bestandteil der DNS, Energieversorgung

Wo steckt's drin?
Guck mal hier: Umschlagklappe hinten

Saftige Spurenelemente auf einen Blick

Bor
Bor ist an unterschiedlichen Stoffwechselprozessen beteiligt, unterstützt unsere Knochen und die Bildung verschiedener Eiweiße und stärkt das Abwehrsystem

Eisen
Bestandteil des roten Blutfarbstoffs, der den Sauerstoff von der Lunge zu den Zellen trägt und das dort entstehende Kohlendioxid abtransportiert

Fluor
festigt den Zahnschmelz und beugt Karies vor

Jod
Baustein der Schilddrüsenhormone, die die Geschwindigkeit sämtlicher Stoffwechselprozesse steuern

Kupfer
Bildung des Blutfarbstoffs, der Nervenbahnen, der Haut- und Haarpigmente

Kobalt
essenziell als Bestandteil von Vitamin B12, stimuliert die Bildung der roten Blutkörperchen

Mangan
aktiviert Enzyme und baut Bindegewebe auf

Molybdän
aktiviert Proteine und stärkt die Immunabwehr

Selen
entgiftet den Körper, stimuliert das Immunsystem und stärkt das Herz

Silizium
wachstumsfördernd, stärkt Knochen, Bindegewebe, Gefäßwände und Haare

Vanadium
kurbelt Kohlenhydrat- und Fettstoffwechsel an, stärkt Knochen und Zähne, aktiviert Schilddrüsenstoffwechsel

Zink
aktiviert viele Enzyme, reguliert die Insulinausschüttung, fördert die Wundheilung und stärkt das Immunsystem

Enzyme – dynamische Lichtbringer

Enzyme sind Eiweißverbindungen, die als Katalysatoren auf die Stoffwechselvorgänge in unserem Körper einwirken und biochemische Reaktionen in unserem Körper in Gang setzen, regulieren und beschleunigen. Sie spielen eine zentrale Rolle im Stoffwechsel und werden auch als die „Regisseure" im Stoffwechselgeschehen bezeichnet. Weder Vitamine, Mineralien noch Hormone können ohne Enzyme ihre Arbeit verrichten. Kurz: Ohne Enzyme sind wir nicht in der Lage zu leben.

Sie sind sehr hitzeempfindlich und nehmen Temperaturen von über 42 °C übel. Für eine enzymreiche Ernährung kommt es also vor allem auf eine schonende Zubereitung der Nahrungsmittel an. Frische, insbesondere kaltgepresste Säfte sind da genau das Richtige: Sie erhalten die meisten Enzyme aus Obst, Gemüse und Kräutern und bewahren so die Lebendigkeit der Pflanzen.

Kick it!

Gemüse: Aloe Vera, Brokkoli, Gurke, Knoblauch, Oliven, Olivenöl (kaltgepresst), Paprika, Pilze (Maitake, Reishi, Shiitake), Sprossen, Zwiebeln

Obst: Ananas, Avocado, Banane, Datteln, Feigen, Grapefruit, Guave, Kiwi, Kokosnuss, Mango, Melone, Papaya

Kräuter & Gewürze: Ingwer, Algen (Chlorella, Kelp, Spirulina)

Samen & Getreide: Leinsamen, Pflanzenöle, Weizengras

Weitere enzymreiche Nahrungsmittel: Blütenstaub, Butter (roh, nicht pasteurisiert), fermentiertes Gemüse (z. B. aus Kohl, Karotte, Rote Bete), Honig, Joghurt, Käse, Kefir, Kimchee (roh), Milch (roh, nicht pasteurisiert), Miso, Natto (fermentierte Sojabohnen), Sauerkraut (roh), Sojasoße (traditionell hergestellt), Tempeh

Antioxidantien – Glücksdrachen gegen freie Radikale

Antioxidantien sind natürliche Inhaltsstoffe von Nahrungsmitteln, die unsere Zellen vor schädlichen Einflüssen durch „freie Radikale" schützen. Dazu zählen zum Beispiel die Vitamine A, C, D 3 und E, Mineralstoffe (Selen und Zink) und sekundäre Pflanzenstoffe wie Carotinoide und Flavonoide, die Gemüse und Obst ihre rote, gelbe und grüne Farbe verleihen. Freie Radikale entstehen sowohl als Nebenprodukte unseres Stoffwechsels und bei der Energiegewinnung in den Mitochondrien, als auch durch Sonnenbaden, Rauchen, körperlich-psychischen Stress und Umweltgifte. Damit freie Radikale nicht überhandnehmen, benötigen wir Nahrung, die reich an Antioxidantien ist. Gerät dieses Schutzsystem aus der Balance, befinden wir uns im sogenannten „oxidativen Stress". Unsere Zellen reagieren darauf, indem sie die Energieproduktion in den Mitochondrien zum reinen Selbsterhalt auf ein Minimum herunterschrauben. Mit anderen Worten: Je mehr Energie wir für körperliche oder geistige Leistung brauchen, desto mehr Antioxidantien sind nötig, um die freien Radikale in Schach und die Mitochondrien auf Trab zu halten. Ein ausgewogenes Gleichgewicht zwischen Antioxidantien und freien Radikalen bestimmt maßgeblich den Alterungsprozess unserer Zellen.

Obst und Gemüse mit einem hohen Gehalt an Vitamin A, C und E
Gemüse: grünes Blattgemüse, Brokkoli, Chinakohl, Grünkohl, Gurke, Karotte, Kürbis, Süßkartoffel, Tomate, Wirsing, Zwiebeln
Obst: Aprikose, Blaubeeren, Erdbeeren, Granatapfel, Pflaume, Wassermelone, Zitrusfrüchte
Kräuter & Gewürze: Ingwer, Knoblauch, Petersilie, Rosmarin, Süßholz
Nüsse & Samen: Cashews, Haselnüsse, Mandeln, Walnüsse, Chia-Samen, Leinsamen, Sonnenblumenkerne

Kick it!

Besonders viele freie Radikale entstehen durch:
Psychischen Stress
Rauchen
Alkoholkonsum
Chronische Darmstörungen oder Entzündungen
Industriegifte
Schwermetalle
Arzneimittel
Landwirtschaftsgifte
Ionisierende Strahlung (Röntgen, Flugreisen)
UV Strahlung

Redu-zieren oder verzichten!

Sekundäre Pflanzenstoffe sind Superstars!

Pflanzliche Lebensmittel beinhalten eine große Anzahl chemisch sehr unterschiedlicher Substanzen, die als „sekundäre Pflanzenstoffe“ bezeichnet werden. Ihre Funktionen sind sehr vielseitig: Einige regeln das Wachstum der Pflanzen, andere schützen sie vor Schädlingen oder dienen als Farb- und Duftstoffe. Auch auf unseren Stoffwechsel haben sekundäre Pflanzenstoffe verschiedenste positive Wirkungen: Sie wehren zum Beispiel Infektionen ab, steigern die Abwehrkräfte, weiten die Blutgefäße und senken den Blutdruck. Sie lindern Entzündungen und haben krebshemmende Eigenschaften. Häufig genannte sekundäre Pflanzenstoffe sind beispielsweise Carotinoide, Flavonoide, Polyphenole, Monoterpene und Sulfide.

Gemüse: grünes Blattgemüse, Karotte, Kohl, Kürbis, Paprika (gelb, rot, grün), Soja (Tofu), Tomate
Obst: Apfel, Beeren, Granatapfel, Grapefruit, Wassermelone, Weintrauben
Kräuter & Gewürze: Grüntee-Extrakt, Kurkuma, Schwarzer Pfeffer
Nüsse: Erdnüsse

Kick it!

Die „Drillinge“ Pro-, Prä- und Symbiotika

Der Begriff „Probiotikum“ kommt aus dem Griechischen und bedeutet „für das Leben“. Ganz im Gegenteil zu „Antibiotikum“, das übersetzt „gegen das Leben“ heißt und Krankheitserreger abtöten soll. Probiotika sorgen für ein Plus an Bakterien und unterstützen die Darmflora. Sie enthalten lebendige Mikroorganismen – wohlgesonnene Bakterien wie Milchsäure-, Bifido- oder Coli-Bakterien, die sich im Darm ansiedeln. Ein Präbiotikum dient ergänzend als Futter für die Darmbakterien. Für eine gesunde Darmflora ist es von entscheidender Bedeutung, dass unsere Ernährung genügend hochwertiges „Bakterienfutter“ enthält. Bei Darmerkrankungen oder nach Einnahme von Antibiotika oder Medikamenten, die die Darmflora und somit auch unser Immunsystem schädigen, kann ein zusätzliches Probiotikum in Verbindung mit Präbiotika hilfreich sein, um die Bakterien im Darm schneller wieder aufzupeppeln. Wer Gewicht verlieren und gleichzeitig seinem Darm etwas Gutes tun möchte, für den sind die „Drillinge“ gut geeignet, weil sie zudem die Gewichtsreduktion unterstützen können. Werden Probiotika und Präbiotika gemeinsam verwendet, bezeichnet man diese Mischung als „Symbiotika“. Alle Präparate lassen sich z. B. in Pulverform täglich leicht einnehmen.

Achte beim Kauf auf folgende probiotische Kulturen

Bifidobacterium bifidum
Lactobacillus acidophilus
Bifidobacterium longum
Lactobacillus rhamnosus
Lactobacillus casei

So läuft’s mit der Verdauung

Damit unser Körper die vielen verschiedenen Nährstoffe überhaupt aufnehmen und verwerten kann, muss unser Verdauungssystem die Nahrung zuerst in ihre Bestandteile zerlegen. Dieser Prozess kostet Energie, auch abhängig davon, ob wir leicht oder schwer verdauliches Essen zu uns nehmen. Je frischer und naturbelassener die Lebensmittel, desto höher ist ihr Energiegehalt. Frischkost, eine Mischung aus frischen Zutaten und einem hohen Anteil an Rohkost, ist randvoll mit gesunden Vitalstoffen.

Täglich produzieren wir für diese Meisteraufgabe rund 8 Liter Verdauungssäfte. Im Mund geht’s los: Unsere Kaubewegungen regen die Speicheldrüse zur Produktion von 1–2 Litern Speichel pro Tag an. Gleichzeitig zerkleinern wir auf diese Weise die Nahrung und mischen Speichel unter, der mit der Vorverdauung der Kohlenhydrate beginnt. Unsere Speiseröhre, ein 25 Zentimeter langer Muskelschlauch, transportiert die Nahrung dann weiter zum Magen. Dort wird sie gesammelt und in rund fünf Stunden von den Magensäften und rund 120 Bakterienarten bearbeitet. Täglich produzieren wir dafür 2 Liter Magensaft (Salzsäure). Das Verdauungsenzym Pepsin beginnt damit, die in der Nahrung enthaltenen Proteine zu zerlegen. Außerdem wird im Magen der sogenannte „Intrinsic-Faktor“ produziert, ein Transportprotein, das später im Dünndarm die Aufnahme von Vitamin B12 ermöglicht.

Im Dünndarm geht es dann auf 5 Metern Länge so richtig ans „Eingemachte“! Die Darmflora beteiligt sich dabei wesentlich an der Verdauung und Aufschlüsselung der Nährstoffe.

2 Liter Dünndarmsaft sorgen für die Neutralisierung der Magensäure. Im Zwölffingerdarm (Duodenum) werden Kohlenhydrate, Proteine und Fette mithilfe von 2 Litern Bauchspeicheldrüsensaft und einem halben Liter Galle aufgeschlüsselt und zu kleinsten niedermolekularen Substanzen abgebaut. Schließlich werden die Nährstoffe über die Dünndarmzotten ins Blut und in die Lymphe aufgenommen. So gelangen sie zu den Organen und werden dort in für unseren Körper wichtige Stoffe umgewandelt. Speziell im Krummdarm (Ileum) findet die Resorption von Vitamin B 12 statt.

Der Dickdarm entzieht den unverdaulichen Speiseresten das überschüssige Wasser und bereitet sie auf die Ausscheidung vor. Hier sind die meisten Darmbakterien angesiedelt, um auch noch die letzten Nahrungsbestandteile aufzuschließen. Verschiedene Bakterien bauen beispielsweise faserige Ballaststoffe aus Zellwänden von Gemüse oder Getreide ab. Der unbrauchbare Rest der Nahrung wird über den Mastdarm (Rectum) ausgeschieden.

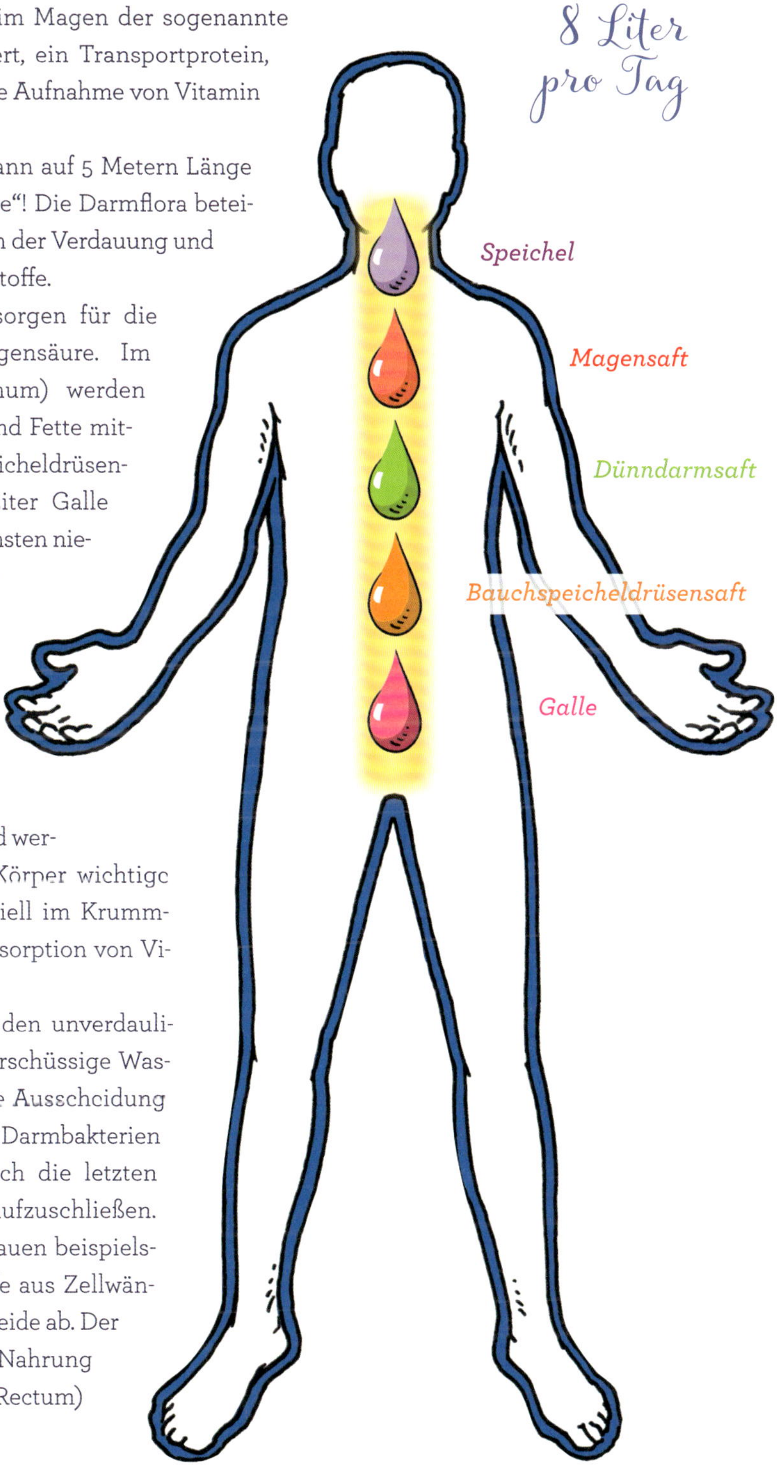

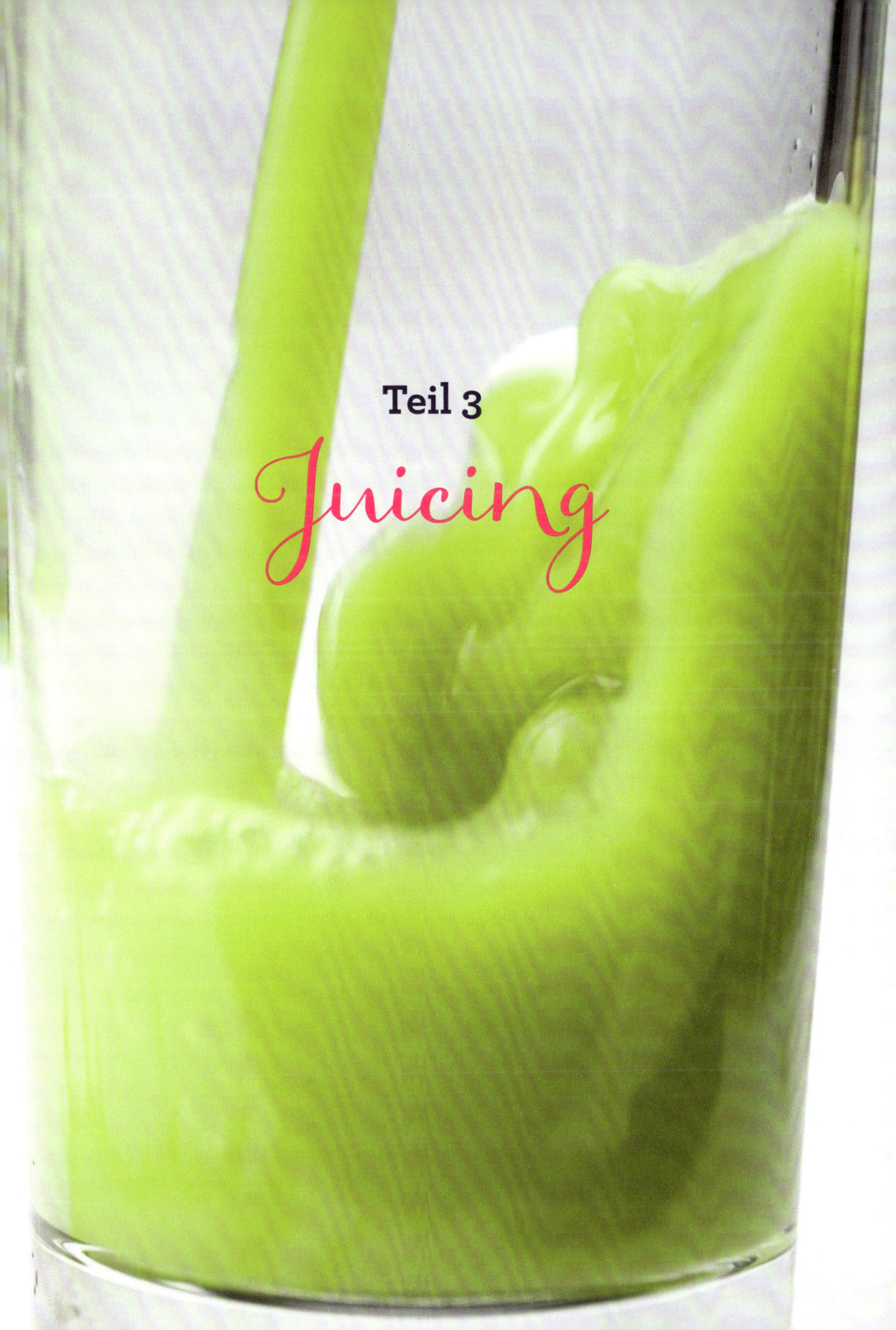

Teil 3

Juicing

POWER FÜR DEN DARM KLARHEIT FÜR DEN GEIST

Juicing beruht auf einem ganzheitlichen, rohköstlichen Wellness-Ansatz und ist ein Schlüssel zu mehr Gesundheit und Wohlbefinden. Pure Power zum Frühstück, ein Frische-Kick am Nachmittag oder eine Kur zur Entgiftung oder Stärkung des Immunsystems – mit Juicing kannst du deinem Körper auf einfache Weise in Hülle und Fülle lebendige Nährstoffe zukommen lassen. Und zwar auf Basis kaltgepresster, roher Obst- und Gemüsesäfte.

Die aufgenommenen Nährstoffe pflegen die Darmflora, treten in nur wenigen Minuten in die Blutbahn über und versorgen unsere Organe wie Herz und Gehirn, unsere Muskeln und Nervenbahnen mit frischen Enzymen, Vitaminen, Mineralstoffen, Proteinen, gesunden Fettsäuren und sekundären Pflanzenstoffen. Mit Saft können wir die gesunden Inhaltsstoffe sehr leicht aufnehmen und gut verwerten.

Juicing ist ein kraftvoller Weg, der dir sowohl auf körperlicher als auch auf geistiger Ebene nachhaltig mehr Lebendigkeit schenken kann. Körper und Geist können sich neu ausrichten und in einen ursprünglichen Gesundheitszustand zurückkehren. Und wenn wir Juicing als beständige Säule in unsere tägliche Ernährung integrieren, können wir sogar „ganz nebenbei“ auf genussvolle Weise einige überholte Essgewohnheiten über Bord werfen.

Was heißt hier „kaltgepresst“?!

Rohes Obst und Gemüse sowie Kräuter, Nüsse und Samen lassen sich durch hierfür speziell entwickelte Slow-Juicer (Seite 61) leicht entsaften. Dabei werden die faserigen Ballaststoffe vom Saft getrennt und aussortiert. Um die bestmögliche Qualität im Nährstoffgehalt zu erhalten, werden bei diesem Verfahren die Zutaten auf schonende Weise mit einer langsamen Umdrehungszahl durch den Entsafter gepresst. Das merkt man auch am Geschmack.

Saftige Vorteile von Juicing

Juicing trägt das Potenzial in sich, unser Leben langfristig zu wandeln. Wer Juicing zu einem festen Bestandteil seiner Ernährungsweise macht, kann eine tiefgründige Veränderung bis hin zu einer Transformation erleben. Die Vorteile können sich bei jedem Menschen auf sehr unterschiedliche Weise entfalten und sich körperlich oder geistig bemerkbar machen – oder sogar auf beiden Ebenen. Und dass sich etwas verändert, das ist so gut wie sicher!

Juicing bedeutet zuerst einmal: Wellness für den Darm! Denn kaltgepresste Säfte unterstützen den Aufbau und die Regeneration unserer Darmflora, die eine wichtige Rolle bei der Aufnahme der Nährstoffe spielt. Endlich darf sich die Darmflora auch etwas erholen! Mit einem gesunden Darm können wir die Vitalstoffe in unserer Nahrung besser absorbieren.

Doch Säfte können noch viel mehr: Sie kurbeln den Stoffwechsel an, stärken die Immunabwehr, entgiften den Körper und gleichen den Säure-Basen-Haushalt aus. Außerdem verringern sie den Blutdruck, senken den Cholesterinspiegel, hemmen Entzündungen, verbessern das Hautbild und sorgen für eine bessere Belastbarkeit. Selbst beim Abnehmen können sie helfen und Heißhungerattacken vermeiden. Und: Sie enthalten weder Laktose noch Gluten.

Und auch auf geistiger Ebene hat Juicing viele Vorteile: Saftpressen ist sehr kreativ, sinnlich und bringt jede Menge Freude ins Leben – allein schon dadurch, dass sich die unterschiedlichen Früchte, Gemüsesorten, Nüsse und Samen auf so vielfältige Weise miteinander kombinieren lassen. Der Rezepte-Fantasie sind keine Grenzen gesetzt. Und haben deine Freunde erst einmal Feuer gefangen, geht der Rezepte-Tausch los. Und genauso abwechslungsreich wie die Zutaten selbst sind auch die Säfte in Geschmack, Farbe und Duft.

Das alles – zusammen mit der leichten Zubereitung – trägt dazu bei, dass die Lebendigkeit der Pflanzenstoffe unseren Geist auf einzigartige und geheimnisvolle Weise erfrischt. Wir sind weniger müde, können uns besser konzentrieren, haben mehr Ausdauer und fühlen uns ausgeglichener. Regelmäßiges Safttrinken kann uns auch geistig wendiger, flexibler, spontaner und offener machen.

Und noch ein Vorteil: Schon mit einem großen Glas Saft können wir mehr Obst und Gemüse zu uns nehmen, als mit so mancher festen Mahlzeit. Wer bitte frühstückt denn beispielsweise 1 Gurke, 2 Äpfel, 1 Limette und 2 Stangen Sellerie? Juicing macht's möglich, dass wir den von der Deutschen Gesellschaft für Ernährung empfohlenen Tagesbedarf an wertvollen Nährstoffen leicht abdecken oder sogar übertreffen können (Seite 16). Und das mit wenigen Schlucken! Saft kann dabei unseren täglichen Speiseplan einfach ergänzen oder erste Schritte bei einer möglichen Ernährungsumstellung hin zu mehr Frischkost erleichtern. Nebenwirkungen von Juicing sind nicht bekannt.

Mehr Vitalität, Schönheit und Gesundheit – Juicing kann uns bereits in wenigen Tagen körperlich und geistig so richtig in Schwung bringen. Und wer erst einmal verschiedene Vorteile am eigenen Leib erfahren hat, wird das Saftpressen kaum wieder missen wollen.

Juicing – ein ganzheitlicher Lebensstil

Juicing ist mehr als bloß eine Methode zum Saftmachen. Juicing verkörpert eine ganzheitliche Sicht – einen Lifestyle, der mehr „Grün", gesunde Frische, Kreativität und Genuss mit sich bringt, ohne einen kompletten Lebenswandel von uns zu fordern. Unter „grün" verstehe ich auch eine nachhaltige Lebensweise, die mit den Ressourcen unserer Umwelt verantwortungsvoll umgeht. Dazu gehört auch das Einkaufen von biologisch angebautem Obst und Gemüse.

Gleichzeitig kommen wir durch Juicing auch wieder mehr in Einklang mit der Natur. Wenn wir regelmäßig frisches Obst und Gemüse verwerten, lernen wir wieder, welche Sorten in welcher Saison reif sind und welche Sorten das ganze Jahr über erhältlich sind. Wir leben im Rhythmus der Natur und fühlen uns wieder stärker mit ihr verbunden. Juicing ist ein Lebensgefühl, das Körper und Geist miteinbezieht. Unser körperliches Wohlbefinden wirkt sich positiv auf unseren Geist aus und umgekehrt. Gleichzeitig beflügelt uns ein wacher Geist und eröffnet uns völlig neue Perspektiven. Juicing kann also einen Einfluss auf unser ganzes Leben haben und dazu beitragen, unsere Lebensenergie wieder in einen lebendigen Fluss zu bringen.

Wer Veränderung möchte, fängt am besten einfach an und macht den ersten Schritt von dort, wo er gerade steht. Und los geht die saftige Reise! Schon ab und zu ein Glas Saft kann uns neue Power geben. Eine langfristige Veränderung kann sich insbesondere dann einstellen, wenn man mit Neugier, Offenheit und ein bisschen Ausdauer an die Sache herangeht. Für Juicing heißt das konkret: einen Saft zubereiten und trinken, andere Saftrezepte ausprobieren und trinken, für genügend Wasser und leichte Kost sorgen, sich beobachten, noch mehr Saft pressen und trinken.

Probiere aus, welche Mischung an Obst, Gemüse und Kräutern dir als Saft schmecken und guttun und in welcher Menge. Juicing ist kein Muss, sondern ein Genuss! Teste auch immer mal wieder neue Rezepte aus. Und dann bleibe konsequent einige Zeit dabei. Dann wirst du früher oder später positive Auswirkungen auf körperlicher und geistiger Ebene bei dir feststellen können. Sei gespannt und nimm dir Zeit, sie wahrzunehmen.

In diesem Sinne ist Juicing auch als ein Prozess zu verstehen, der oft mit einem ersten Versuch startet. Sobald wir merken, wie uns der Saft mit der ganzen Kraft der frischen Pflanzen versorgt und uns neue Vitalität schenkt, kann sich Juicing schnell zu einer Gewohnheit entwickeln. Bis es schließlich auf so natürliche Weise in unser Leben einfließt wie Zähneputzen, Duschen, Kochen oder Musikhören. Und sollten wir zwischendurch mal nicht dazu kommen – na, und? Einfach wieder zurück an die Juice-Station, Saft pressen und weitertrinken. Es lohnt sich!

Das Tolle am Saftmachen: Es lässt sich ganz leicht in den normalen Tagesablauf integrieren, denn es kostet nicht viel Zeit. Und die frisch gepressten Säfte kann man in geeigneten Gefäßen überallhin mitnehmen. Wer viel auf Reisen ist, kann den Entsafter auch in den Koffer packen.

Eure Nahrung sei eure Medizin,
und eure Medizin eure Nahrung.

Hippokrates

Dabei lassen sich die Säfte, abgestimmt auf die eigenen Bedürfnisse, ganz flexibel zusammenstellen – ob man nun den Körper entgiften oder sein Immunsystem stärken möchte. Auch für Familien ist Juicing ein Riesenspaß, denn Saftmachen kann jeder: Jugendliche, Erwachsene und ältere Menschen. Und gerade Kinder lieben es. Auf diese Weise bekommen selbst Salat- und Gemüseverächter noch eine Portion gesunde Nährstoffe. Nur ein paar Tricks sollte man bei der Zusammenstellung der Zutaten kennen, dann sind die Säfte gut bekömmlich und leicht verdaulich. Darum geht es im Kapitel *Saftiges in Hülle und Fülle* (Seite 73).

Obst und Gemüse trinken oder essen?

Obst und Gemüse in Saftform zu trinken, hat eine Menge Vorteile. Das heißt jetzt aber nicht, dass wir Äpfel und Gurken nur noch in saftiger Form zu uns nehmen sollten. Für eine Weile in Form einer Saftkur ist das okay. Allerdings haben wir nicht ohne Grund Zähne zum Kauen. Faserige Ballaststoffe unterstützen unsere Darmbewegungen (Peristaltik) und schieben die Nahrung durch den Darm. Fazit: Eine Faser-Pause während einer Saftkur tut gut – um langfristig ein gutes Mischungsverhältnis aus fester und flüssiger Nahrung zu finden. Dein Bauchgefühl zeigt dir den Weg!

DIE JUICING-PROGRAMME

Es gibt viele Möglichkeiten, Juicing in deinen Alltag einzubauen – abhängig von den Lebensumständen, der Zeit, die dir zur Verfügung steht und deinen Bedürfnissen.

Werde dein eigener Juice-Chef!

Hier und da mal einen Saft zu trinken, tut in jedem Fall gut und schmeckt! Bei Juicing geht es jedoch darum, frisch gepresste Säfte als dauerhaften Bestandteil in den Ernährungsplan aufzunehmen, um Heilungsprozesse im Darm und im ganzen Körper anzuregen. Für eine langfristige Veränderung bedarf es einiger Säfte pro Woche mehr – und das möglichst regelmäßig. Dann können wir ein neues Level an Energie erreichen. Doch bereits in den ersten Tagen können sich spürbare und sichtbare Veränderungen zeigen.

Als leichte Kost im Frühjahr, wenn lästiger Winterspeck wieder verschwinden soll, sind die frischen Säfte prima geeignet. Wer gelegentlich ein bis zwei Tage auf den Kochtopf verzichtet und sich stattdessen reichlich rohes Gemüse und Obst schmecken lässt, profitiert von einer geballten Nährstoffladung und wird sich schnell leichter fühlen. Hin und wieder ein reiner Safttag oder eine Kombination aus Saft und basenreicher Kost zu gleichen Teilen sorgt für Abwechslung auf dem Speiseplan. Und mit den wärmer werdenden Sonnenstrahlen wächst im Frühjahr die Lust auf etwas Frisches von ganz allein.

Klar und voller Energie!

Juicing-Programme

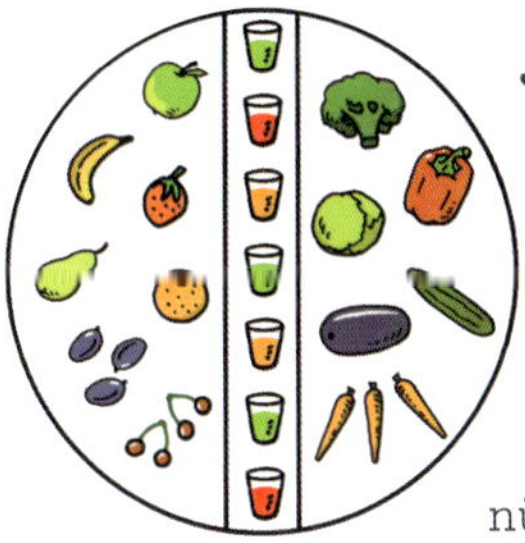

Juice-Kick – 1 Saft pro Tag

Täglich ein Saft bringt zusätzliche Power. In einer Woche sind das immerhin sieben Säfte pure Pflanzenkraft, die man sonst nicht zu sich genommen hätte. Ein täglich wechselnder Shot (0,4 Liter) – zum Beispiel Ingwer-Apfel oder Gurke-Zitrone-Apfel – bringt Schwung in den Tag und in die ganze Woche. Besonders, wenn du ihn morgens auf nüchternen Magen trinkst. Der Kick ist zu spüren!

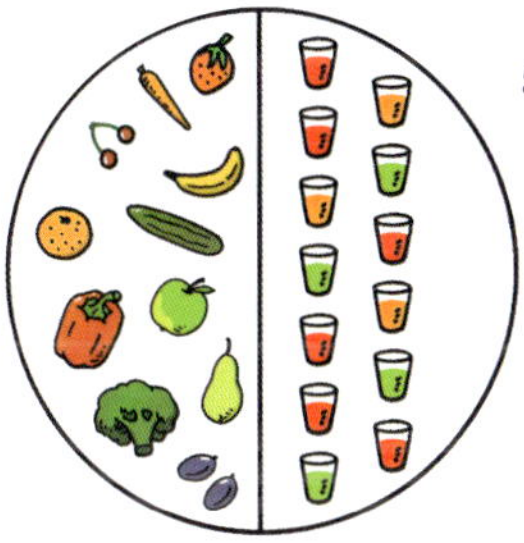

50:50-Juicing

Bei diesem Programm kombiniert man 1–3 Säfte pro Tag zu gleichen Teilen mit basenreicher Rohkost. Es eignet sich für einen Tag in der Woche oder für einen Zeitraum von mehreren Tagen. Auf Seite 186 findest du eine ausführliche Anleitung für ein 5-Tages-Juicing-Programm mit Rezepten.

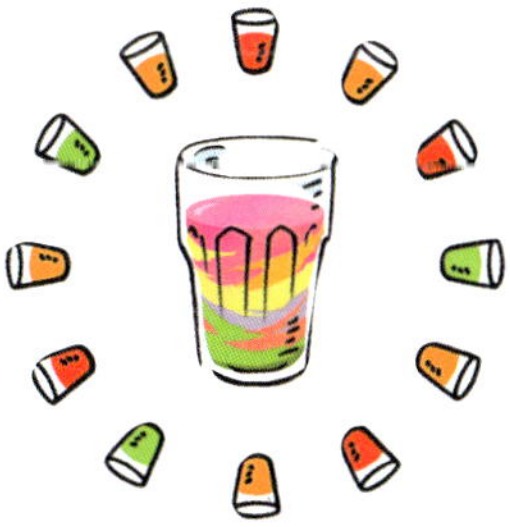

Juice Day

Am Juice Day gibt es einen Tag lang nichts anderes als Saft, also keine feste Nahrung. Insgesamt 2 Liter. Die Säfte stellt man dabei individuell zusammen. Einen Safttag kann man einmal in der Woche einlegen nach dem Motto: „Monday is Juice Day!“ Oder man verlängert die Zeit auf 2–3 aufeinanderfolgende Tage.

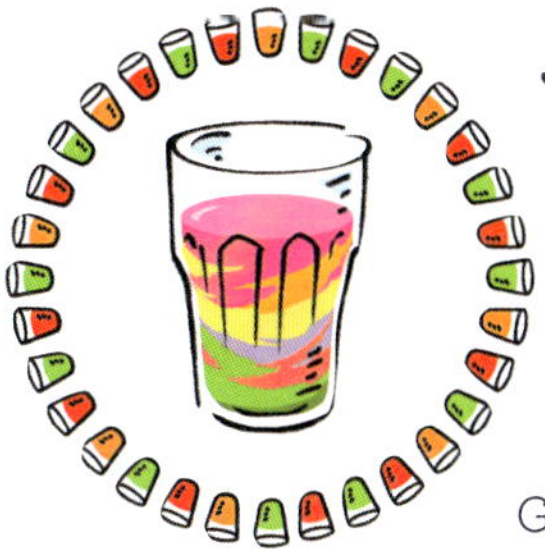

Juice Challenge – die Saftkur

Bei einer Saftkur von einigen Tagen oder Wochen nimmt man ausschließlich kaltgepresste Säfte zu sich und verzichtet auf feste Nahrung. Dieser Zeitrahmen ist lang genug, damit die Pflanzensäfte in Ruhe ihre heilsame Wirkung entfalten können. Die Saftkur beginnt mit einer Einleitungs- und endet mit einer Ausleitungsphase. Die Gründe für eine Saftkur können sehr unterschiedlich sein: Ausgleich des Säure-Basen-Haushalts, Zellregeneration, Entgiftung, Langzeit-Gewichtsreduktion oder Aufbau des Immunsystems. Wer das erste Mal eine Saftkur macht, sollte sich mit einem Arzt, Heilpraktiker oder Juice Coach in Verbindung setzen, der Erfahrungen damit hat.

Tipps bei Umstellungszeichen

Wenn man seine Ernährung – wie bei einer Saftkur (siehe vorherige Seiten) – vorübergehend komplett umstellt, kann es in den ersten Tagen durchaus sein, dass der Körper darauf mit verschiedenen Anzeichen reagiert. Zum Beispiel mit Kopfschmerzen (auch hinter den Augen). Das ist nicht weiter beunruhigend. Hierbei hilft es, viel Wasser zu trinken, an die frische Luft zu gehen oder sich zu bewegen. Fühlst du dich erschöpft, gönne dir einfach öfter mal ein Päuschen, ziehe dich zurück oder gehe früh schlafen. Manchmal kann auch Übelkeit auftreten. Wenn der Körper es will, dann raus damit. Sich sprichwörtlich „auszukotzen", tut auch mal gut. Allerdings bitte nicht forcieren! Schwitzen ist ein Zeichen dafür, dass der Körper Giftstoffe ausscheidet. Solltest du etwas frieren, ziehe dich wärmer an, mache dir eine Wärmeflasche oder trinke einen heißen Tee. Auch emotional kann es zu Schwankungen kommen. Am besten ist es, du weihst dein Umfeld ein und sagst dir selbst: „Ich darf das – ich mache gerade eine Saftkur!" Bei Mundgeruch einfach frische Pfefferminze oder Petersilie kauen – das wirkt.

Diese Anzeichen weisen darauf hin, dass sich unser Körper und unser Geist in einer intensiven Abbau-, Umbau- und Aufbauphase befinden. Das ist Arbeit. Halten diese Symptome jedoch konstant und länger als 3–5 Tage an, dann sollte man die Saftkur zunächst unterbrechen und einen Arzt, Heilpraktiker oder Therapeuten hinzuziehen. Teamwork ist angesagt.

Juicing und Medikamente

Wer Medikamente einnimmt, kann ebenfalls kaltgepresste Säfte zu sich nehmen. Möchtest du deine Medikamente reduzieren oder absetzen, solltest du dies jedoch mit deinem Arzt, Heilpraktiker oder Therapeut besprechen. Juicing ist kein Ersatz für Medikamente, erhöht jedoch die Chance, diese zu reduzieren. Der Austausch mit einem Arzt oder Heilpraktiker, der sich mit Rohkost auskennt, kann nur von Vorteil sein und individuelle Bedürfnisse noch genauer mit einfließen lassen.

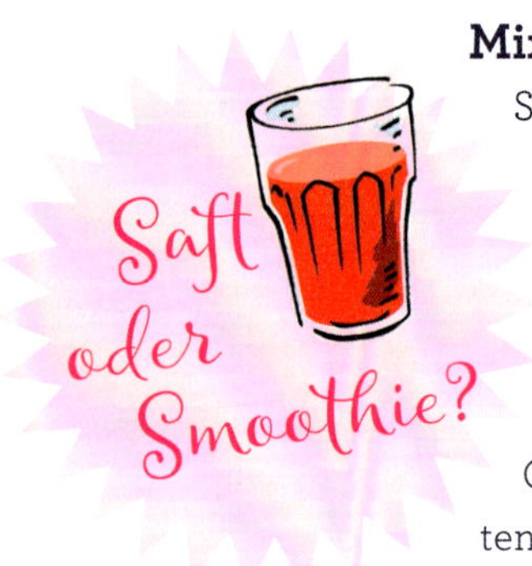

Mixer machen Smoothies

Smoothies bereitet man mit einem Hochleistungsmixer zu. Obst und Gemüse werden dabei zusammen mit Wasser und mithilfe von sehr scharfen Messern im Gerät zerdrechselt. Auch Obst und Gemüse, die wenig Wasser enthalten, lassen sich sehr gut zu Smoothies verarbeiten, zum Beispiel Banane, Avocado, Papaya und getrocknete Früchte wie Datteln oder Feigen. Nüsse, Körner, Samen und Gewürze sind – wie für Säfte – ebenfalls wertvolle Nährstofflieferanten für Smoothies und geben ihnen ein besonderes Aroma.

Die hohe Umdrehungszahl des Messers zieht Luft in das Gemisch, sodass Smoothies, die die faserigen Ballaststoffe ihrer Zutaten alle enthalten, schön cremig werden. Die Luft in Verbindung mit den Ballaststoffen kann allerdings auch zu Blähungen führen. Einen Smoothie sollte man lange im Mund kauen, damit sich genügend Verdauungsenzyme bilden. Wer einen empfindlichen Magen hat und den Smoothie „runterkippt", sollte sich nicht wundern, wenn diese ballaststoffreiche Kost schwer im Magen liegt. Also: Smoothies langsam genießen und den Brei gut „einspeicheln"! Smoothies lassen den Blutzuckerspiegel langsam ansteigen und halten lange satt. Im Vergleich zum Smoothie enthält die gleiche Menge Saft jedoch mehr Vitalstoffe. Das liegt zum einen an der Konsistenz – beim Saft geht nun mal mehr Obst und Gemüse rein – und zum anderen daran, dass die Nährstoffe selbst aus den Fasern herausgelöst werden. Meiner Erfahrung nach regen Smoothies die Heilungsprozesse im Körper deshalb langsamer an als Säfte.

Entsafter machen Säfte

Für Säfte gibt man Obst und Gemüse in einen Entsafter, der die faserigen Ballaststoffe, auch Trester genannt, vom Rest trennt. Der Entsafter übernimmt quasi einen Schritt in der Verdauung, indem er die Nährstoffe aus den Fasern von Obst und Gemüse herauslöst und damit für eine maximale Nährstoffdichte im Saft sorgt. Dem Darm verschafft das eine willkommene Verschnaufpause. Das Ergebnis ist reiner Pflanzensaft. 100 % Nährstoffgehalt.

Die bei der Verdauung eingesparte Energie steht uns direkt für andere körperliche und geistige Aufgaben zur Verfügung, weil die wertvollen Inhaltsstoffe aus dem Saft sehr schnell ins Blut übergehen. Saft lässt den Blutzuckerspiegel deshalb etwas schneller ansteigen als ein Smoothie. Der Blutzuckerspiegel bleibt jedoch ebenfalls konstant und fällt nicht schnell ab, sodass wir uns lange Zeit voller Energie fühlen. Die wasserlöslichen Ballaststoffe im Saft quellen im Verdauungstrakt auf und sorgen – ähnlich wie die Ballaststoffe im Smoothie – für ein wohlig-genährtes Gefühl. Saft sättigt und fühlt sich dabei leicht an.

Die Mischung macht's

Für Saft und Smoothie gilt gleichermaßen: Je mehr frisches, grünes Gemüse enthalten ist, desto mehr Chlorophyll gelangt in unseren Körper. Der grüne Pflanzenfarbstoff ist echte Medizin und hilft – roh verzehrt – unter anderem den Körper zu entgiften, bringt den Säure-Basen-Haushalt in Balance, verbessert das Blutbild und stärkt das Herz. Weitere Infos dazu, weshalb gerade grünes Gemüse so kraftvoll ist, findest du in Teil 4 unter *Grüne Säfte* (Seite 71). Das beste Mischungsverhältnis für Pflanzensäfte sind 2 Teile Gemüse und 1 Teil Obst, damit der Gehalt an Fruchtzucker niedrig bleibt.

Saft oder Smoothie – suche dir das Beste aus beiden Welten zusammen und kombiniere sie miteinander. Dann entsteht eine noch größere Vielfalt an Rezepten. Du kannst zum Beispiel einen Saft pressen und ihn zu einem Shake mit Banane, Nüssen und Samen oder Avocado weiterverarbeiten. Zu meiner Basisausstattung für die Küche gehören ein guter Entsafter und ein guter Hochleistungsmixer einfach dazu. Mehr zum richtigen Equipment steht auf den Seiten 60 bis 67.

DIE SAFTSTATION – EQUIPMENT UND VORBEREITUNG

Gute Vorbereitung ist beim Juicing die halbe Miete! Das Wichtigste, was du brauchst, ist ein Entsafter. Dann bist du schon bestens präpariert, um Juicing zu deinem Sprungbrett hinein in einen saftigen Neustart zu machen. Den perfekten Tag, um mit dem Entsaften anzufangen, gibt es leider nicht. Man findet immer eine Ausrede … Also, fang am besten einfach an – und von dort aus geht es weiter.

Kleine Entsafter-Kunde

Juicing ist wie surfen. Und ein Surfer braucht ein gutes Surfboard, um die Welle zu nehmen. Wer viel und gerne unterschiedliche Säfte trinkt, benötigt gutes Equipment. Sprich: einen guten Entsafter. Anders als noch vor ein paar Jahren gibt es inzwischen neue Entsaftertypen auf dem Markt: Sie sind leise, leicht zu reinigen und helfen dabei, die Nährstoffe im Obst und Gemüse vollständig zu erhalten. Die Qualität von Saft steht und fällt mit der Qualität des Entsafters. Grundsätzlich unterscheidet man zwischen herkömmlichen Zentrifugen-Entsaftern, Masticating-Juicern und Slow-Juicern für kaltgepresste Säfte sowie manuellen Saftpressen, die sich wesentlich im Verfahren – und in der Qualität des Saftes – unterscheiden.

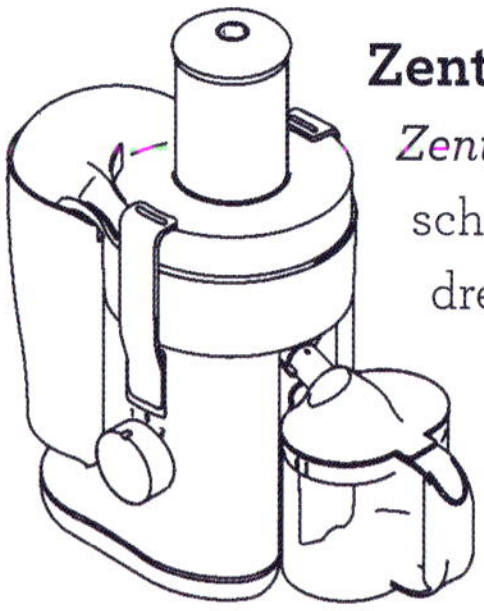

Zentrifugen-Entsafter machen „fast juice“

Zentrifugen-Entsafter, kurz auch „Zentris“ genannt, besitzen eine Reibscheibe und ein zylinder- oder kegelförmiges Sieb. Die Reibscheibe dreht sich mit hoher Geschwindigkeit und zerkleinert das Obst und Gemüse, das dann mit hohem Druck gegen das Sieb geschleudert und durch die Zentrifugalkraft ausgepresst wird. Diese Maschinen kennt man zumeist aus gängigen Saftbars, die sich in vielen Einkaufszentren ansiedeln. Sie lassen sich leicht am lauten Geräusch erkennen, denn die hohe Umdrehungszahl bringt den typischen Schrädder-Krach mit sich. Durch die schnellen Umdrehungen und den Druck gerät zusätzlicher Sauerstoff in den Saft und die Nährstoffe fangen unmittelbar an zu oxidieren, also noch schneller zu vergehen. Das macht sich auch geschmacklich bemerkbar. Diese Säfte sollte man sofort trinken, um die Nährstoffe nicht weiter verfallen zu lassen. Für den Küchenbedarf zu Hause werden Zentrifugen-Entsafter meist im unteren Preissegment zwischen 50,– und 200,– Euro angeboten.

Dare to be great!

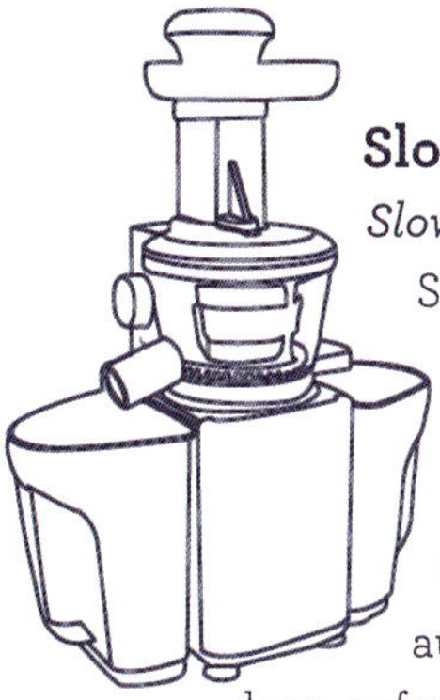

Slow-Juicer machen „quality juice"

Slow-Juicer für kaltgepresste Säfte haben eine als „Schnecke" bezeichnete Schraube, die sich langsam um die eigene Achse dreht. Es gibt horizontale und vertikale Slow-Juicer. Das Obst und Gemüse wird zuerst etwas zerkleinert und im Entsafter anschließend ausgequetscht. Der Saft wird durch einen Filter vom Trester (Fasern) getrennt. Slow-Juicer bieten eine hohe Saftausbeute und eine besonders gute Saftqualität, weil die Zutaten auf schonende Weise verarbeitet werden: Die Säfte werden „kaltgepresst", denn aufgrund der geringen Drehzahl erwärmen sie sich kaum, sodass die Qualität der Nährstoffe – anders als bei Zentrifugen-Entsaftern – bestmöglich erhalten bleibt. Außerdem gelangt kein zusätzlicher Sauerstoff durch Druck in den Saft. Slow-Juicer sind handlich im täglichen Gebrauch und leicht zu reinigen. Sie entsaften auch Gräser und Kräuter und sind in ihrer Leistung wirkliche Top-Stars. Die Säfte sind bis zu 2–3 Tage im Kühlschrank lagerfähig. Die Kosten für ihre Anschaffung liegen bei 250,– € aufwärts.

Der Begriff „slow" ist übrigens etwas irreführend, denn das Saftmachen inklusive der Reinigung des Geräts dauert bei Slow-Juicern kaum länger als bei Zentrifugen-Entsaftern. Langsam sind Slow-Juicer vor allem in ihrer Umdrehung. Darin unterscheiden sie sich grundlegend von Zentrifugen-Entsaftern.

Unter den Entsaftern für kaltgepresste Säfte gibt es natürlich noch die *traditionellen Masticating-Juicer,* die wahren Meister im Entsaften. Ich habe zwar einen, nutze ihn allerdings eher für spezielle Kräuteressenzen und nicht täglich. Sie sind technisch oft mit zwei gegeneinander laufenden Schrauben ausgestattet, sodass jedes noch so kleine grüne Blatt zwischen ihnen ausgepresst wird. Sie können selbst aus wenigen Gräsern wie Weizengras oder Gerstengras und Kräutern wie Petersilie, Oregano oder Thymian viel Saft herausholen – Master-Level eben. Allerdings sind sie wegen ihrer meist etwas umständlichen Reinigung nicht unbedingt etwas für „Putz-Muffel" mit einer „Ich hab jetzt keine Zeit, den Entsafter sauber zu machen"-Einstellung.

Und wann ich eine **manuelle Saftpresse** benutze? Klarer Fall: für pure Weizengras- oder Petersilien-Shots!

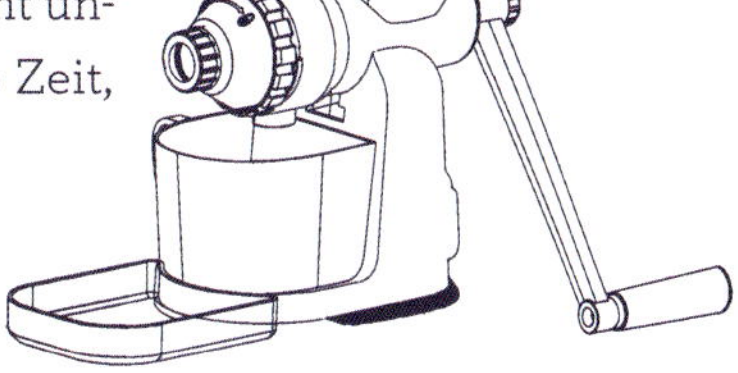

Der Vergleich

	Zentrifugen-Entsafter	Slow-Juicer
Zeit	total ca. 5-8 Min., davon Entsaften rund 2-5 Min. je nach Zutaten, Reinigen rund 3 Min.	total ca. 10–15 Min., davon Entsaften rund 5–10 Min. je nach Zutaten, Reinigen rund 5 Min.
Geräusch	laut	leise
Umdrehung	hoch	niedrig (45 U./Min. ist top!)
Eignung	Gemüse und Obst	neben Obst und Gemüse vielseitig einsetzbar, auch für Blattgemüse und Kräuter, manche Slow-Juicer können sogar Mandel- und andere Nussmilch herstellen
Ausbeute	Sie holen nicht das Optimum an Saft aus Obst oder Gemüse heraus, geschweige denn aus Blattgemüse und Kräutern. Es entstehen oft viele und feuchte Überreste (Trester)	Saftausbeute hoch, kompakter, trockener Trester
Qualität	Zentris pressen viel Sauerstoff in den Saft, sodass der Geschmack oft flach erscheint und sich nach wenigen Minuten Pflanzenwasser absetzt. Am besten sofort trinken.	Durch die schonende Herstellung gelangt kein zusätzlicher Sauerstoff in den Saft. Die Säfte sind im Kühlschrank gut 2-3 Tage haltbar.
Preis	€ 50,– bis € 200,– Unbedingt darauf achten, dass das Gerät BPA-frei ist	Ab 250,– € aufwärts. Unbedingt darauf achten, dass das Gerät BPA-frei ist

Besser per Hand
Ich empfehle, Einzelteile des Entsafters nicht in die Spülmaschine zu geben, sondern mit der Hand unter lauwarmem Wasser zu spülen. Einzelteile wie Trichter und Stopfer können sonst kaputt gehen. Außerdem bleiben so keine Rückstände von Spülsalzen im Material zurück.

Welcher Entsaftertyp bist du?

Im Handel und im Internet gibt es die unterschiedlichsten Entsafter. Stellt sich die Frage: Welcher ist der richtige für dich? Klarer Fall: der Entsafter, den du regelmäßig benutzt, und nicht der, der nach wenigen Tagen im Speicher oder im Keller landet. Es gibt keinen „richtigen“ Entsafter, sondern nur einen, der deinem Typ, deinen Bedürfnissen und deinem Alltags-Rhythmus entspricht.

10 wichtige Fragen vor dem Einkauf eines Entsafters

Wie oft in der Woche möchte ich mir Säfte machen?
Welche Produkte kann der Entsafter entsaften?
Wie gut ist die Qualität des Saftes, den er produziert: a) Konsistenz b) Nährstoffgehalt?
Wie lange ist der Saft haltbar?
Holt der Entsafter das meiste aus Gemüse, Obst, Nüssen oder Krautern für mich heraus?
Wie viele Überreste fallen an? (Trester)
Wie einfach lässt sich der Entsafter handhaben und reinigen?
Wie sieht der Entsafter eigentlich aus und wie groß ist er?
Aus welchem Material besteht der Entsafter: a) Plastik b) BPA-frei c) Edelstahl?
Wie viel Geld bin ich bereit auszugeben?

Welcher Entsafter zu dir passt, hängt zum Beispiel davon ab, wie oft du Säfte zubereiten möchtest. Wie viel Erspartes dir zurzeit zur Verfügung steht. Wie viel du überhaupt bereit bist, für deine Gesundheit und frische Nährstoffe zu investieren und welches Ziel du mit Juicing erreichen möchtest. Möchtest du hier und da am Wochenende einen schnellen Saft zum Frühstück trinken? Dann nimm einen Zentrifugen-Entsafter. Möchtest du Juicing als langfristigen Bestandteil in deine Ernährungsweise aufnehmen, ist ein Slow-Juicer eine gute Wahl. Er bietet eine schonendere Verarbeitung der Zutaten, eine feinere Saftkonsistenz und noch vielseitigere Möglichkeiten der Verwendung. Slow-Juicer sind zwar höher im Preis, aber die Investition lohnt sich schon, wenn du 3–4 Säfte pro Woche machen möchtest. Und wenn du dann die ganz besonderen Feinschmeckersäfte zaubern möchtest und zum Juice-Expert werden willst, dann kauf dir einen Masticating-Juicer! Die können preislich allerdings bei 1.500,- € und mehr liegen. Was immer du jedoch im Vorfeld für einen Juicer ausgibst – die Investition ist niedriger als so manche Arztrechnung oder Ausgaben für Medikamente.

Für alle Entsafter gilt: Aus jedem Entsafter kommt ein Saft, der dir zahlreiche Nährstoffe liefert. Du entscheidest über dein Ziel und deine Herangehensweise. Und auf dieser Basis wählst du deinen Entsafter am besten aus.

Knackig, frisch und bio

Ein saftiges Leben bedeutet auch, sich für Qualität bei den Lebensmitteln zu entscheiden. Ganz nach dem Motto: „Das Beste ist gerade gut genug für mich." Weshalb denn auch nicht? Die Frage lautet: Wo steckt Qualität drin? Und wo finde ich sie? Dabei können Bio-Gütesiegel weiterhelfen, die Lebensmittel aus ökologischer Landwirtschaft kennzeichnen. Oder man findet frische Bezugsquellen, von denen man weiß, dass die Produkte ohne Pflanzenschutzmittel angebaut worden sind. Im Gegensatz zu anderen Ländern stehen uns in Deutschland viele Möglichkeiten offen, bequem an natürliche und ökologisch vertretbare Quellen heranzukommen. Bio-Märkte und Bio-Qualitätsabteilungen in Supermärkten breiten sich mehr und mehr aus. Ein Bio-Einkauf pro Woche ist also meist leicht einzuplanen. Hurra! Auch beim Gemüsehändler um die Ecke können wir nach frischen saisonal-regionalen Produkten stöbern und uns inspirieren lassen. Oder wir nutzen die Mittagspause zur Abwechslung dazu, auf den Wochenmarkt zu gehen. Und wer sich die Zeit anders einteilen möchte, für den gibt es auch frische Online-Angebote, um sich die Bio-Gemüsekiste oder den Obstkorb direkt nach Hause oder ins Büro liefern zu lassen. Hauptsache frisch und frei von Giftstoffen!

Die besten Einkaufsquellen

Check it out. Wer suchet, der findet.

Der **Gemüsehändler** führt zwar vor allem konventionelles Obst und Gemüse, dafür ist er eine gute Anlaufstelle für saisonale und lokale Erzeugnisse zu oft günstigen Preisen.

Der **Wochenmarkt** bietet eine Vielfalt verschiedener Angebote auf kleinem Raum. Das Gute daran: Die Qualität lässt sich leicht vergleichen. Oft darf man auch probieren. Und kurz vor Marktende kann man – auch bei Bio-Ware – oft Schnäppchen machen.

Im **Bio-Laden** ist die Auswahl an frischem, unbehandeltem Obst und Gemüse, an hochwertigem Getreide, an Nüssen und Samen oft sehr groß. Hier findet man auch viele regionale und saisonale Produkte.

Herkömmliche **Supermärkte, Drogerien oder Reformhäuser** führen immer häufiger auch Bio- und Fairtrade-Produkte zu erschwinglichen Preisen. Eine gute Möglichkeit, um auch bei kleinem Budget nicht völlig auf Bio-Qualität verzichten zu müssen.

Inzwischen gibt es auch vegane **Spezial-Geschäfte,** die gezielt vegane Produkte anbieten.

Schon Mitglied in einer **Food-Coop**? Das sind Gemeinschaftsinitiativen. Ob Mitgliederladen, Selbstversorger-Kooperative oder Einkaufsgemeinschaft – die Mitglieder werden stärker eingebunden. Obst und Gemüse werden entweder selbst angebaut oder direkt von regionalen Bauernhöfen bezogen. Ökologische und faire Herstellungsprozesse stehen im Mittelpunkt. Ein sozialer Austausch wird etwa durch regelmäßige Treffen oder durch die Mitarbeit bei der Ernte gefördert. Einfach im Internet recherchieren, wer in der Nähe ist.

Beim **Gemüse-Abo** wird wöchentlich eine Zusammenstellung von saisonalem Obst und Gemüse geliefert oder zur Abholung bereitgestellt. Die Produkte kommen meist direkt von regionalen Bio-Höfen. Häufig kann man zwischen verschiedenen Größen von Obst- und Gemüsekisten wählen.

Felder zum Selberpflücken sind ein Spaß für die ganze Familie. Wie auch **Hofläden** sind sie eine echte Alternative, um regionale Produkte direkt vor Ort zu erwerben.

Besondere Superfoods wie rohen Kakao, Maca-Pulver oder Chlorella- und Spirulina-Algen kann man auch bei **Online-Dienstleistern** bestellen. Das Angebot im deutschsprachigen Raum ist inzwischen groß. Die Preise variieren je nach Herkunft und Qualität der Produkte. Ein Vergleich lohnt sich also.

Trotz urbanem Platzmangel entstehen immer häufiger neue Konzepte für den Eigenanbau von Obst und Gemüse, zum Beispiel **Mini-Farmen und Containergärten.** Hier wird in Kästen oder in Kleingärten selbst ausgesät und gepflanzt, gehegt und gepflegt und dann erntefrisch angeboten. Mitten in der Stadt – auf Dächern oder in Hinterhöfen. Mikrogemüse, Vertical Farming und Aquaponic werden in den nächsten Jahren sicher auch im deutschsprachigen Raum noch bekannter werden.

Darauf achte ich beim Einkauf für Säfte

Qualität: Bio-Gütesiegel oder andere für mich vertrauenswürdige Bezugsquellen

Basis: saisonal-regionales Obst und Gemüse

Viel davon: Gurken, Sellerie, Brokkoli, Möhren, Äpfel, Zitronen, Limetten, Petersilie, Ingwer

Bonus: saftige Exoten wie Ananas, Papaya, Granatapfel oder Grapefruit, Superfoods wie Chlorella-Algen oder Goji-Beeren

Keep it simple!

Küchen-Set-up

In der Küche geht es vor allem darum, den Juicing-Alltag möglichst einfach und praktisch zu gestalten. Je geringer der Aufwand, desto leichter ist es, dir einen Saft zuzubereiten. Vor allem, wenn du regelmäßig Saft machst.

Dein Entsafter sollte einen festen Platz in der Küche haben. Du hast nicht viel Platz? Das macht nichts. Verabschiede dich von einem der Geräte, die du sowieso nur zwei- bis dreimal im Jahr benutzt, verkaufe es oder räume es weg und stelle deinen Entsafter dorthin. Und zwar am besten in die Nähe des Spülbeckens und des Abfalleimers. Das erspart dir unnötige Wege.

Gibt es an deinem Arbeitsplatz eine Küche? Dann kannst du deinen Entsafter vielleicht auch dort hinstellen und öfter die Mittagspause zum Juicen nutzen. Aber Achtung: deine Kollegen werden vermutlich probieren wollen und auch begeistert sein. Und selbst wenn du auf längere Reisen gehst, kann dein Entsafter mitkommen. So mache ich es. Ich stelle ihn dann ins Badezimmer vom Hotel: Wasser, Mülleimer, Steckdose – alles da.

Juice-Tools für einen einfachen Ablauf

Das Schöne am Juicing: Man braucht nicht viel Zubehör. Es bleibt überschaubar. Na, klar, der Entsafter ist unentbehrlich. Außerdem ist ein einfacher Standmixer nützlich, wenn du cremige Shakes (Seite 172 – 176) zubereiten möchtest, indem du zum Beispiel eine Avocado, eine Banane, eine Handvoll Nüsse und Samen oder Feigen dazugibst. Entsafter und Mixer stellst du am besten nebeneinander auf.

Ein mittelgroßes Gemüsemesser und ein Schneidebrett gehören meist sowieso zur Grundausstattung einer Küche. Strohhalme sind praktisch, um zwischendurch zu testen, wie der Saft schmeckt. Es gibt auch Strohhalme aus Glas, die die Umwelt schonen. Vor allem bei der Zubereitung von Obst und Gemüse, das stark abfärbt wie Rote Bete, ist es hilfreich, Handschuhe zu tragen. Ein kleiner kompostierbarer Müllbeutel für den Trester-Behälter kann einen Reinigungsschritt sparen und den Trester direkt auffangen, wenn er aus dem Entsafter fällt. Zum Umfüllen des Saftes in Flaschen eignen sich Trichter. Die Flaschen lassen sich sehr gut mit einer Rundspülbürste reinigen.

Extras, die du brauchen könntest: Weniger Laufen – mehr Saft!

• Wischlappen und Handtuch • Küchenwaage • Trichter zum Umfüllen in Flaschen • Wasser, um den Entsafter durchzuspülen, wenn du verschiedene Säfte hintereinander zubereitest • Handschuhe (Rote Bete macht rote Finger) • Kleine Schalen, um Reste von Obst und Gemüse aufzubewahren • Kleine kompostierbare Müllbeutel für den Trester-Behälter • Rundspülbürste für Flaschen

Frisch geht vor!

Säfte lagern – ja oder nein?

Wenn man regelmäßig Saft macht, kommt es vor, dass Reste von Obst und Gemüse noch vorrätig bleiben. Oder man hat zu viel Saft gemacht. Wie lagert man die Reste gut zwischen, damit sie sich frisch halten? Am besten ist es, den Saft möglichst frisch zu trinken oder ihn – gut verschlossen in einem Gefäß – kühl zu lagern, um ihn im Laufe der nächsten Stunden zu sich zu nehmen. Kaltgepresster Saft hält sich gut 2–3 Tage im Kühlschrank, Saft aus Zentrifugen-Entsaftern schmeckt dann meist nicht mehr. Saft ist ein lebendiges Nahrungsmittel. Farbe, Geschmack und Konsistenz verändern sich auf natürliche Weise. Da Saft auch auf Lichteinwirkung reagiert, eignen sich zum Aufbewahren dunkel getönte Gefäße besonders gut, die sich luftdicht verschließen lassen.

Obst- und Gemüse kann man klein geschnitten in Portionen als Vorrat im Gefrierfach deponieren, zum Beispiel schon nach Rezept fertig abgepackt. Auch fertige Säfte kann man einfrieren, um die Nährstoffe bestmöglich zu erhalten. Sie reduzieren sich durchs Einfrieren zwar trotzdem etwas, allerdings ist Einfrieren gerade im Sommer eine gute Methode, um eine Saftkur im Alltag vorzubereiten, vor allem wenn man viel unterwegs ist und nicht immer die Zeit findet, abends etwas Frisches einzukaufen.

Als Gefäße eignen sich Glasflaschen, Einweckgläser oder Thermosflaschen gut zum Zwischenlagern. BPA-freie Plastikflaschen sind auch eine Möglichkeit. Ich versuche Plastikbehälter allerdings zu vermeiden. Und sonst achte ich auf das Zeichen „BPA-frei". BPA (Bisphenol A) ist ein Giftstoff, der in Plastik enthalten und leider bis heute rechtlich in den meisten Ländern erlaubt ist. 1-Liter-Flaschen passen gut in das Seitenfach des Kühlschranks. 250 ml-Flaschen sind brauchbar, um Restsaft aufzubewahren oder kleine Shots vorzubereiten. Den Saft bis zum Rand des Gefäßes auffüllen und verschließen, sodass möglichst wenig Sauerstoff im Gefäß enthalten ist.

Nicht ohne meinen Saft!

Saft to go

Glasflaschen oder Einweckgläser eignen sich gut zum Transportieren für unterwegs – zum Büro, zur Schule oder auf Reisen. 500 ml-Flaschen sind eine gute Portion Saft und passen bequem in die Sporttasche, den Schulranzen oder die Handtasche. An heißen Sommertagen hilft beim Transport eine Kühltasche im Auto oder auf dem Weg ins Büro.

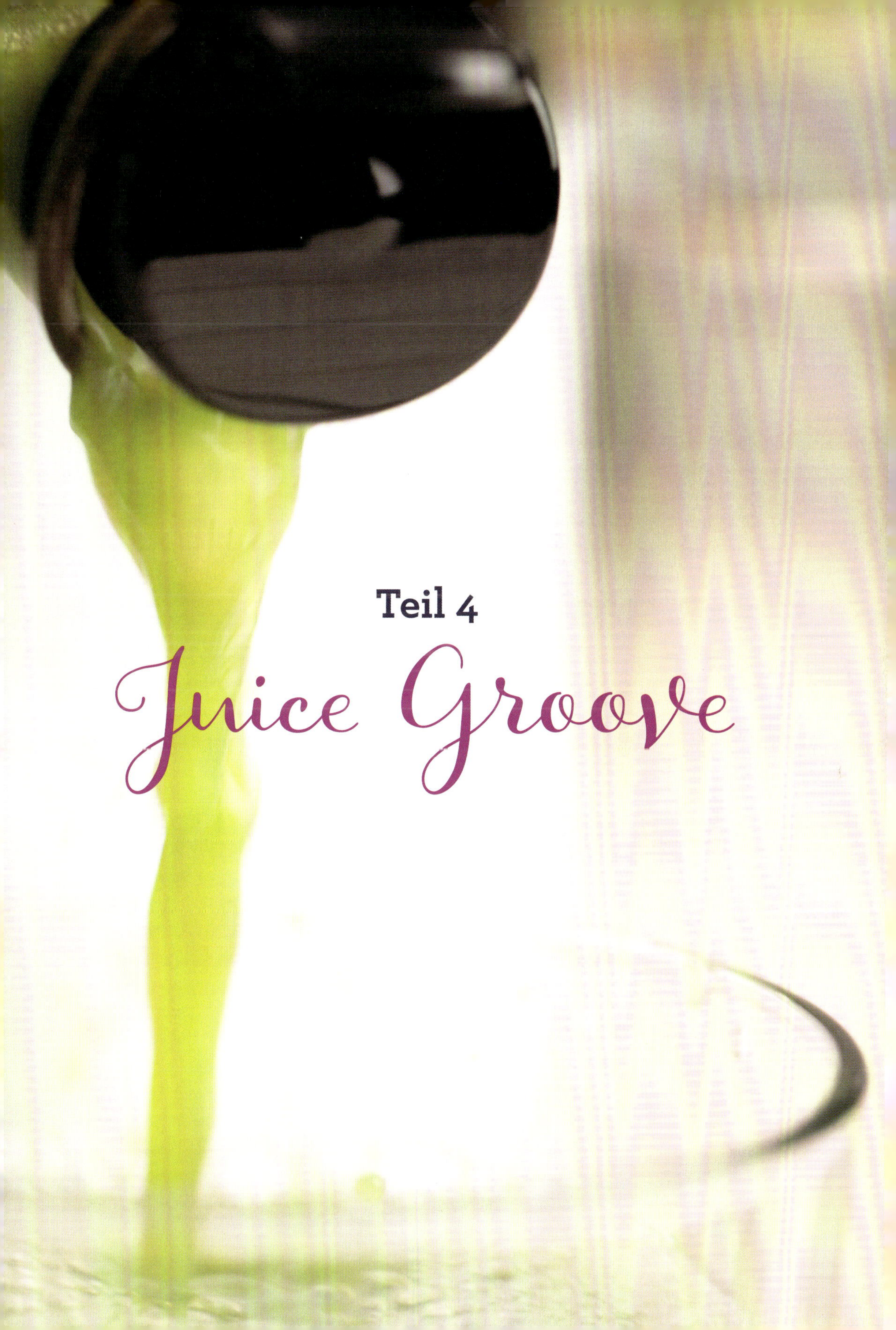

Teil 4

Juice Groove

AN DIE SAFTSTATION – FERTIG, LOS

Juicing-Einstieg leicht gemacht! Wer sich zum ersten Mal mit dem Thema Saft näher beschäftigt und sich überlegt, wie er nun selbst durch Juicing zu mehr Power kommen kann, dem möchte ich ans Herz legen: Mach's dir gemütlich und geh es leicht an. Juicing ist kein Sprint, auch kein Marathon. Hier geht es um dich und du bestimmst das Tempo! Es gibt zahlreiche Tricks und Tipps für die Praxis, die du auf den folgenden Seiten findest. Probiere es aus, fang an zu experimentieren und juice dich durch die Vielzahl an Gemüse, Obst und weiteren Zutaten. Für ein abgerundetes Juicing-Programm, das sich regelmäßig und langfristig in den Alltag einbauen lässt, ist eine Mischung aus Säften, Shakes und Suppen in Kombination mit rund 1,5 Litern Wasser und Tee bestens geeignet (Seite 178 „Juicing-Pläne"). Mit einem Entsafter – und einem einfachen Standmixer für Shakes – kann's losgehen! Ob Zentrifugen-Entsafter oder Slow-Juicer: Welchen Entsafter du dir zulegst, kommt auf deine Bedürfnisse an und darauf, welche Qualität du dir vom Saft erhoffst. Mehr dazu im Kapitel „Saftstation" (Seite 60).

Saft aus Gemüse und Obst

Let's juice!

Nicht jeder isst gerne Gemüse und Obst oder hat sich als Kind über Salat, Brokkoli und Spinat gefreut. Manchem sind Sprossen oder dunkles Blattgemüse zu bitter. Unsere Geschmacksnerven sind inzwischen eher Süßes und Salziges gewöhnt. Nur wenige von uns kommen der Regel der Deutschen Gesellschaft für Ernährung „5 am Tag", also fünf Portionen Gemüse und Obst am Tag, heute noch nach. Wer sein Gemüse gemischt mit Obst und weiteren wertvollen Zutaten als Saft trinkt, deckt seinen Tagesbedarf mit Leichtigkeit ab.

Das saisonal-regionale Angebot an Gemüse und Obst hält eine große Vielfalt an Saftzutaten bereit, aus denen sich unzählige Saftrezepturen kreieren lassen. Eine Fülle an Antioxidantien, Enzymen, Vitaminen und Mineralien wartet darauf, von dir entsaftet zu werden. Lass dich überraschen, wie gut Gurken mit Zitronen und Romanasalat mit Äpfeln schmecken. Greif hinein – in die Gemüsekiste und in den Obstkorb – und lass dich inspirieren.

Dabei sind die verschiedenen Obst- und Gemüsesorten in der Saftproduktion mehr oder weniger ergiebig. Eine halbe Gurke gibt natürlich mehr Saft ab als zwei Handvoll Petersilie. Doch auf die Menge kommt es nicht an. Wichtig ist, dass die Säfte schmecken und dir zugleich eine gute Portion frischer Nährstoffe liefern. Ein bisschen Übung macht aus dir schon bald den perfekten Saftmeister. Die ideale Mischung für Säfte besteht aus 2 Teilen Gemüse und 1 Teil Obst. Denn Obst enthält viel Fruchtzucker, und der setzt gerne rund um den Bauch an. Bisher kenne ich aber niemanden, der durch Obst übergewichtig geworden wäre. Nur eine Person, die zugenommen hat, nachdem sie sechs Wochen lang nur Obstsäfte getrunken hatte – krass! Fruchtzucker ist nicht zu unterschätzen. Wie immer bei der Ernährung geht es auch beim Juicing darum, möglichst vielseitige Nährstoffe in einem ausgewogenen Verhältnis zu sich zu nehmen. „Routieren" heißt das Zauberwort. Also: Abwechslung. Wenn wir immer wieder andere Säfte trinken, können wir verschiedene Nährstoffspeicher in unserem Körper auffüllen.

Die ideale Saft-Mischung
2 Teile Gemüse und 1 Teil Obst

Grüne Säfte

Langfristig sind es grüne Säfte, die von besonderem Interesse für uns sind. Grün sind sie deshalb, weil sie vor allem Blattgemüse wie Salat oder auch das Grün von Karotten, Kohlrabi und Roter Bete enthalten. Grüne Säfte sind nicht jedermanns Sache, dabei sind sie um ein Vielfaches gesünder als reine Fruchtsäfte oder Säfte mit einem hohen Anteil an Fruchtzucker. Das liegt insbesondere an dem grünen Pflanzenfarbstoff Chlorophyll, der in Blättern und Stängeln zu finden ist. Chlorophyll ermöglicht es Pflanzen, Fotosynthese zu betreiben, sprich: aus den Zutaten Wasser, Kohlendioxid und Lichtenergie (Sonnenlicht) Energie für ihr Wachstum zu schöpfen. Bei diesem Prozess „atmen" die Pflanzen Sauerstoff aus und bilden die Zuckerart Glukose. Für uns heißt das: pure Energie direkt aus dem Pflanzengrün! Chlorophyll selbst ist der reinste Powerstoff: Es hilft unter anderem dabei, den Körper zu entgiften, den Säure-Basen-Haushalt auszubalancieren, das Blutbild zu verbessern, die Darmflora zu fördern und freie Radikale zu fangen. Lass dich also von der grünen-saftigen Farbe eines Saftes nicht abschrecken. Im Gegenteil: Schnapp ihn dir – da steckt reinste Power drin!

Manche Blätter schmecken allerdings sehr bitter. Das liegt an den enthaltenen Bitterstoffen, die unsere Zunge heutzutage kaum noch gewöhnt ist. Beim Entsaften helfen besonders Apfel, Zitrone und Limette, um sich langsam an die Bitterstoffe zu gewöhnen. Und Bitterstoffe sind gesund: Sie aktivieren nämlich die Leber, das zentrale Organ unseres Stoffwechsels, für die Entgiftung.

Go green!
Hier steckt saftiges Chlorophyll drin:
grünes Blattgemüse (wie Romanasalat, Feldsalat, Rucola)
Kohlsorten
Gräser (wie Weizen-, Gersten-, Roggengras)
Sprossen (wie Alfalfa)
Küchenkräuter (wie Petersilie und Pfefferminze)
Wildpflanzen (wie Löwenzahn, Brennnessel, Brombeere und Linde)
Algen (wie Spirulina und Chlorella)

SAFTIGES IN HÜLLE UND FÜLLE

Saft

Shake

Juicing-Choreographie

Wasche zunächst das Gemüse und Obst sehr gründlich.
Füttere Deinen Entsafter mit frischem Obst und Gemüse aus ökologischem Anbau.
Suche dir ein paar ergänzende Zutaten aus der Zutatenliste heraus und lege sie in den Mixer.
Gebe den frisch gepressten Saft zu den Zutaten hinzu.
Mische den Saft mit den Zutaten einige Sekunden, bis ein cremiger Shake entsteht.
Ab in's Glas oder in die To-Go-Flasche. Fertig!

Ananas
Apfel
Aprikose
Avocado
Banane (im Mixer)
Birne
Blaubeere
Brombeere
Cantaloupe Melone
Cranberry
Dattel (im Mixer)
Erdbeere
Feige (im Mixer)
Granatapfel
Grapefruit
Himbeere
Honigmelone
Johannisbeere (rot, weiß, schwarz)
Kirsche (sauer, süß)
Kiwi
Limette
Mandarine
Mango
Mirabelle
Nektarine
Orange
Papaya
Passionsfrucht
Persimone
Pfirsich
Pflaume
Quitte
Stachelbeere
Weintraube (weiß, rot)
Wassermelone
Zitrone

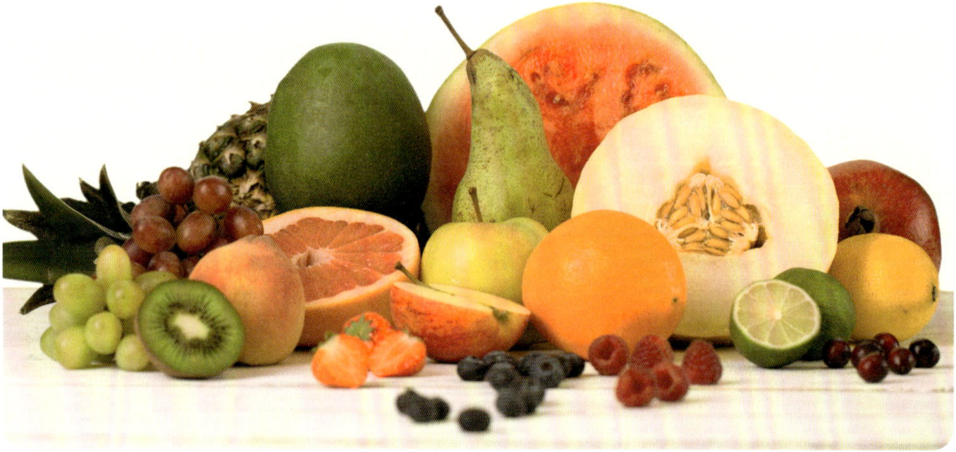

Kreiere deine eigenen Saft-Rezepte. So kannst du loslegen!

Grüne Säfte

Basis 1 Gurke, 2 Äpfel
Zutaten ½ Zitrone
Bonus Minze, Basilikum oder vielleicht Brennessel?

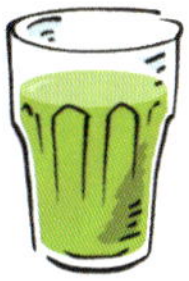

Orangene Säfte

Basis 5 Karotten, 1 Orange
Zutaten 1 cm Ingwer
Bonus Etwas Grapefruit oder Kurkuma?

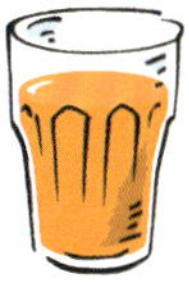

Rote Säfte

Basis ½ Rote Beete, 6 Blätter Romana Salat
Zutaten 1 Apfel
Bonus ½ Zitrone oder etwas Chili?

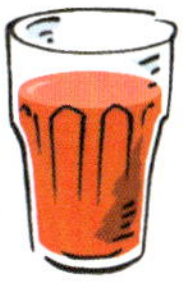

Aubergine
Blattsalat
Blumenkohl
Brokkoli
Endive
Erbsen (grün)
Feldsalat
Fenchel
Gurke
Grünkohl
Karotte
Knoblauch
Kohl
Kohlblätter
Kohlrabi
Kürbis
Mangold
Paprika (rot, gelb, grün)
Pastinake
Radiccio
Romanasalat
Rosenkohl
Rotkohl
Rote Bete
Rucola
Spinat
Spargel
Sellerie
Sprossen
Steckrübe
Süßkartoffel
Tomate
Zucchini
Zwiebeln

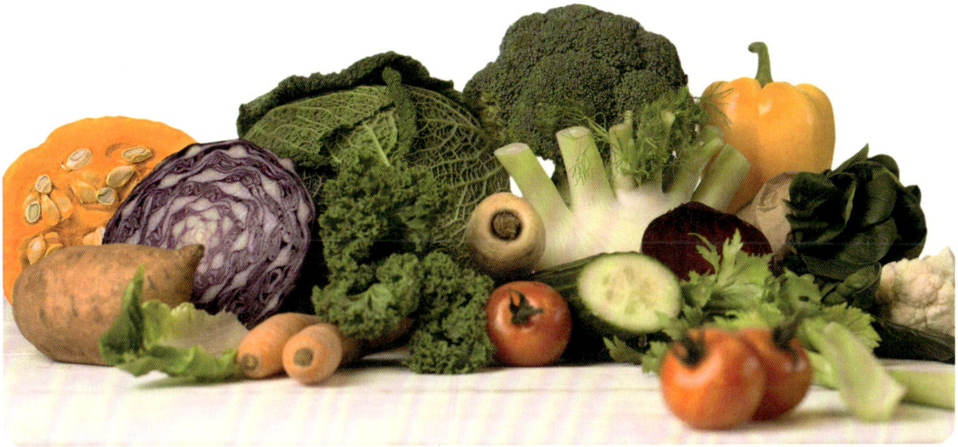

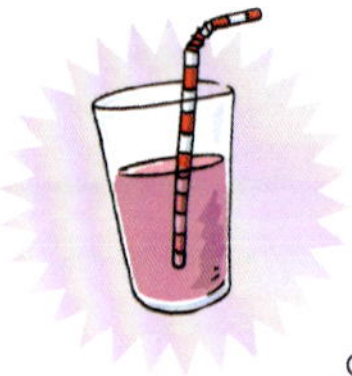

Let's shake!

Du kannst deinen Saft mit einigen Extras „aufmotzen". Sie sind die perfekte Abrundung, um bei deinem Juicing-Programm genügend Fette, Proteine und auch gezielt faserige Ballaststoffe aufzunehmen. Oder einfach für ein bisschen mehr Abwechslung zu sorgen. Solche Extras sind zum Beispiel Gemüse und Obst, die selbst keinen Saft abgeben wie Avocados und Bananen, Nüsse, Samen, getrocknete Feigen und Datteln oder Seidentofu. Sie verleihen dem Saft nicht nur eine besondere Geschmacksnote, sondern geben ihm auch eine cremige Konsistenz. Gefrorene Beeren oder überreife, weiche Früchte lassen sich ebenfalls gut in den Saft mischen. Frisch gepressten Saft und Extra-Zutat einfach in den Mixer füllen, mixen – fertig ist der Shake. Leckere Rezepte findest du ab Seite 174.

Die beste Basis für cremige Shakes

Avocado • Banane • Nüsse & Samen
frische oder getrocknete Datteln & Feigen
gefrorene Beeren • Seidentofu

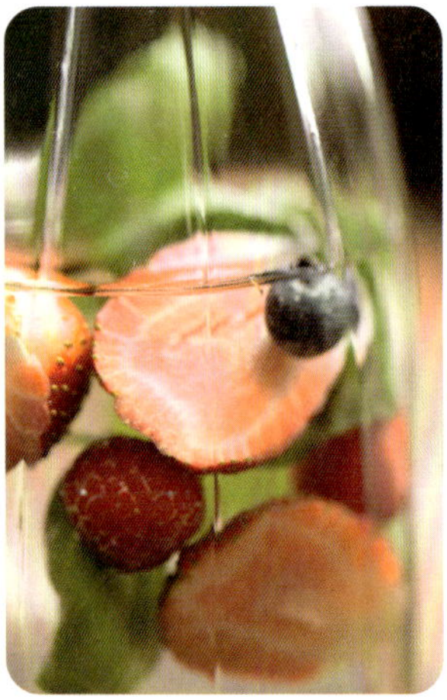

Detox-Wasser und Tee

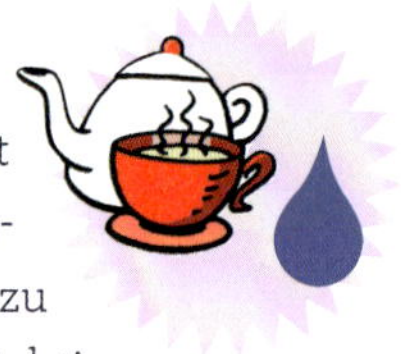

Die empfohlene Trinkmenge an Flüssigkeit liegt bei rund 1,5 Litern pro Tag. Als Durstlöscher eignen sich am besten Wasser und Tees. Genug zu trinken, ist nicht nur wichtig, damit alle Organe richtig funktionieren, sondern auch, um „Altlasten" des Stoffwechsels und zusätzliche Giftstoffe aus dem Körper auszuschleusen. Entgiften wir nicht genügend, kann uns das schnell aus der Balance bringen und auch gesundheitlich zu schaffen machen.

Detox-Wasser – auch „Infused Water" genannt – kann uns dabei helfen. Und nicht nur das: Detox-Wasser macht das Wassertrinken zum Genuss. Denn Früchte, Gemüse und Kräuter wie Rosmarin, Thymian und Basilikum verleihen dem Wasser einen leicht süßlichen oder würzigen Geschmack – ohne extra Kalorien oder Zucker. Außerdem sieht Detox-Wasser auch noch schön aus. Um Detox-Wasser anzusetzen, gibt man frische Früchte, Gemüse oder Kräuter in ein Gefäß, füllt es mit reinem Quellwasser aus der Glasflasche oder gefiltertem Wasser aus der Leitung auf und lässt den Ansatz 2–3 Stunden oder über Nacht bei Zimmertemperatur ziehen.

Auch Tees kurbeln unseren Stoffwechsel an und unterstützen den Körper beim Entgiften. Manche Tees sind spezielle Helfer für Leber, Herz und Nieren und können sogar aktiv zur Gewichtsabnahme beitragen. Die Heilwirkung von Tees ist – ähnlich wie die von Kräutern – sehr vielseitig. Eine geheimnisvolle Welt für sich. 3–4 Tassen Grüntee, Oolong-Tee, Weißer Tee, Rooibos-Tee oder Pfefferminztee pro Tag können den Stoffwechsel auf Trab und Fettpölsterchen zum Schmelzen bringen.

Inspirationen für 1 Liter Detox-Wasser

Die einzelnen Zutaten gut waschen. Gespritzte Schalen entfernen. Gemüse und Obst in Stücke schneiden, in ein Gefäß füllen, mit Wasser aufgießen und ziehen lassen.

1 Birne – 3 Handvoll Himbeeren – 1–2 Zweige Rosmarin
1 Granatapfel – 2 Orangen – 2 Stangen Zimt
3 Handvoll Blaubeeren – 1 Zitrone – ½ Gurke
2 Orangen – 1 Vanillestange – 1 Zimtstange
2 Zitronen – ½ Gurke – 5–8 Blätter Pfefferminze
5 Handvoll Beerenmix – 10 Blätter Basilikum
3 dicke Scheiben Wassermelone – 2 Kiwis – 2 Handvoll Erdbeeren
5 Handvoll Himbeeren – 1 Zitrone

Detox-Tricks

Gib dir, deinem Körper und deinem Geist die Chance, sich im Alltag auf leichte Weise zu erholen:

Reduziere deinen Fleischkonsum. Pflanzen sind leichter verdaulich.

Pfötchen weg von Alkohol und Zigaretten. Und verzichte eine Weile auf Lebensmittel, die Gluten (z. B. Getreide) oder Laktose (z. B. Käse) enthalten.

Versuche künstlichen Zusatz- und Farbstoffen sowie Industriezucker aus dem Weg zu gehen.

Greife stattdessen zu wenig verarbeiteten Nahrungsmitteln wie Salat und frischen Suppen.

Finde einen guten Mittelweg mit einem für dich machbaren Wochen- oder Monatsziel. So bleibst du motiviert.

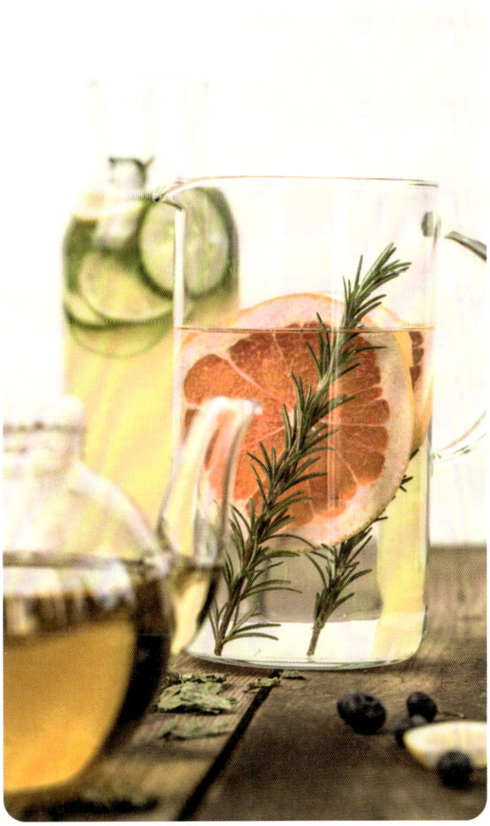

SAFTIGE EXTRA-ZUTATEN

Zu den Extras zähle ich Zutaten, die – auch wenn sie vielleicht nur wenig Saft abgeben – besonders reich an wertvollen Nährstoffen sind. Das sind vor allem Gewürze, Küchen- und Wildkräuter, Superfoods, Nüsse und Samen sowie Sprossen. Sie kommen zwar nur in kleineren Mengen in den Saft, schenken uns aber umso mehr Power.

Die Welt der Kräuter

Kräuter sind echte Multitalente: Als Gewürz- und Küchenkräuter verfeinern sie unsere Speisen, als Heilkräuter haben sie äußerst vielseitige Heilwirkungen. Kräuter können zum Beispiel den Blutzucker regulieren, den Stoffwechsel anregen, die Fettverbrennung ankurbeln oder sogar Krebs vorbeugen. Kräuter, denen eine besonders entzündungshemmende Wirkung nachgesagt wird, sind Knoblauch, Ingwer, Rosmarin und Kurkuma. In der Naturheilkunde spielen Heilkräuter heute noch eine wichtige Rolle. Viele Gewürze wie Pfeffer und Kardamom, die wir ganz selbstverständlich in der Küche verwenden und aus fernen Ländern stammen, waren über Jahrhunderte den Reichen und Mächtigen vorbehalten. Sie waren so kostbar wie Gold – ein wertvolles Handelsgut.

Beim Juicing können wir auf dieses alte Kräuterwissen zurückgreifen, die Säfte geschmacklich noch mehr variieren und sie noch gesünder und bekömmlicher machen. Und das Gute daran: Kräuter sind für jeden von uns erschwinglich und in vielen Bioläden und auf Wochenmärkten erhältlich. Kräuter wie Petersilie, Basilikum, Thymian oder Rosmarin sogar ganzjährig. Alternativ kann man eine kleine Kräuterlinie ganz leicht auf der Fensterbank oder auf dem Balkon heranzüchten. Wildkräuter wie Brennnessel und Sauerampfer lassen sich mit ein bisschen Erfahrung ganz nach Saison auch selber sammeln.

Unter Wildkräutern versteht man Pflanzen, die ohne menschliche Pflege wachsen, blühen und gedeihen. Sie vereinen besonders ursprüngliche Kräfte in sich und dienen mit ihren Blättern, Blüten, Früchten und Wurzeln schon seit Jahrtausenden als Nahrungs- und als Heilmittel. Im 12. Jahrhundert erkannte Hildegard von Bingen den Heil- und Gesundheitswert vieler Wildkräuter. Also, ab in den Saft mit den Kräutern, bisher ist noch gegen jedes Unheil ein Kraut gewachsen!

Tipps zum Sammeln von Wildkräutern

Nicht bei Regen, Nebel oder feuchtem Wetter sammeln. In den späten Vormittagsstunden ernten, wenn möglicher Tau schon abgetrocknet ist. Keine Pflanzen direkt am Straßenrand pflücken. Nur Wildkräuter sammeln, die du sicher kennst oder mit Zeichnungen/Farbfotos bestimmen kannst. Alle beschriebenen Merkmale sollen zutreffen. Nur junge Triebe, Blätter und Blüten sammeln und sofort verarbeiten. Ganze Kräuter zu Beginn der Blütezeit sammeln. Nur gesunde Kräuter ohne welke oder fleckige Blätter sammeln. Kräuter nicht in Plastiktüten aufbewahren (Schimmel!).

Gewürze

Chili
Ingwer
Kardamom
Knohblauch
Koriander
Kreuzkümmel
Kümmel
Kurkuma
Pfeffer
Meersalz
Muskat
Nelken
Zimt

Küchenkräuter

Basilikum
Cayenne
Dill
Fenchel
Koriander
Rosmarin
Melisse
Minze
Oregano
Petersilie
Salbei
Thymian

Wildkräuter

Ackersenf
Bärlauch
Bibernelle
Brennessel
Brunnenkresse
Dost
Gänseblümchen
Gundelrebe
Liebstöckel
Löwenzahn
Sauerampfer
Spitzwegerich
Waldmeister
Wilder Thymian

Superfoods

Aloe Vera
Ashwaganda
Bienenpollen
Chia-Samen
Camu Camu Beeren
Goji Beeren
Gerstengras
Hanfsamen
Kokoswasser
Maca
Mikroalgen
(Chlorella/Spirulina)
Roher Kakao
Sprossen
Wasserkresse
Weizengras

Nüsse, Samen, Kerne

Cashews
Chia-Samen
Erdnüsse
Hanfsamen
Haselnüsse
Kürbiskerne
Leinsamen
Macadamia
Mandeln
Pekannüsse
Pinienkerne
Pistazien
Sesam
Sonnenblumenkerne
Walnüsse

Öle

Aprikosenkernöl
Avocadoöl
Hanfsamenöl
Kokosöl
Kürbiskernöl
Leinsamenöl
Olivenöl
Sesamöl

Nahrungsergänzer

(bei Bedarf)
Prä- und Probiotika
für die Darmflora
Vitamin B12
Biotin
Vitamin D3

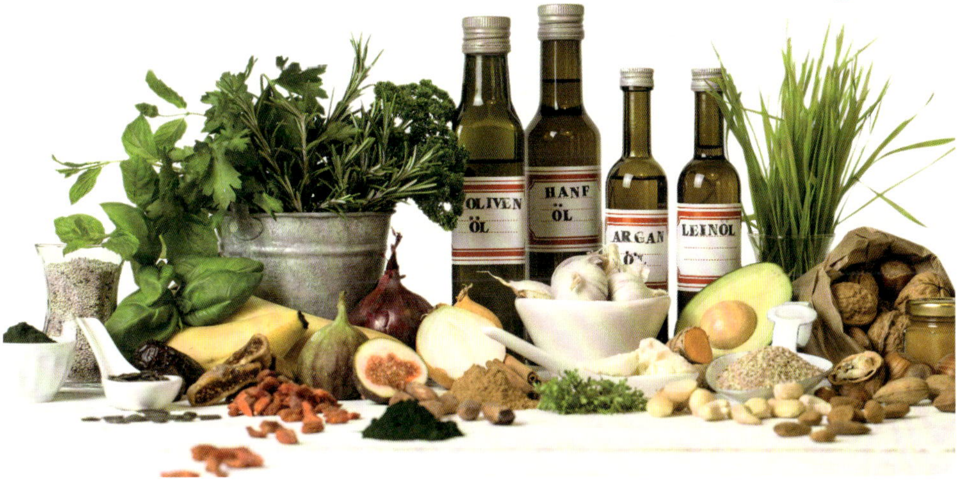

Meine Lieblingsgewürze

Zimt – Love is in the Air: Bei Zimt kommen einem wohl als Erstes Lebkuchen und Weihnachten in den Sinn, der würzig-süßliche Geschmack und die wohlige Wärme, die von ihm ausgeht. In der Tat wirkt die getrocknete Rinde des Zimtbaums beruhigend, schmerz- und entzündungsstillend. Zimt gleicht den Blutzuckerspiegel aus und steckt voller Antioxidantien, die unsere Zellen vor freien Radikalen schützen. In der Volksheilkunde wird Zimt bei Erkältungen, Entzündungen des Magen-Darm-Trakts, Blähungen und Menstruations-Krämpfen eingesetzt. Außerdem wird dieses uralte Gewürz, das ursprünglich aus Sri Lanka und China stammt, seit Jahrhunderten auch als Aphrodisiakum verwendet. Zimt treibt die Blutzirkulation an und wirkt stimmungsaufhellend.

Cayennepfeffer (Chili) – hot, heat, healthy: Chili kommt nicht von Chill-out! Eher das Gegenteil ist der Fall. Cayennepfeffer stammt ursprünglich aus Zentral- und Südamerika, wo es extrem scharf in der Küche zugeht. Cayennepfeffer ist in frischer und getrockneter Form erhältlich. Er gibt Säften nicht nur einen Extra-Kick an Schärfe. Cayennepfeffer steht auch in dem Ruf eine kraftvolle, entzündungshemmende und schmerzlindernde Wirkung zu haben (z. B. bei Arthritis). Er stimuliert das Verdauungssystem und heizt dem Lymphatischen System ein, sodass die Entgiftung angeregt wird. Cayennepfeffer reguliert den Blutdruck und senkt den Cholesterinspiegel (LDL). Er ist eine gute Quelle für Vitamin A und Beta-Karotin und strotzt vor Antioxidantien. Vitamin A stärkt das Bindegewebe. A wie Anti-Aging!

Kurkuma – K wie König: Bei den Indern gilt Kurkuma als heilige Pflanze. Die kleine, ingwerähnliche Knolle hat sich aufgrund ihres hohen Gehalts an Antioxidantien bereits weltweit – auch in Studien zur Krebsbekämpfung – einen Namen gemacht. Sie schützt ebenso vor entzündlichen Erkrankungen wie Arthritis, bei der freie Radikale schmerzvolle Entzündungen in den Gelenken hervorrufen, und kann diese Schmerzen bei regelmäßiger Verwendung lindern. Kurkuma scheint ebenfalls Diabetis Typ 2 vorzubeugen. Und Kurkuma tut der Leber gut!

Kardamom ist Kult: Noch so ein Lebkuchen-Gewürz! Kardamom ist neben Safran und Vanille eines der teuersten Gewürze der Welt. Er gehört zur Familie der Ingwergewächse und ist besonders in der asiatischen Küche sehr beliebt. In Asien wird Kardamom zum Würzen von heißen Speisen – wie indischen Currys –, aber auch von Kaffee und Tee verwendet. Kardamom regt die Blutzirkulation an, gleicht den Cholesterinspiegel aus und hilft bei Magenproblemen.

Superfoods – superlecker, supergesund

Superfoods sind mittlerweile in aller Munde. Der Begriff wurde zum ersten Mal 1998 von Aaron Moss, einem Food-Journalisten, bei „Nature's Nutrition" verwendet. Er erklärte, dass einige Pflanzen einen besonders hohen Anteil an wertvollen Nährstoffen enthalten und deshalb als Superfoods bezeichnet werden können. In allen Kulturen gibt es solche Pflanzen. So kommen Goji-Beeren aus China, Kakao von den Inkas und Chia-Samen von den Mayas. Auch Hanf, der bei uns heimisch ist, gilt als Superfood. Als Pulver lassen sich seine Samen leicht zu Säften, Shakes, Smoothies, Suppen und Salatsoßen hinzufügen. Ähnlich wie bei Wildkräutern tut sich bei Superfoods eine ganze Welt auf – so viele verschiedene gibt es und so vielfältig sind sie in ihren Wirkweisen. Gerade in den Wintermonaten sind sie eine ideale Ergänzung, wenn so manches frische Kraut nicht zu haben ist.

Ein besonderes Thema bei den Superfoods sind Algen. Algen im Saft? Wie geht das denn?! Und weshalb? Grundsätzlich unterscheidet man zwischen Makroalgen (Braun-, Rot- und Grünalgen) und Mikroalgen (Blaualgen, Blaugrünalgen). Makroalgen sind mit bloßem Auge zu erkennen, leben unter Wasser und kommen oft als Speise in asiatischen Gerichten vor. Mikroalgen sind vor allem einzellige Formen, zu denen Spirulina und Chlorella gehören. Sie zählen zu den ältesten Lebensformen auf der Erde und sind weltweit bekannt als höchste Proteinquelle. Außerdem sind sie äußerst basenreich. Spirulina kann zu rund 70 % aus komplexen Eiweißen bestehen, die alle 9 essenziellen Aminosäuren enthalten. Das übertrifft pflanzliche Eiweißquellen wie Bohnen, Nüsse, Samen und Soja bei Weitem. Wie Pflanzen können Algen mithilfe von Chlorophyll Fotosynthese betreiben. Chlorophyll ist ein wichtiger Radikalfänger und kann uns vor Infektionen schützen. Chlorella besitzt einen höheren Chlorophyllgehalt als alle bekannten Pflanzen und höher noch als Spirulina. Chlorella verfügt außerdem über die Fähigkeit, Toxine wie Quecksilber, Pestizide oder Herbizide im Körper zu binden und zu neutralisieren. Ein weiterer Vorteil der Magic-Mikroalgen ist ihr sehr hoher Gehalt an Vitamin B 12. Spirulina- und Chlorella-Algen sind als Presslinge oder Pulver im Internet erhältlich. Auf die Herkunft achten! Dann ab in den Mixer und Saft hinzugeben! Insbesondere das Chlorella-Pulver ist so fein, dass es sich nicht mit einem Schneebesen oder Pürierstab unter den Saft mischen lässt. Ein Mixer muss her! Geschmack: intensiv.

Feel amazing!

Meine Lieblings-Superfoods für Säfte

- Aloe Vera
- Ashwagandha (Pulver)
- Bienenpollen
- Camu-Camu-Beeren
- Chia-Samen
- Chlorella- und Spirulina-Algen (Pulver)
- Goji-Beeren
- Gräser wie Weizengras, Gerstengras
- Hanfsamen (Pulver)
- Kokoswasser
- Maca-Wurzel (Pulver)
- Roher Kakao

Manuka-Honig – Das 8. Weltwunder

Dieser Honig aus Australien und Neuseeland gleicht einem Naturwunder und schmeckt besonders gut. Die Maori sprechen dem Manuka-Honig seit Jahrhunderten magische Heilkräfte zu. Dieser dunkelbraune, samtweiche Honig ist sehr intensiv im Geschmack. Sein Hauptbestandteil Methylglyoxal (MG) macht ihn zum Superstar im Kampf gegen unliebsame Bakterien. Er wirkt wie ein natürliches Antibiotikum, unterstützt die Wundheilung bei Infektionen und eignet sich auch gut zur Behandlung von Brandwunden. Der absolute Kick fürs Immunsystem.

Nüsse, Samen & Co.

Ja, Nüsse, Samen und Kerne haben einen hohen Fettgehalt! Und das ist auch gut so, denn dabei handelt es sich meist um ungesättigte Fettsäuren. Und die kann unser Körper nicht selber herstellen und muss sie deshalb mit der Nahrung aufnehmen. Die Fette in Nüssen, Samen und Kernen helfen, den Blutzucker zu regulieren und den Cholesterinspiegel zu senken. Außerdem sättigt der hohe Fett- und Proteingehalt in ihnen nachhaltig und schenkt frische Energie. Ein paar Nüsse oder Kerne zum Saft geben – schon verwandelt er sich in den reinsten Power-Shake. Ideal vor dem Sport oder als Energie-Kick am Nachmittag. Solange man nicht zu viele von ihnen isst, tragen Nüsse tatsächlich sogar zur Fettverbrennung bei und können aktiv beim Abnehmen unterstützen. Nüsse, Samen und Kerne enthalten zudem viele Mineralien und Vitamine sowie faserige Ballaststoffe, die die Verdauung ankurbeln.

Walnüsse und Mandeln sind am nährstoffreichsten, dicht gefolgt von Pistazien, Pekannüssen und Cashewnüssen. Auch Sesam, Sonnenblumen- und Kürbiskerne haben einen sehr hohen Gehalt an ungesättigten Fettsäuren, Mineralien und Vitaminen. Bei Leinsamen befinden sich direkt unter der Schale auch wichtige Eiweiße. Aus den genannten Samen und Kernen werden auch sehr wertvolle Speiseöle hergestellt.

Sprossen

Sprossen sind der erste bedeutende Schritt einer Pflanze hinaus aus dem Samen. Dabei strotzen die Keime nur so vor Energie und sind bis obenhin gefüllt mit lebendigen Nährstoffen wie Enzymen, Aminosäuren, Vitaminen und Mineralstoffen. Sprossen sind „Nahrung deluxe", denn die Vitalstoffe sind hoch konzentriert und unser Körper kann sie optimal aufnehmen. Sprossen enthalten mehr Nährstoffe als die ausgewachsene Pflanze. Schließlich braucht der Keim gute Startbedingungen, um groß und stark zu werden. Sprossen lassen sich ganz einfach selber ziehen, zum Beispiel aus Alfalfasamen, Rettich- und Radieschensamen, Getreidekörnern (Weizen, Gerste), Linsen, Erbsen, Soja- und Mungobohnen.

Die absoluten Alleskönner sind Weizengras und Gerstengras. Dabei enthält Weizengras kein Gluten, da es vor der Bildung der Weizen-Ähre geerntet wird. Mit ihrem hohen Gehalt an Chlorophyll entgiften und entsäuern Weizen- und Gerstengras zum Beispiel den Körper, reinigen das Blut, unterstützen die Verdauung, wirken entzündungshemmend und antibakteriell und verlangsamen den Alterungsprozess. Sie enthalten alle uns bekannten Mineralstoffe und haben einen überdurchschnittlich hohen Gehalt an Kalzium, Vitamin A, C, E und K sowie B-Vitaminen. Das macht sie zu etwas ganz Besonderem. Auch als Snack für zwischendurch oder als Zutat im Salat eignen sie sich sehr gut.

Das können Weizen- und Gerstengras
den Körper entgiften, den Säure-Basen-Haushalt ausgleichen, das Blut reinigen, die Verdauung unterstützen, Entzündungen hemmen, den Alterungsprozess verlangsamen.

Nahrungsergänzer: das Plus zum Saft

Natürlich ist es das Beste, gesunde Nährstoffe aus frischen und lebendigen Nahrungsmitteln aufzunehmen. Allerdings schaffen wir es oft einfach nicht, genug frisches Gemüse und Obst zu essen. Und viele industriell hergestellte Lebensmittel, die wir in Supermärkten kaufen können, enthalten zu wenig Vitamine, Mineralien und sekundäre Pflanzenstoffe. Auch unsere Lebensweise hat sich verändert: Wir sind selten draußen und tanken wenig Sonnenlicht, wir sitzen viel und bewegen uns zu wenig, und wir sind vielen Belastungen wie Lärm, Abgasen oder Strahlungen ausgesetzt. Selbst bei ausgewogener Ernährung fehlen uns oft wichtige Vitalstoffe, damit wir uns kraftvoll und gesund fühlen. Gerade bei Vitamin B12, Folsäure und Vitamin D kann es leicht zu einem Mangel kommen.

Was Nahrungsergänzungsmittel betrifft, gibt es zwei Lager: Die Gegner sagen, Nahrungsergänzer seien überflüssig oder sogar schädlich. Die Befürworter, zu denen ich mich zähle, sehen vor allem die positiven Auswirkungen auf die Gesundheit. Allerdings bin ich auch der Meinung, dass Nahrungsergänzungsmittel erst dann regelmäßig eingenommen werden sollten, wenn sich ein Mangel abzeichnet oder vorhanden ist. Das lässt sich leicht und schnell in einem Bluttest nachweisen!

Außerdem ist es gut, darauf zu achten, dass Nahrungsergänzungsmittel auf natürlicher Basis wie Pflanzenpulver, Fruchtextrakt oder Fruchtsaftkonzentrat hergestellt sind, also nicht synthetisch sind. Die Zutaten sollten möglichst aus biologischem Anbau stammen. Ein Heilpraktiker oder ganzheitlich arbeitender Arzt kann dich dabei beraten, welche Ergänzungsstoffe für dich geeignet sind.

SO KOMMST DU IN DEN FLUSS

Für Juicing-Einsteiger lohnt es sich, die Sache mit Leichtigkeit anzugehen. Nimm dir Zeit, um in den saftigen Rhythmus hineinzukommen und Juicing allmählich in deinen Alltag zu integrieren und entscheide selbst, was zu dir passt. Es gibt ganz unterschiedliche Ansätze, wie du in einen harmonischen Fluss mit Säften kommen kannst. Ein guter Einstieg sind 30 % Saft mit 70 % Frischkost oder auch 50:50. Und nicht vergessen, dazu täglich rund 1,5 Liter Wasser und Tee zu trinken. Auf geht's in einen typischen Safttag!

Let's Juice!

Morgens – Saft am Morgen vertreibt Kummer und Sorgen

Juice-Shot auf nüchternen Magen
500 ml Saft in Ruhe oder über den Vormittag verteilt schluckweise trinken
1 Tasse Tee (grüner Tee regt den Stoffwechsel an)
4 Gläser Wasser verteilt über den Vormittag

Ein Juice-Shot auf nüchternen Magen ist ein toller Start in den Tag. Mit einem frischen Saft im Laufe des Vormittags unterstützen wir unseren Körper dabei zu entgiften, bringen den Stoffwechsel auf Trab und versorgen unseren Körper mit lebendigen Nährstoffen.

Let's Snack!

Mittags – Basische Pause für die Sinne

Ein basischer Snack deiner Wahl: Salat, Suppe oder Gemüsepfanne
30 Min. vor der Mahlzeit keine Flüssigkeit mehr aufnehmen
Raus an die frische Luft, dehnen und strecken
5 Min. Power-Nickerchen oder Meditation

Mittags tut es gut, etwas Leichtes und Warmes zu essen. Und Hauptsache ist: weg von Telefon, Computer und Internet, hin zu mehr Sinnlichkeit und Genuss! Schüttele die Beine aus, lasse die Seele baumeln und verbringe die Zeit mit jemandem, den du magst.

Let's Shake!

Nachmittags – Raus aus dem Energieloch

Press dir einen frischen Saft im Slow-Juicer
Zutaten in den Mixer geben (z. B. Avocado, Banane, Nüsse, Seidentofu)
Saft in den Mixer gießen: Start – Stopp – Mhhhhhhmmm!!
2 Gläser Wasser und 1 Tasse (grünen) Tee verteilt über den Nachmittag

Häufig erlebt man nachmittags ein kleines Müdigkeitstief. Frisch dich mit einem Shake wieder auf – der liegt leicht im Magen und macht zugleich satt.

Let's Soup!

Abends – Chill-out mit Suppe

18–19 Uhr: ein Saft, ein Shake oder eine leichte Suppe
1–2 Gläser Wasser oder 1–2 Tassen Tee (z. B. Kamille, Passionsblume, Lavendel) verteilt über den Abend
8 Stunden ruhen, im Schlaf verbrennt der Körper Fette.

Nach der Ayurvedischen Ernährungslehre empfiehlt es sich, ab 17 Uhr auf feste Rohkost zu verzichten. Säfte und Shakes sind allerdings so leicht verdaulich, dass man sie auch abends trinken kann. Auch eine warme Suppe ist ein schöner Abschluss für den Tag.

DIE BESTEN JUICING TIPPS

1. Abenteuer Juicing: Behalte deine Neugier. Spielerisches Herangehen bringt dich auf Dauer weiter als Perfektionismus.

2. Einfach anfangen: Es wird nie den optimalen Augenblick dafür geben, um mit Juicing loszulegen. Also, fang einfach an, ohne dich dabei unter Druck zu setzen, alles „richtig" machen zu wollen. Du kannst nichts verlieren, nur dazugewinnen – an lebendigen Nährstoffen. Ein Saft ist besser als kein Saft! Und von dort aus geht es weiter.

3. Auch Bio-Zutaten waschen, was das Zeug hält! Wasche alle Zutaten gut, auch wenn sie „bio" sind. Man weiß nie, wo und wie lange Gemüse, Obst, Nüsse oder Samen gelagert wurden. Erkundige dich nach der Herkunft. Ich halte mich an Bio-Gütesiegel oder lokale Bauern, die das Gemüse nicht spritzen.

4. Mit oder ohne Schale? Die Stängel, Schalen und Kerne von Obst und Gemüse beinhalten ebenfalls viele wichtige Nährstoffe. Gib sie mit in den Entsafter, wenn du weißt, dass die Zutaten 100 % biologisch angebaut worden sind. Selbst bei Ananas und Wassermelone aus ökologischem Anbau lasse ich die Schale dran und entsafte sie mit. Bei Zitronen, Orangen & Co. nur die äußerste gelbe oder orange Schale abschälen und so viel weiße Haut an der Frucht lassen wie möglich. Nur die Schale von Banane und Avocado entfernt man ganz. Bei Obst und Gemüse, die mit Pestiziden behandelt wurden, empfehle ich auch, die Schale abzunehmen.

5. Kerne und Nüsse in den Entsafter? Große und harte Kerne wie die von Avocado, Pflaume, Aprikose, Pfirsich Kirsche, Kürbis und Dattel sind nicht für den Entsafter geeignet. Tatsächlich enthalten einige Obstkerne außerdem Blausäure oder eine Vorstufe davon, beispielsweise Aprikosen-, Kirsch- und Apfelkerne. Die Menge in Apfelkernen ist allerdings sehr gering, wahrscheinlich müsste man eine ganze Tasse von ihnen auf einmal verzehren, um Vergiftungserscheinungen zu erleiden. Deshalb entsafte ich diese mit. Ebenso die Kerne von Trauben, Wassermelone und Honigmelone. Viele Slow-Juicer können darüber hinaus Nussmilch herstellen. Erkundige dich, ob dein Entsafter mit Nüssen wie Mandeln, Macadamia oder Cashews zurechtkommt. Gib sie mit ausreichend Flüssigkeit in den Entsafter.

6. Zu weich oder zu trocken? Ab in den Mixer! Manche Obst- und Gemüsesorten sind zu weich, zu mehlig oder zu trocken für den Entsaftungsprozess. Das macht nichts. Gib sie in den Mixer und mische sie unter den fertigen Saft. Dazu zählen: Avocado, Banane, überreifes Obst (Mango), getrocknete Früchte wie Aprikosen, Feigen oder Datteln.

7. Am besten auf nüchternen Magen: Ein Saft morgens auf nüchternen Magen getrunken ist ein echter Muntermacher und ein Kick für den Stoffwechsel. Wie eine innere Dusche voller lebendiger Nährstoffe belebt er den Geist in nur wenigen Minuten. Dazu kommen der Duft, die Farbe und der frische Geschmack. Ein Top-Einstieg in den Tag!

8. Die Mischung macht's! Juicing kennt keine starren Regeln. Immer schön locker bleiben. Im Grunde ist alles erlaubt. Es geht um die Aufnahme von mehr frischen Nährstoffen, die Rückverbindung mit lebendiger Nahrung, vielseitige Ernährung und die Lust am Experimentieren. Achte auf das Mischungsverhältnis: Gemüse – Gemüse – Obst. Also: 2 Teile Gemüse und 1 Teil Obst. Langfristig sind Früchte eher eine Ergänzung, während Gemüse die Basis ist. Wer jedoch zunächst mit Obst als Basis einsteigen möchte: Go for it! Steigern kann man sich dann immer noch.

9. Routieren statt Routine: Trinke verteilt über die Woche möglichst unterschiedliche Säfte. So bringst du Abwechslung rein und sorgst für eine ausgewogene Ernährung mit vielen verschiedenen Nährstoffen. Und darum geht es schließlich. Außerdem wird es schnell langweilig, ständig den gleichen Saft zu trinken. Halte Ausschau nach neuen Rezepten: mal grün, mal rot, mal orange und dazwischen eine Nussmilch oder ein Lassi mit Seidentofu.

10. Just do it – und dran bleiben: Juicing ist kein intellektueller Akt. Tu's einfach. Immer wieder. Und wieder. Entweder Juicing wird zum Morgenritual, oder du entsaftest zum Beispiel in einem Rutsch 1–2 Liter und verteilst die Portion auf die nächsten 3 Tage.

11. Genuss statt Muss: Säfte sollen in erster Linie schmecken! Wer den Ehrgeiz an den Tag legt, zu 90 % ultragrüne Gemüsesäfte zu trinken, obwohl es ihm nicht wirklich schmeckt und viel zu bitter ist, kann schnell die Lust am Juicing verlieren. Versuche Bitterstoffe Schritt für Schritt zu ergänzen. Äpfel dienen als natürliche Süße. Wenn dir ein Saft also zu „grün" erscheint, füge einen Apfel dazu. Auch Kräuter wie Minze oder ein Löffel Manuka-Honig können den Geschmack verfeinern.

12. Weniger ist mehr: Fang beim Saftmachen am besten mit wenigen Zutaten an. Probiere und ergänze bei Bedarf. Oft ist die Kombination von ein bis drei verschiedenen Zutaten schon ein einzigartiges Geschmackserlebnis. Oder versuch dich mal nur an Wassermelone. Oder an purem Apfel. Oder an Kokoswasser. Ein Schuss Zitrone fördert die Aufnahme der Nährstoffe.

13. Beginne im Zeitlupen-Tempo: Finde deinen eigenen Rhythmus und lass dir Zeit dabei. Hauptsache ist, du findest eine für dich stimmige tägliche Mischung, zum Beispiel 70 % Frischkost mit 30 % Saft oder 50 % Frischkost mit 50 % Saft. Oder richte dir einen festen Tag in der Woche ein und erkläre ihn zu deinem persönlichen Safttag. Montag als Safttag hat sich bisher gut bewährt.

14. Genügend Fette und Proteine? Unser Körper liebt essenzielle Fettsäuren wie Omega-3 und Omega-6, die zum Beispiel in Chia-, Hanf- oder Leinsamen sowie Walnüssen vorhanden sind. Bei Proteinquellen denkt man zuerst vor allem an Fleisch, Eier oder Milchprodukte. Dabei gibt es auch viele Pflanzen, die einen hohen Proteingehalt haben. Bei manchen ist er sogar höher als in tierischen Produkten. Ergänze deine Säfte beispielsweise mit Spirulina, Chlorella, Weizengras oder gemahlenen Hanfsamen als Top-Proteinlieferanten. Insbesondere, wenn du viel Sport treibst, braucht der Körper Proteine und Mineralstoffe, die die Muskeln stärken.

15. Grünes Blattgemüse entsaften: Blattgemüse wie Feldsalat oder Rucola ergibt zwar nicht sonderlich viel Saft, enthält aber viele wichtige Nährstoffe (z. B. Chlorophyll). Um das Maximum aus ihnen herauszuholen, rollt man die Blätter entweder zu einem kleinen Gemüse-Paket zusammen oder wickelt sie um eine Karotte oder ein Stück Gurke. Dann gehen sie besser durch den Entsafter. Bei einem Slow-Juicer ist die Saftausbeute größer als bei einem Zentrifugen-Entsafter. Er presst die Blätter gründlich aus.

16. Dein persönliches Rezept-Buch: Jeder Saft schmeckt einzigartig. Auch wenn du in diesem Buch viele Rezepte zu deiner Inspiration findest, beginnt nach kurzer Zeit die Freude am Experimentieren. Und dann hast du plötzlich diesen super Saft entdeckt und meinst: „Die Mischung vergesse ich nie - nie - nie!" Schreib deine Kreation trotzdem besser auf. Sonst ist sie schnell vergessen – bei all den vielen anderen tollen Geschmackserlebnissen. Und am nächsten Tag fällt dir vielleicht schon wieder etwas Neues ein.

17. Immer anders! Da es sich bei den Zutaten um lebendige Produkte handelt, kann das Ergebnis selbst beim gleichen Rezept anders ausfallen. Denn bei der Qualität und beim Geschmack der Zutaten kommt es auf die Herkunft, die Anbaubedingungen und die Menge an Sonnenschein und Niederschlägen an. Und die variieren. Auch das Mischungsverhältnis ist nicht immer exakt gleich, denn mal ist ein Apfel ein bisschen größer, mal ein bisschen kleiner. Außerdem verändern sich Säfte im Geschmack, je nachdem wie frisch sie sind.

18. Frisch oder Zwischenlagern? Vitamine und Nährstoffe im Saft können oxidieren und ihr Gehalt sinkt im Laufe der Zeit. Lichteinfluss beschleunigt den Abbauprozess zusätzlich. Deshalb ist es ideal, den Saft direkt nach dem Entsaften zu trinken. Vor allem Saft aus Zentrifugen-Entsaftern hält sich leider nicht. Ein mit einem Slow-Juicer (Entsafter für kaltgepresste Säfte) hergestellter Saft lässt sich gut 2–3 Tage im Kühlschrank aufbewahren. Am besten in einem luftdichten und dunklen Behälter. Geschmacklich verändert er sich natürlich. Alternativ lassen sich Säfte ohne allzu großen Nährstoffverlust auch einfrieren.

19. Die Trester-Philosophie: Wer viel entsaftet, bekommt auch viel mit den faserigen Zellulose-Resten zu tun: dem Trester. Ein trockener Trester ist ein Zeichen für einen guten Entsafter, der die Nährstoffe weitgehend herausgepresst hat, sodass fast nur noch Zellulose zurückbleibt, die wir nicht verdauen können. Allerdings helfen die Fasern dabei, die Peristaltik, also die Darmbewegungen, anzuregen, damit der Speisebrei zügig vorwärts durch den Darm geschoben wird. Ist der Trester feucht, kannst du ihn ein zweites Mal durch den Entsafter schicken. Oder du verwendest ihn im Müsli, im Auflauf oder zur Herstellung von Energie-Kugeln. Selbst Hunde und Katzen freuen sich darüber ...

20. Tipps zum Zeitsparen: Lege dir am Vorabend die Saftzutaten für den nächsten Morgen zurecht. Das spart Hin- und Herüberlegen im noch verschlafenen Zustand. Eine kleine kompostierbare Mülltüte im Auffangbehälter deines Entsafters reduziert einen Schritt beim Spülen. Schneide dir die Zutaten für ein paar Saftrezepte zurecht und verpack sie in kleine Portionen zum Aufbewahren im Kühlschrank. Jederzeit griffbereit. Oder du entsaftest am Wochenende 1–2 Liter deiner Lieblings-Saftrezepte und stellst sie dir für die nächsten 2–3 Tage in Flaschen im Kühlschrank bereit.

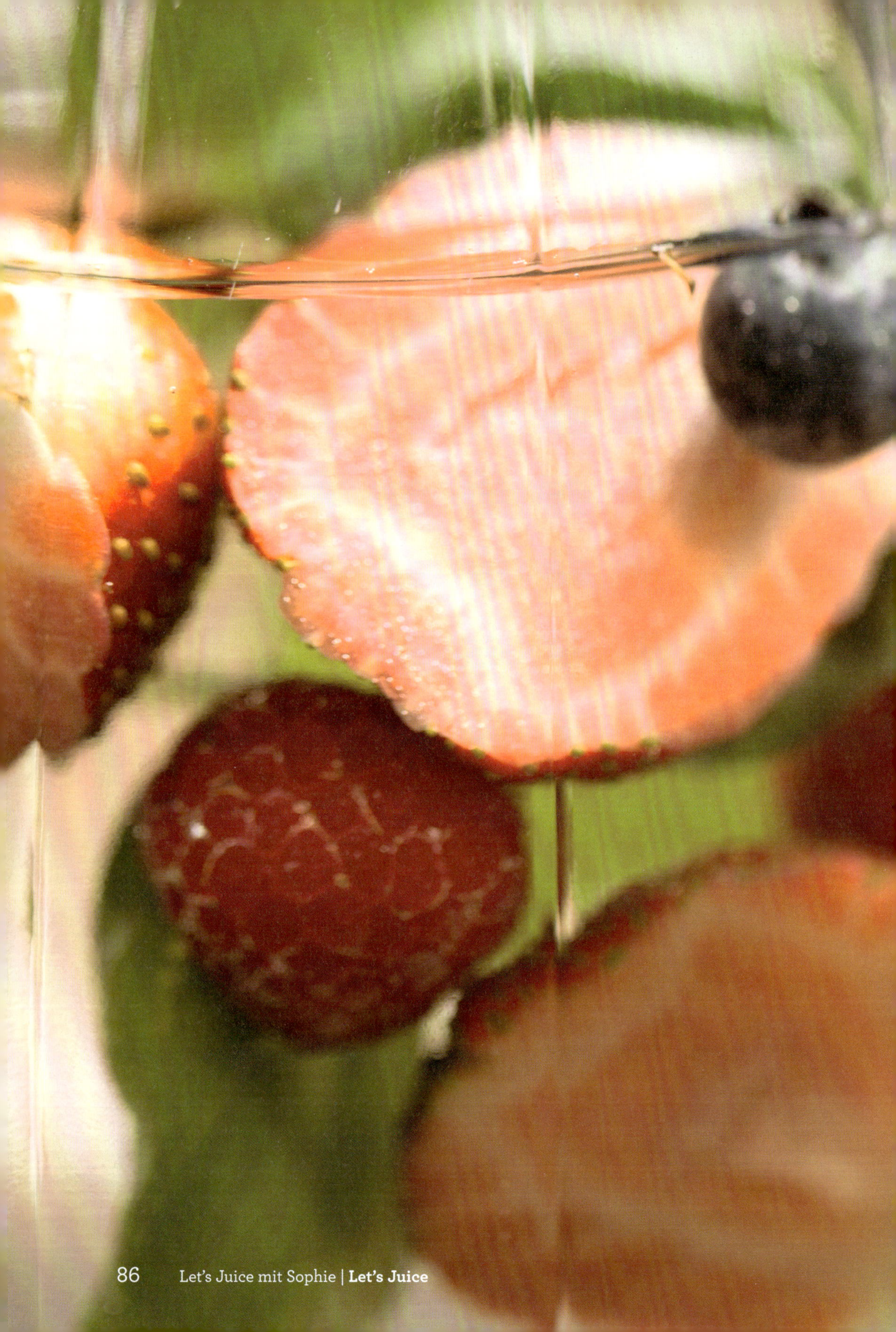

Teil 5
Let's Juice!

Juice-Gurus
MACHEN GLÜCKLICH

Knackige Äpfel, süße Birnen, frech funkelnde Beeren, exotische Früchte, aromatische Paprika, saftige Gurken und grüne Blattgemüse: Die wahren Meister im saftigen Geschehen sind – neben Kräutern, Nüssen, Samen, Sprossen und Superfoods – die vielen verschiedenen Obst- und Gemüsesorten. Einige von ihnen punkten mit besonderen Vorteilen.

Juice-Gurus stecken voller wundersamer Pflanzenheilkräfte. Sie versorgen uns mit einer Fülle an Antioxidantien, sekundären Pflanzenstoffen, Enzymen, Vitaminen und Mineralien. Sie sind leicht zu beschaffen, das ganze Jahr über erhältlich – und sei es auch mal tiefgekühlt – und lassen sich leicht entsaften. Beim Einkauf ist es wichtig, auf ihre ökologische Herkunft zu achten, denn ein wirklicher Meister enthält keine Giftstoffe. Er stärkt dich und schenkt dir frische Energie, gute Laune und Wohlbefinden auf der ganzen Linie.

9 Zeichen, an denen du einen Juice-Guru erkennst

- Du brauchst ihn nicht zu suchen. Er fällt dir vor die Füße, zum Beispiel im Bio-Laden, in der Bio-Abteilung von Supermärkten oder auf dem Wochenmarkt.
- Es fällt leicht, die Verbindung mit ihm über das Jahr zu halten, denn er ist ganzjährig erhältlich – auch wenn saisonaler, frischer Einkauf natürlich noch besser ist!
- Er enthält viele wertvolle Inhaltsstoffe von Vitaminen und Mineralien über wertvolle Fettsäuren bis hin zu wasserlöslichen und faserigen Ballaststoffen.
- Er ist leicht verdaulich und ermöglicht dir einen sanften Einstieg in die Rohkost.
- Er schätzt das kalorienarme Leben und nährt dich trotzdem rundum.
- Er macht auf leichte Weise satt, ohne dass du davon müde wirst.
- Er hilft dir, deinen Körper zu entgiften.
- Er kann sehr exotisch aussehen und dein Leben um völlig neue Geschmackserlebnisse bereichern.
- Er schenkt dir frische Power und jede Menge Glücksgefühle.

Deine Lichtbringer im saftigen Alltag

Gemüse

Brokkoli, Fenchel, Gurke, Karotte, Kürbis, Paprika, Romanasalat, Rote Bete, Sellerie

Obst

Ananas, Apfel, Avocado, Birne, Blaubeeren, Ingwer, Zitrone

Saftige Mengen

1 Scheibe Ananas	200 g	≈	100 ml	100 g	≈	50 ml
1 Apfel	200 g	≈	100 ml	100 g	≈	50 ml
1 Avocado/Fruchtfleisch	280 g	≈	180 ml	100 g	≈	65 ml
Basilikum	20 g	≈	10 ml	100 g	≈	50 ml
1 Birne	200 g	≈	100 ml	100 g	≈	50 ml
15 Blaubeeren	25 g	≈	15 ml	100 g	≈	60 ml
2 Röschen Brokkoli	70 g	≈	25 ml	100 g	≈	35 ml
Feldsalat	20 g	≈	10 ml	100 g	≈	50 ml
½ Fenchel	180 g	≈	100 ml	100 g	≈	55 ml
1 Gurke	350 g	≈	150 ml	100 g	≈	45 ml
2 cm Ingwer	15 g	≈	5 ml	100 g	≈	30 ml
1 Karotte	90 g	≈	45 ml	100 g	≈	50 ml
½ Hokkaido-Kürbis	430 g	≈	120 ml	100 g	≈	30 ml
1 Paprika	150 g	≈	90 ml	100 g	≈	60 ml
Petersilie	20 g	≈	10 ml	100 g	≈	50 ml
3 Blätter Romanasalat	20 g	≈	10 ml	100 g	≈	50 ml
1 Rote Bete	200 g	≈	100 ml	100 g	≈	50 ml
Rucola	20 g	≈	10 ml	100 g	≈	50 ml
1 Stange Sellerie	70 g	≈	60 ml	100 g	≈	85 ml
Weizengras	20 g	≈	10 ml	100 g	≈	50 ml
1 Zitrone	150 g	≈	75 ml	100 g	≈	50 ml

Beautiful Brokkoli

BROKKOLI MACHTS MÖGLICH

Als typischer Vertreter von Kohlgewächsen versorgt er uns mit einer Fülle gesunder Nährstoffe: Beta-Carotin, Vitamin B, C und Folsäure, die Mineralstoffe Kalium, Kalzium, Eisen und Zink, Proteine und Omega-3-Fettsäuren sind beim Kohl „all inclusive“. Selbst an Ballaststoffen ist Kohl reich. Dabei ist Brokkoli – anders als andere Kohlsorten – besonders leicht verdaulich. Schonkost ist auch Schönkost! Denn Brokkoli kann gerade für Haare, Haut und Nägel eine Menge leisten. Bei Unverträglichkeiten gegen Milchprodukte kann Brokkoli durch seinen hohen Kalziumgehalt Mangelerscheinungen verhindern.

Das kann Brokkoli

Kurbelt die Entgiftung an
Unterstützt die Blutbildung und -reinigung
Erneuert die Hautzellen
Bringt Fülle und Glanz ins Haar
Stärkt Nägel und Knochen
Macht müde Augen wieder munter
Hilft bei Übelkeit und Magenbeschwerden
Lindert Entzündungen im Magen-Darm-Trakt
Ist ein Cancer-Fighter

Aufbau und Entgiftung

Das Kalium in Brokkoli weitet die Blutgefäße und entspannt dadurch die Venen. Auf diese Weise sorgt Brokkoli für eine gute Durchblutung und Sauerstoffversorgung unserer Organe. Da freuen sich Herz und Gehirn. Und insbesondere Leber und Nieren, die jetzt so richtig entgiften können. Die hohen Werte von Eisen und Folsäure unterstützen die Blutbildung. Und Vitamin C erleichtert es uns, Eisen aufzunehmen.

Haare, Haut und Nägel

Brokkoli hilft, die Haut zu erneuern und Hautirritationen zu lindern. Er enthält eine Substanz namens „Glucorophanin“. Diese wird im Körper in Sulforaphan umgewandelt. Sulforaphan repariert Hautschäden und sorgt für einen frischen, strahlenden Teint. Der hohe Gehalt an Vitamin A und C unterstützt die Bildung von Kollagen: ein Strukturprotein, das den Aufbau der Haut und der Schleimhäute verbessert. Pures

Soso Seit dem Mittelalter steht Kohl bei uns auf der Speisekarte und wurde seit dem 12. Jahrhundert auch in Gärten angepflanzt. Zunächst als „Arme-Leute-Essen“ abgestempelt, erlebt Kohlgemüse heute eine Renaissance. Insbesondere aufgrund seiner vielseitigen Inhaltsstoffe! Brokkoli stammt von einem Wildkohl ab, der in eher feuchten Küstengebieten am Mittelmeer wächst, und ist ein naher Verwandter des Blumenkohls. Neben Kartoffeln, Karotten und Spargel zählt Kohlgemüse in Deutschland zu den am meisten angebauten Gemüsearten. Zu den Kohlgewächsen gehören: Blumenkohl, Brokkoli, Chinakohl, Pak Choi, Grünkohl, Kohlrabi, Palmkohl, Romanesco, Rosenkohl, Rotkohl, Weißkohl, Spitzkohl und Wirsing. Sauerkraut, das besonders viele Enzyme enthält, wird aus Weißkohl gemacht. Und wer hätte es gedacht: Das größte Kohl-Anbaugebiet in Europa liegt in Dithmarschen mitten in Schleswig-Holstein. Von dort aus rollen pro Jahr rund 80 Millionen Kohlköpfe in die Welt.

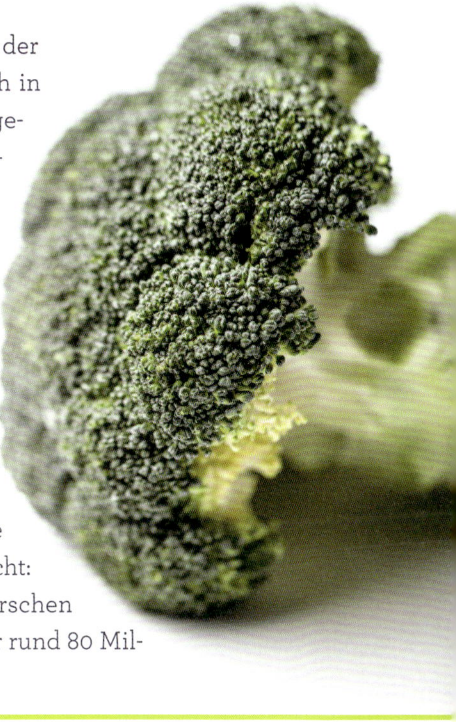

Anti-Aging! Vitamin C fördert außerdem den Aufbau der Haarfollikel und bringt Fülle und Glanz ins Haar. Und auch die Augen profitieren, denn Vitamin C schützt die Netzhaut und stärkt das Sehvermögen.

Cancer-Fighter!

Brokkoli strotzt nur so vor Vitamin C und sekundären Pflanzenstoffen, die als Antioxidantien freie Radikale und Zellgifte binden. Nach neuen wissenschaftlichen Erkenntnissen wird sowohl Brokkoli als auch weiteren Kohlsorten wie Grünkohl, Blumenkohl und Wirsing eine Bedeutung bei der Behandlung von Krebs beigemessen. Grund dafür sind die enthaltenen Senföle, die als natürliche Antibiotika und als Mittel zur Krebsvorsorge und -bekämpfung gelten. Die Senföle, die Pflanzen produzieren, um sich gegen Feinde wie schädliche Insekten zu wehren, sind auch für den scharfen Geschmack mancher Kohlsorten verantwortlich.

Juicing-Tipp

Brokkoli gibt zwar nicht viel Saft ab, dennoch sind bereits 2–3 Röschen im Saft eine gute Vitamin- und Mineralstoffquelle. Geschmacklich lässt er sich gut mit Zitrusfrüchten, Apfel, Birne und Ananas kombinieren. Oder wie wäre es mit einer Brokkoli-Suppe? Mildes Dämpfen oder Dünsten kann einige Inhaltsstoffe im Vergleich zum Rohzustand sogar noch besser zur Entfaltung bringen.

Falleri-Fallera

FREE FLOW MIT FENCHEL

Schon im Kräuterbuch der deutschen Äbtissin Hildegard von Bingen (1098–1179) erwähnt, macht Fenchel fröhlich, stärkt den Magen, vermittelt angenehme Wärme und kurbelt die Entgiftung an. Rein mit dem Fenchel – raus mit dem „Müll"!

Das kann Fenchel

Lockert den Husten bei Erkältungen
Verhilft zu einem leichten Bauchgefühl
Sättigt und beugt Heißhungerattacken vor
Unterstützt die Bildung roter Blutkörperchen
Wärmt von innen und spült Giftstoffe aus dem Körper
Gleicht den Hormonhaushalt in der Menopause aus
Beschleunigt die Gewichtsabnahme
Verstärkt die Libido
Ist ein Cancer-Fighter

Verdauung und Wohlgefühl

Traditionell setzt man Fenchel insbesondere bei Verdauungsbeschwerden ein. Er kann beispielsweise Völlegefühl, Blähungen, Verstopfung, Krämpfe, Sodbrennen oder auch Reizdarm lindern. Ihm wird sogar nachgesagt, dass er maßgeblich die Regeneration des Verdauungssystems nach einer Bestrahlung oder Chemotherapie fördern kann.

Entschlacken und Entgiften

Fenchel trägt zudem zur Entwässerung bei Wasserretention, einer gestörten Ausscheidung von Flüssigkeit, bei, die eine häufige Ursache für vorübergehende Gewichtszunahme sein kann. Auch als Fettverbrenner ist Fenchel bekannt: Er steigert den Stoffwechsel und wirkt aktiv am Abbau von Fetten mit. Vitamin C unterstützt die Bildung von Kollagen, das Gewebe strafft und entzündliche Prozesse lindert.

Folsäure für Babys

Fenchel ist ebenfalls reich an Folsäure, die im Körper an der Blutbildung, an der Zellteilung und an Wachstumsprozessen beteiligt ist. Während der Schwangerschaft ist ein ausgeglichener Folsäurespiegel sehr wichtig. Denn um groß und stark zu werden, steht auf der täglichen Speisekarte von Babys im Bauch ganz oben: Fancy Folsäure!

Soso Fenchel war in Europa ursprünglich nur im Mittelmeerraum beheimatet. Die Araber und Chinesen schätzten den Fenchel als uralte Heil- und Gewürzpflanze, und so war er bereits früh im arabischen Raum bis nach China verbreitet. Im 9. Jahrhundert pflanzten Benediktinermönche den Fenchel schließlich auch nördlich der Alpen in ihren Klostergärten an. Von Fenchel gibt es drei Varietäten: den Knollen- oder Gemüsefenchel, den Süß- oder Gewürzfenchel und den Wilden Fenchel. Wegen seines milden Geschmacks eignet sich Fenchel besonders gut, um Bauchschmerzen bei Kindern zu vertreiben.

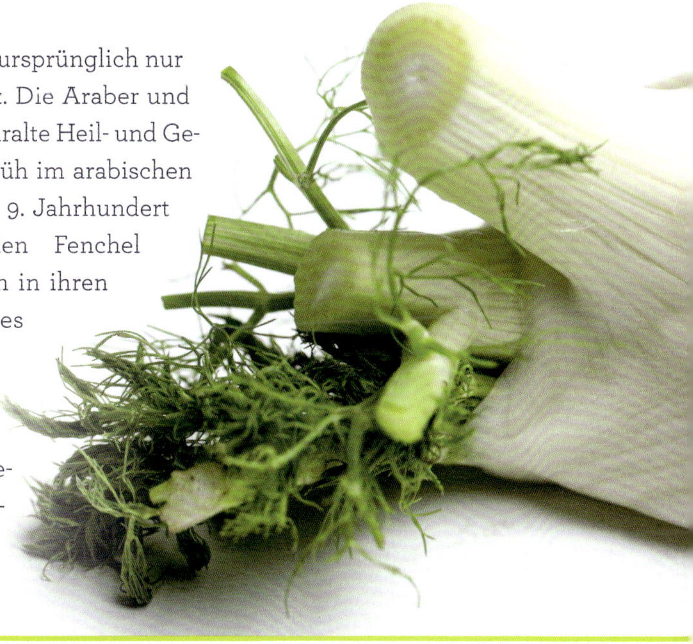

Hey!

Fenchel galt bei den Griechen und Römern als Symbol für Sieg und Erfolg. Und in der traditionellen chinesischen Medizin war er als Aphrodisiakum bekannt, um die Libido bei Männern und Frauen zu erhöhen. Möchte jemand noch etwas Fenchel?

Zudem sorgen die im Fenchel enthaltenen Phytoöstrogene bei stillenden Müttern für die Produktion von Muttermilch.

Ein- und ausatmen

Die ätherischen Öle Anethol, Estragol und Fenchon im Fenchel helfen bei Husten, Schleim zu lösen, Krämpfe zu lindern und haben eine antibakterielle und pilzhemmende Wirkung. Fenchel entspannt auch die Muskeln in der Gebärmutter und löst so Krämpfe und allgemeine Beschwerden wie Bauchschmerzen und Übelkeit während der Periode.

Juicing-Tipp

Der mild-süßliche Geschmack des Fenchels passt gut zu Zitrusfrüchten wie Orangen, Grapefruits und Zitronen. Auch die Kombination mit Apfel oder Birne, mit Karotte oder Sellerie schmeckt sehr lecker.

Happy-go-gurky!
GURKEN-POWER

Gurken beinhalten zwei der wichtigsten Stoffe für eine gesunde Verdauung: Wasser und Ballaststoffe. Sie haben einen Wasseranteil von über 96 %. Auch ihre hohen Kalium- und Magnesiumwerte unterstützen den Darm und regen die Verdauung an. Der Kopf wird frei und gute Stimmung kommt auf!

Das kann die Gurke

Macht müde Zellen wieder munter
Beschleunigt die Gewichtsabnahme
Erfrischt das Hautbild
Gleicht den Blutzuckerspiegel aus
Fördert die Verdauung, reinigt und entgiftet
Hat einen hohen Anti-Aging-Effekt
Ist ein Cancer-Fighter

Flüssigkeit für mehr Gelassenheit

Die Gurke ist ein wahrer Saftmeister, um einer Austrocknung des Körpers (Dehydrierung) vorzubeugen. Sie vertreibt im Nu Müdigkeit und liefert neue Energie. Ihr hoher Wassergehalt sorgt für einen entspannten Blutdruck, während Vitamin B den Zellstoffwechsel aktiviert und die Mineralien helfen, Kopfschmerzen zu lindern. Besonders die Vitamine B1, B5 und B7 (Biotin) schenken innere Ruhe und schalten Stress ab.

Retox-Detox

Hände heben, wer noch nie eine Pizza mit künstlichen Aromen gegessen hat oder konsequent die Finger von künstlich gesüßten Schorlen lässt. Gurke hilft dem Körper, Giftstoffe auszuspülen! Auch nach einem feucht-fröhlichen Wochenende ist man bei der Gurke gut aufgehoben. Sie schafft es, den Kater wieder loszuwerden, indem sie das vom Alkohol entzogene Wasser liefert und Restalkohol schneller aus dem Körper schleust. Gurken senken außerdem den Harnsäurespiegel und halten so die Nieren bei Laune.

Frischkur für die Zellen

Gurken wirken wie der reinste Jungbrunnen: Ihr hoher Gehalt an Antioxidantien wie Beta-Carotin, A-Carotin, Zeaxanthin und Lutein verlangsamt die Zellalterung. Vitamin E und Kalium stärken die Haut

Soso

Die Gurke ist nahe verwandt mit Kürbis und Zucchini. Sie ist ein Fruchtgemüse, deren Früchte zu den Beeren gezählt werden. Es gibt zahlreiche Gurkensorten wie Salatgurken, Essiggurken, Gewürzgurken, Schlangengurken und Senfgurken. Man vermutet, dass Gurken bereits vor gut drei- bis viertausend Jahren in Indien und im alten Ägypten angebaut wurden. An der thailändisch-burmesischen Grenze wurden sogar Gurkensamen an Höhlenwänden gefunden, die ein Alter von 9750 Jahren haben. Auch die alten Griechen und Römer schätzten die wärmeliebende Gurke, und so wurde sie bereits früh im gesamten Mittelmeerraum kultiviert. Zunächst im Mittelalter in Klostergärten angebaut, landete die Gurke zwischen dem 16. und 17. Jahrhundert schließlich auch in unseren Gemüsegärten.

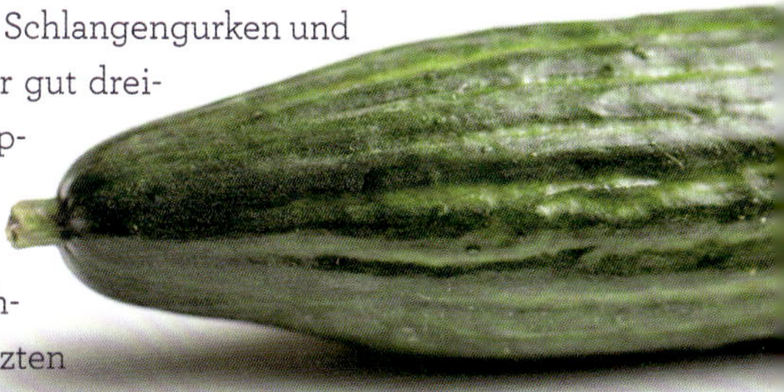

Hey!

Gurkensamen waren im 17. Jahrhundert als Heilmittel u. a. wegen ihrer harntreibenden Wirkung bekannt. Man nahm sie sogar zur Steigerung der Empfängnisbereitschaft. Im Volksglauben legte man zur Linderung von Kopfschmerzen Gurkenschalen auf die Stirn.

und beugen Linien, Falten, Flecken und anderen Alterungserscheinungen der Haut vor. Besonders das Spurenelement Silizium fördert die Struktur und Elastizität der Haut und macht Haare und Nägel kraftvoller und glänzender.

Brainbooster

Gurken enthalten ein entzündungshemmendes Flavonol, genannt „Fisetin", das dem Gehirn auf die Sprünge hilft. Es unterstützt das Erinnerungsvermögen, schützt die Nervenzellen und kann Konzentrations- und Lernschwierigkeiten mindern.

Juicing-Tipp

Oh, Wunder! Ein Stück Gurke für rund 30 Sekunden gegen den Gaumen gepresst, vertreibt Mundgeruch. Die sekundären Pflanzenstoffe helfen gegen Bakterien, die Mundgeruch verursachen können. Und ein kleiner Wellness-Tipp: Gurkenscheiben eignen sich gut als „Kompressen" gegen müde oder geschwollene Augen.

Schau mir in die Augen!

MEHR KAROTTEN FÜR CARO + TINE

Von Karotten gibt es unzählige Sorten in verschiedensten Formen und Farben. Alle haben etwas gemeinsam: einen außergewöhnlich hohen Gehalt an Beta-Carotin, einer Vorstufe von Vitamin A.

Das kann die Karotte

Unterstützt das Immunsystem

Gleicht den Blutdruck aus und stärkt das Herz

Fördert die Verdauung

Lindert Entzündungen

Schärft die Sehkraft

Hält die Nieren gesund

Verzögert die Zellalterung

Ist ein Cancer-Fighter

Anti-Aging-Star

Karotten sind reich an Antioxidantien, insbesondere an Carotinoiden. Sie sind es auch, die Karotten ihre intensive gelb-orange Farbe verleihen – und ihren Namen. Carotinoide können im Körper in Vitamin A umgewandelt werden. Das wohl bekannteste Carotinoid ist Beta-Carotin. Vitamin A schützt uns vor freien Radikalen, die unsere Zellen oder unsere Genstruktur angreifen können, und verlangsamt die Zellalterung. Darüber hinaus ist Vitamin A auch für ein starkes Immunsystem verantwortlich.

Spezialist für Haut und Augen

Beta-Carotin sorgt auch für schöne Haut und glänzendes Haar. Es eignet sich sogar als „innerer Sonnenschutz", indem es lichtempfindliche Hautzellen vor den negativen Folgen einer übermäßigen UV-Strahlung bewahrt. Gerade nach dem Winter ist es deshalb gut, viele Karotten zu essen oder zu trinken, um die Haut auf die Frühlingssonne vorzubereiten. Vitamin A ist außerdem ein wichtiger Bestandteil des Seh-Pigments in der Netzhaut der Augen. Es stärkt die Sehkraft und hilft gegen Nachtblindheit.

Alles für eine gute Verdauung

Karotten liefern viele wasserlösliche Ballaststoffe, die die Verdauung und auch den Stoffwechsel anregen. Karotten erhöhen den Speichelfluss und ihre Mineralstoffe, Vita-

Soso Niemand weiß so recht, wo Karotten in ihrer ursprünglichen Form, der „wilden Karotte", eigentlich herkommen. Zwei Sorten haben sich in der Geschichte hervorgetan: die östliche und die westliche Karotte. Erstere hat rote oder gelbe Rüben und wird ca. seit dem 10. Jahrhundert in Afghanistan, in Russland, im Iran und in Indien angebaut. Die westliche Karotte hingegen hat weiße, orange oder rote Rüben, und man vermutet ihre Ursprünge in der Türkei. Die Urform der wilden Karotte hatte eine weiße Rübe. Erst später kam die purpurrote Variante hinzu, bis sie schließlich im 16. Jahrhundert zum gelb-orangen Verkaufsschlager der Niederlande wurde. Von dort zog „die neue Möhre" in die Welt hinaus und verdrängte in Deutschland gewohnte Gemüsesorten wie Pastinaken oder Zuckerwurzeln. Bis heute sind Karotten nach Kartoffeln das meist gegessene Gemüse in Deutschland. Auf manchen Wochenmärkten trifft man auch wieder rot-violette Varianten. Diese liefern noch mehr Beta-Carotin.

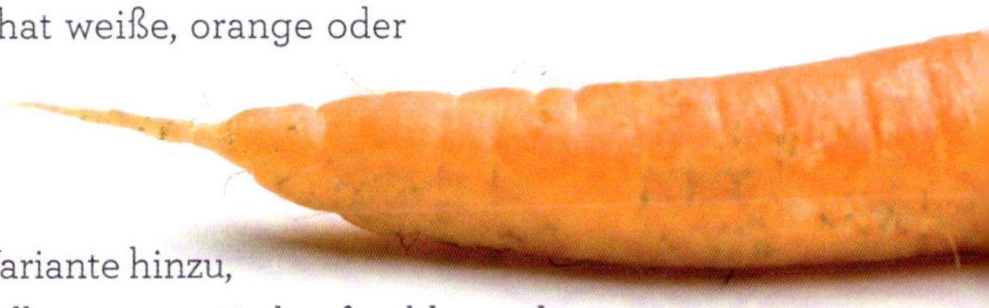

Hey!

Einen ganz eigenen Namen haben die Ostfriesen der Karotte gegeben. Dort heißt sie auf Plattdeutsch „Wuttel".

mine und Enzyme helfen bei Verdauungsstörungen. Durch ihre anti-entzündliche Wirkung können Karotten möglichen Magengeschwüren vorbeugen. Die Carotinoide regulieren zudem den Blutzuckerspiegel und sorgen für einen ausgeglichenen Energiehaushalt. Leber, Galle und Nieren fällt es so leichter, den Körper zu entgiften.

Herzensstärke

Karotten enthalten viel Kalium, das die Blutgefäße erweitert, die Durchblutung fördert und die Belastung des Herz-Kreislauf-Systems verringert. Die vielen löslichen Ballaststoffe von Karotten senken den Cholesterinspiegel, beugen der Bildung möglicher Ablagerungen in den Wänden der Blutgefäße vor und fördern die Gesundheit des Herzens.

Juicing-Tipp

Wieso mischt man eigentlich Olivenöl zum Karottensaft? Da Beta-Carotin fettlöslich ist, sorgen ein paar Tropfen Öl im Saft dafür, dass der Körper den Vitalstoff noch besser aufnehmen kann. Das ist schon alles. Wie wär's zur Abwechslung einmal mit Kokosöl oder Leinsamenöl?

Cancer-Fighter!

Beta-Carotin und andere Carotinoide scheinen darüber hinaus Helden in der Vorsorge und Behandlung von Krebs zu sein. Vor allem Haut-, Lungen-, Brust- und Darmkrebs werden in diesem Zusammenhang häufig genannt. Als sehr wirksamem Antioxidans wird Beta-Carotin nachgesagt, das Krebswachstum zu hemmen und vor den schädlichen Einflüssen freier Radikale schützen zu können.

Der Nährstoff-Gigant!
KÖNIG KÜRBIS

Der leuchtend gelb-orange Kürbis steckt voller Vitamine und dem Antioxidans Beta-Carotin (Provitamin A). Mit seinen Mineralstoffen Kalium, Kalzium, Eisen, Magnesium, Silizium und Zink ist er ein echter Allrounder für unsere Gesundheit. Er ist auch ein König der Ballaststoffe!

Das kann der Kürbis

Senkt den Cholesterinspiegel
Reguliert den Mineralien- und den Säure-Basen-Haushalt
Enthält viele gute Fette in den Samen
Lindert entzündliche Prozesse
Reduziert den Blutdruck
Regt die Verdauung an
Fördert den Schlaf
Ist ein Cancer-Fighter

Reinigung und Balance

Kürbis enthält viel Kalium. Seine Hauptaufgabe ist es, den Wasser- und den Mineralienhaushalt im Körper zu regulieren. Zudem hat Kalium eine entwässernde und harntreibende Wirkung. Das tut den Nieren gut. Gerade nach intensivem Sport bringt Kalium die Mineralien wieder ins Gleichgewicht und erhält zugleich die Kraft unserer Muskeln. Kalium ist außerdem daran beteiligt, den Säure-Basen-Haushalt unseres Körpers auszubalancieren.

Vitamin-Power

Die Vitamine C und A im Kürbis stärken unser Immunsystem gleich im Doppelpack. Als Antioxidantien neutralisieren sie freie Radikale mit doppelter Kraft und können dadurch Krebs vorbeugen.

Von Haut bis Zähne

Die Vitamine A, C und E sorgen für eine schöne, glatte Haut. Die im Kürbis enthaltene Kieselsäure festigt zudem unser Bindegewebe, strafft die Haut und härtet die Nägel. Zink gleicht Hautunreinheiten aus und lindert entzündliche Stellen. Magnesium stärkt die Gesundheit unserer Knochen und Zähne.

Easy going

Phytoöstrogene, also pflanzliche Östrogene, im Fruchtfleisch und vor allem in den Kürbiskernen gleichen den Blutdruck aus.

Soso Der Kürbis gehört mit über 800 verschiedenen Arten zu den ältesten Kulturpflanzen der Welt. Wie die Gurke ist er ein Fruchtgemüse, dessen Früchte zu den Beeren gezählt werden. Weil ihre Außenschicht sehr hart ist, werden sie auch als „Panzerbeeren" bezeichnet. In Mittel- und Südamerika wurde der Kürbis bereits vor etwa 10.000 Jahren von den Mayas und Azteken angebaut. Seit Anfang des 16. Jahrhunderts wird der Kürbis auch in Europa angebaut. Während der Kürbis früher eher zur Ölgewinnung und als Viehfutter verwendet wurde, hat er heute weltweit einen Kultstatus erreicht und ist auf den Speisekarten von Sterne-Restaurants wiederzufinden. Es gibt Speise- und Zierkürbisse, Sommer- und Winterkürbisse. Die beliebtesten Speisekürbisse sind neben Butternut- und Muskat-Kürbis die Sorten Gelber Zentner aus Südamerika und seit einigen Jahren der aus Ostasien stammende Hokkaido.

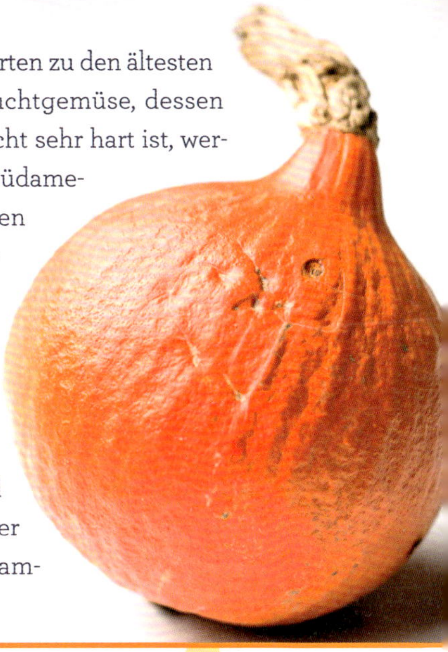

Hey!

Klingt der Kürbis hohl, wenn du darauf klopfst, und ist sein Stiel holzig, dann ist der Kürbis reif! Ist die Schale gut erhalten, können sich Kürbisse bei kühler Lagerung wochenlang halten.

Juicing-Tipp

Kürbis wärmt von innen. Mit ein bisschen Curry, Chili oder Ingwer im Saft kann man diesen Effekt noch verstärken.

Kürbiskernöl hat zudem eine entzündungshemmende Wirkung und kann Gelenkschmerzen lindern. Die Kerne sind reich an der essenziellen Aminosäure L-Tryptophan, die im Körper in den Neurotransmitter Serotonin umgewandelt werden kann. Dieser Wohlfühl-Botenstoff hilft dabei, zu entspannen und abzuschalten und fördert den Schlaf. Ab in den Saft mit dem Kürbiskernöl!

Runter mit LDL – rauf mit HDL

Kürbis ist reich an ungesättigten Fettsäuren (Omega-3) sowie an sekundären Pflanzenstoffen, die den LDL-Cholesterinspiegel senken und die Blutgefäße schützen können. Cholesterin gehört zur Gruppe der Fette und ist ein wichtiger Bestandteil der Zellmembran, die unsere Körperzellen umgibt. Es gibt zwei Arten von Cholesterin: An das „schlechte" Protein LDL (Low-Density-Lipoprotein) gebunden wird Cholesterin von der Leber in die Blutgefäße transportiert, wo Cholesterin zu Ablagerungen und Arteriosklerose führen kann. Das „gute" Protein HDL (High-Densitiy-Lipoprotein) dagegen befördert Cholesterin in die entgegengesetzte Richtung, also von den Blutgefäßen in die Leber. Dort kann es für weitere Aufgaben verstoffwechselt werden.

Peppy Paprika

PAPRIKA BRINGT PEPP INS LEBEN

Paprika enthält – wie der Kürbis – viel Vitamin C und A. Im Team entfalten sie eine doppelt so gute antioxidative Wirkung und pushen das Immunsystem! Insbesondere rote Paprika ist reich an sekundären Pflanzenstoffen wie Carotinoiden, allen voran Beta-Carotin (Provitamin A).

Das kann Paprika

Hilft bei der Immunabwehr
Schärft die Sehkraft
Hält die Haut jung
Bringt Glanz und Fülle ins Haar
Reduziert „schlechtes" Cholesterin
Bringt den Stoffwechsel auf Trab
Lindert entzündliche Prozesse
Stärkt die Muskeln und die Nerven
Ist ein Cancer-Fighter

Augen wie ein Adler

Die Vitamine A und C fördern auch die Sehkraft und wirken Nachtblindheit entgegen. Paprika ist außerdem eine gute Quelle für Lutein und Zeaxanthin, zwei gelb-orange Farbstoffe, die wie Beta-Carotin zu den Carotinoiden gehören. Sie schützen die Netzhaut vor schädlichen Einflüssen wie UV-Strahlungen und bewahren sie vor freien Radikalen, vor allem die sogenannte „Makula". Das ist die Stelle unserer Netzhaut, an der wir am schärfsten sehen. Sie wird auch als „Gelber Fleck" bezeichnet.

Vitamin E für Haut und Haare

Der Vitamin-E-Gehalt in Paprika ist hoch. Vitamin E regt die Blutzirkulation an und erhöht die Feuchtigkeit in unserer Haut. Es steigert die Kollagenproduktion, strafft die Haut und verleiht ihr ein frisches Aussehen. Vitamin E kümmert sich auch um die Vitalität unserer Haare und kräftigt das Haar. Insbesondere bei Haarausfall kann Vitamin E das Haarwachstum wieder aktivieren.

Stoffwechsel auf Hochtouren

Paprika enthält kleine Mengen an Capsaicin. Verstärkt ist es in Chili vorhanden. Das verleiht ihnen den scharfen Geschmack

Soso Paprika, Chili oder Peperoni: Sie alle gehören zur Gattung Capsicum. Dabei unterscheiden sich die Früchte stark in Größe, Form, Farbe und Schärfegrad. Ursprünglich stammt die Paprika aus Süd- und Mittelamerika. Es war wohl Christoph Kolumbus, der Ende des 15. Jahrhunderts von seiner Amerika-Reise nach Spanien zurückkehrte und in seinem Gepäck Samen von Paprika und Chili mitbrachte. Gewürze wurden damals wie Gold gehandelt. Und Spanien versuchte zu dieser Zeit Venedig und seinem Gewürzhandel mit dem Orient Konkurrenz zu machen. Paprika wurde als Gewürz schnell beliebt und so verbreitete sich die Pflanze im ganzen Mittelmeerraum und weiter nach Indien bis nach Südostasien. Und auch die nahöstlichen und die Balkanländer sind für die Verwendung von Paprika bekannt. Ende des 18. Jahrhunderts fand sie dort schnellen Eingang in die Küche. In Ungarn wird heute vor allem die Spitzpaprika angebaut. Dem Ungarn Dr. Albert Szent-Györgyi Nagyrápolt gelang es als Erstem, aus Paprika Vitamin C zu isolieren und zu identifizieren. Dafür erhielt er 1937 den Nobelpreis für Medizin. Erst in den 60er-Jahren kam die Paprika in Deutschland in großem Stil in den Handel. Typische Anbaugebiete sind heute die Niederlande, Spanien, Marokko, Israel, Rumänien und die Türkei.

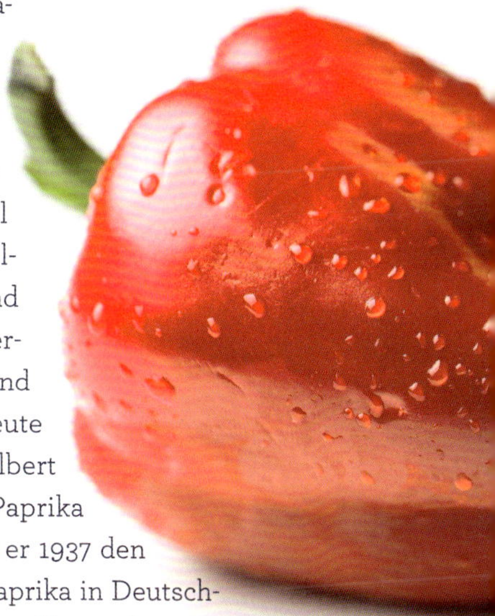

Hey!

Nur die Früchte der Pflanze sind genießbar.

und versetzt uns in Hitzewallungen. Doch auch in geringen Mengen kann Capsaicin unseren Stoffwechsel anregen, ohne gleich den Herzschlag oder den Blutdruck zu erhöhen wie Chili. So ein kleiner Kick kann auch bei der Gewichtsreduktion helfen.

Alles in Balance

Sowohl in grüner wie auch in gelber und roter Paprika steckt viel Kalium. Es steuert unseren Mineralien- und Flüssigkeitshaushalt sowie den Blutdruck und verbessert die Muskelfunktion. Die Gesundheit des Nervensystems wird zudem von Vitamin B6 unterstützt.

Juicing-Tipp

Paprika schmeckt knackig frisch im Saft! Während die gelben und roten Paprikasorten süßer, fast sogar fruchtig schmecken, haben die grünen und lilafarbenen Sorten einen leicht bitteren Geschmack. Bitterstoffe regen die Leber und den Stoffwechsel an.

Bitte Bitterstoffe!

KNACKIGER RÖMER

Grünes Blattgemüse wie Salat bringt Chlorophyll und Bitterstoffe in unser Leben! Ob Romanasalat, Chicorée, Endivie, Feldsalat oder Rucola – die bittere Note regt die Verdauung an und stimuliert die Leber. Romanasalat schmeckt trotz seiner Bitterstoffe eher mild und wartet darüber hinaus mit einer Fülle an lebenswichtigen Mineralstoffen, Vitaminen und Ballaststoffen auf.

Das kann Romanasalat

Sorgt für ein schönes Hautbild
Unterstützt die Schwangerschaft
Stärkt das Herz-Kreislauf-System
Erhöht die Eisenzufuhr
Fördert die Verdauung
Regt die Leber an
Ist ein Cancer-Fighter

Verdauungs-Kicker

Die Bitterstoffe im Romanasalat und in anderem grünen Blattgemüse fördern die Produktion von Verdauungssäften in Magen, Galle und Bauchspeicheldrüse und erleichtern dem Darm die Nährstoffaufnahme in die Zellen. Zugleich enthält Romanasalat viel Wasser und Ballaststoffe und wenig Zucker und Fett, sprich: Er sorgt schnell für ein Sättigungsgefühl und kann deshalb dabei helfen, lästige Kilos zu verlieren.

Gut für Haut und Schleimhaut

Die Vitamine A und C regen die Zellerneuerung der Haut und der Schleimhäute an. Als Antioxidantien tragen sie außerdem dazu bei, entzündliche Prozesse der Haut und der Schleimhäute, zum Beispiel im Darm, zu lindern. Auch Kalium tut der Haut gut: Es reguliert den Wasserhaushalt im Körper und versorgt die Haut mit genügend Feuchtigkeit. Die Kombination aus Vitamin C und E bietet der Haut einen guten Schutz vor den schädlichen UV-Strahlen der Sonne.

Starke Nerven, starke Knochen

Der Vitamin-K-Gehalt in Romanasalat liegt höher als bei anderen Salatformen. Vitamin K fördert sowohl den Aufbau unserer Knochen als auch die Knochendichte. Ebenso wie Kalzium. Vitamin K sagt man sogar

Soso Es gibt mehr als hundert Sorten von Salat: Kopfsalat bildet dichte Köpfe. Pflücksalat wie Eichblattsalat bildet lockere Rosetten. Von Schnittsalat erntet man die jungen Blätter, die schnell wachsen. Bei diesen Salaten geht man davon aus, dass sie vom wilden Lattich abstammen, dessen Ursprung in Asien und Ostafrika vermutet wird. Romanasalat zählt wie Endivie, Radicchio und Chicorée zu den bitteren sogenannten „Zichoriensalaten“. Man nimmt an, dass Romanasalat eine der ältesten Formen des Gartensalats und ein Vorgänger des heutigen Kopfsalats ist. Um Romanasalat, der auch Römischer Salat oder Bindesalat genannt wird, zu bleichen, bindet man die äußeren Blätter zusammen. So bleibt das gelb-knackige Herz erhalten. Nur die dunkelgrünen Blätter sind reich an Bitterstoffen. Romanasalat ist die Grundlage des berühmten Ceasar-Salads – einem Klassiker der amerikanischen Küche.

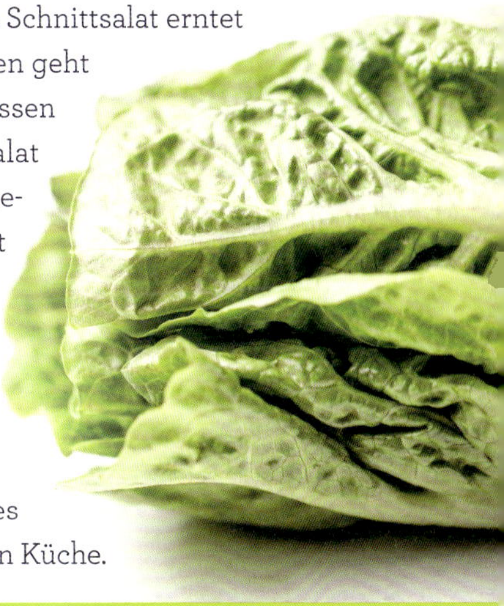

Hey!

Die weiße Flüssigkeit, die austritt, wenn man die Blätter schneidet, hat entspannende und schlaffördernde Eigenschaften. Sie wirkt beruhigend und krampflösend und hilft bei Krampfhusten und krampfartigen Beschwerden des Magen-Darm-Trakts.

Juicing-Tipp

Romanasalat gibt als Blattgemüse erstaunlich viel Saft ab. Seine leicht süßliche und erfrischend-herbe Note passt gut zu Möhren, Zitrusfrüchten und Beeren.

nach, dass es neuronale Schäden im Gehirn bei Alzheimer begrenzen kann.

Da jauchzt das Herz

Romanasalat enthält viel Eisen, das den Sauerstoffgehalt im Blut erhöht und unser Herz-Kreislauf-System stärkt. Kalium reguliert als ein wichtiger Bestandteil der Zell- und Körperflüssigkeiten den Blutdruck. Folsäure, die zu den B-Vitaminen zählt, senkt den Spiegel der Aminosäure Homocystein im Blut. Zusammen mit Vitamin C sorgt sie dafür, dass unsere Gefäße stark und elastisch bleiben, unser Blut leicht fließen kann und nicht verklumpt. Das hält unser Herz in Schwung!

Pimp up your blood!
ROTE BETE-BEAT

Rote Bete ist ein Superstar auf dem Gebiet der Blutbildung und Entgiftung. Reich an Antioxidantien und Folsäure reinigt sie das Blut und die Leber. Sie sorgt für eine gute Verdauung und hebt die Stimmung.

Das kann Rote Bete

Fördert die Blutbildung
Erhöht die Eisenzufuhr
Stärkt Herz und Leber
Aktiviert die Entgiftung
Regt den Gallenfluss an
Sorgt für eine gute Verdauung
Erhöht die Libido
Ist ein Cancer-Fighter

Etwas fürs Herz

Die rote Farbe von Roter Bete ist auf den sekundären Pflanzenstoff Betanin zurückzuführen. Der Farbstoff trägt dazu bei, den Spiegel der toxischen Aminosäure Homocystein zu senken, die die Blutgefäße schädigen kann. Homocystein fällt auf natürliche Weise als Zwischenprodukt des Proteinstoffwechsels im Körper an und wird normalerweise in die Aminosäure Cystein umgewandelt und so entschärft. Rote Bete enthält auch reichlich Folsäure, die ebenfalls dazu in der Lage ist, den Homocystein-Wert im Blut zu reduzieren. Auf diese Weise schützen Betanin und Folsäure gemeinsam die Blutgefäße und halten das Herz-Kreislauf-System fit.

Folsäure für's Baby

Für werdende Mamas sollte die rote Knolle ganz oben auf dem Speiseplan stehen. Denn während der Schwangerschaft ist es besonders wichtig, genug Folsäure aufzunehmen, damit das Baby gesund heranwächst. Folsäure beeinflusst nicht nur die Zellteilung, die Blutbildung und den Eiweißstoffwechsel im Körper des Kindes. Sie sorgt auch dafür, dass sich die Wirbelsäule mit dem Rückenmark des kleinen Fötus ungestört entwickelt.

Happy Detox

Betanin schützt nicht nur die Blutgefäße, es kann noch mehr: Es stimuliert die Leberzellen und regt den Leberstoffwechsel an,

Soso Rote Bete gehört wie Mangold zu den sogenannten „Fuchsschwanzgewächsen“. Man geht davon aus, dass Rote Bete bereits in der Antike in der Mittelmeerregion als Heilpflanze diente. Menschen, die blass aussahen, gab man die rote Knolle wegen ihrer blutbildenden Wirkung zu essen. Bereits der Arzt Hippokrates schrieb vor 2.500 Jahren über die Heilwirkung der Roten Bete, die in Form und Farbe nicht immer so aussah, wie wir sie heute kennen. Als weiße, gelbe bis hellrote Knolle wurde sie durch die Römer in ganz Europa verbreitet. Auch in China wurde sie bereits vor Jahrhunderten sowohl als Speise als auch als Aphrodisiakum eingesetzt. Erst im 19. Jahrhundert wurde die uns bekannte dunkelrote Variante gezüchtet.

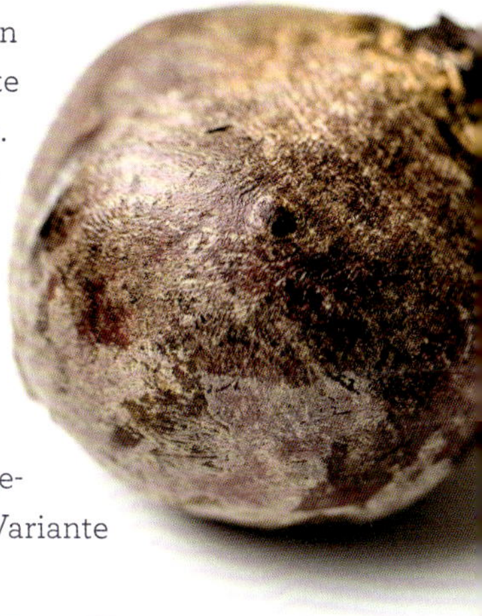

Hey!

Sowohl die Knolle als auch die grünen Blätter der Roten Bete enthalten viele Vitamine, Mineralien und pflanzliche Nährstoffe wie Chlorophyll. Ihr roter Farbstoff Betanin wurde früher als Färbemittel für Stoffe und Wolle genutzt. Heute sind es Bio-Gummibärchen, die man mit Betanin quietschrot färbt.

damit sich unser Körper schnell oder vollständig von Endprodukten des Stoffwechsels und von Giftstoffen befreien und diese ausscheiden kann. Verbleiben sie im Körper, kann sich das durch Übelkeit, Erschöpfung oder Kopfschmerzen bemerkbar machen.

Mehr als gute Stimmung

Außerdem sorgen der Farbstoff Betanin und die Aminosäure Tryptophan für körperliche Entspannung und geistiges Wohlbefinden. Beide werden auch zur Behandlung von Depressionen eingesetzt. Als Gemüse mit dem höchsten Gehalt an Fruchtzucker ist Rote Bete ein echter Energie-Kicker. Seit Jahrhunderten gilt Rote Bete außerdem als Aphrodisiakum. Das liegt einerseits daran, dass das Mineral Bor die Produktion von Sexualhormonen anregt. Andererseits ist Rote Bete reich an Kalium, das den Blutdruck senkt, indem es die Blutgefäße erweitert und den Blutfluss verbessert.

Juicing-Tipp

Achtsamkeitstraining ist beim Entsaften der Roten Bete angesagt. Die intensive Farbe hinterlässt gerne Spuren an den Fingern und auf den Kuchenbrettern. Weiße T-Shirts ziehen die roten Betanin-Saftflecken genauso magisch an wie die Tomatensoße auf Spaghetti. Entweder Küchenhandschuhe und Schürze hervorholen oder mit den Achseln zucken und die Flecken mit Zitronensaft entfernen.

Kraftstoff für den Körper

SEXY SELLERIE

Sellerie ist nicht einfach nur ein klassisches Suppengemüse. Sellerie hat noch mehr „auf dem Kasten". Denn es enthält eine sehr wirksame Mischung verschiedener Vitalstoffe, die dem Körper guttun.

Das kann Sellerie

Lindert Entzündungen
Pflegt die Darmflora und fördert die Verdauung
Beugt Heißhungerattacken vor
Hilft bei Gewichtsreduktion
Reinigt den Körper
Gleicht den Cholesterinspiegel aus
Unterstützt die Nierentätigkeit
Stimuliert das Herz-Kreislauf-System
Ist ein Cancer-Fighter

Ab durch die Mitte

Sellerie unterstützt die Verdauung und kann sogar als natürliches Abführmittel bei Verstopfung wirken. Dabei senkt Sellerie auch die Werte von „schlechtem" Cholesterin (LDL): Er regt die Produktion von Gallensaft an, der dafür sorgt, überschüssiges Cholesterin aus dem Körper auszuscheiden. Auf diese Weise verhindert Sellerie Ablagerungen in den Wänden der Blutgefäße, stärkt das Herz-Kreislauf-System und regt den Stoffwechsel an. Der hohe Gehalt an Kalium stimuliert zudem die Nieren, entwässert die Gewebe und hat eine harntreibende Wirkung. Ein paar Kilos können dabei leicht purzeln.

Ruhiges Blut – tiefer Schlaf

Kalium erweitert außerdem die Blutgefäße, senkt den Blutdruck und entlastet so das Herz. Dafür sorgt auch Phthalid, ein sekundärer Pflanzenstoff, der das Herz-Kreislauf-System unterstützt, indem es die glatte Muskulatur der Blutgefäße entspannt und ein gleichmäßiges Fließen des Blutes ermöglicht. Kalzium hat eine beruhigende Wirkung auf das Nervensystem und fördert einen gesunden Schlaf.

Vitalstoffe gegen Entzündungen

Sellerie ist eine hervorragende Quelle für Antioxidantien. Neben Vitaminen wie Vitamin C und Beta-Carotin enthält Sellerie

Soso Der Sellerie gehört zur Familie der Doldenblütler. Man unterscheidet zwischen Knollen- und Bleich- bzw. Stangensellerie. Im Alten Ägypten war Sellerie eine hochgeschätzte Heilpflanze und wurde Königen sogar als wertvolle Beigabe ins Grab gelegt. Im Mittelmeerraum waren es vermutlich die Griechen, die mit dem Anbau von Sellerie begannen. Schließlich übernahmen die Römer das Wissen von den Griechen. Im Mittelalter und während der Renaissance wurde Sellerie vorwiegend als Arzneipflanze eingesetzt. Bis ins 18. Jahrhundert war sein Anbau auf Kloster- und Hofgärten beschränkt.

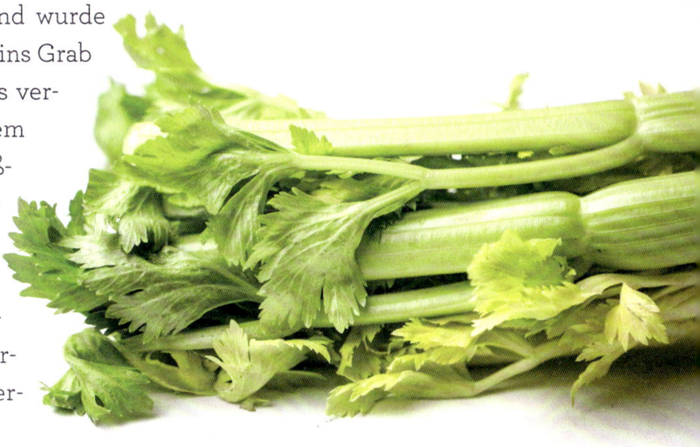

Hey!

Dioskurdes, Hippokrates, Hildegard von Bingen, Paracelsus und Madaus lobten den Sellerie für seine magenreinigende Wirkung und seine Fähigkeit, Melancholie vertreiben zu können.

Juicing-Tipp

Wenn die Stangen leicht und knackig zerbrechen, dann ist der Sellerie frisch! Lassen sie sich wie Gummi biegen, ist das Gegenteil der Fall. Da Sellerie viele Fasern enthält, ist es hilfreich, ihn vor dem Entsaften in mehrere Stücke zu teilen und dann abwechselnd zum Beispiel mit Apfelstücken in den Entsafter zu geben.

auch Polyphenole wie Flavonoide (sekundäre Pflanzenstoffe) und Vielfachzucker (Polysaccharide), die eine antioxidative und anti-entzündliche Wirkung haben. Sie fangen freie Radikale und schützen die Zellen. Ihre entzündungshemmenden Eigenschaften sind so stark, dass sie sogar bei Asthma, Akne, Migräne oder rheumatischen Muskel- und Gelenkschmerzen für Linderung sorgen können. Dabei werden die Antioxidantien von Cumarinen unterstützt, die krebsvorbeugende Eigenschaften haben sollen.

Schöne Augenblicke

Der hohe Gehalt an Beta-Carotin, das im Körper zu Vitamin A umgewandelt wird, ist auch gut für die Augen. Vitamin A stärkt die Sehkraft, beugt altersbedingter Sehschwäche vor, kann die Entwicklung von Grauem Star hemmen und sogar vor Makuladegeneration schützen. Die Makula ist der Bereich in der Netzhaut unserer Augen, wo wir am schärfsten sehen.

Here comes the sun!

AMAZING ANANAS

In Ananas steckt nicht nur die ganze Kraft der Sonne, sie ist auch reich an Vitamin C und A, an Mineralstoffen und an sekundären Pflanzenstoffen. Außerdem ist sie die Enzym-Königin unter den Früchten. Exotisch, süß und saftig – im Saft entfaltet Ananas ein unvergleichliches Geschmacksbouquet und sorgt für ein gutes Bauchgefühl.

Das kann Ananas

Liefert eine Fülle an Enzymen, die schlank machen
Fördert die Verdauung
Lindert Schmerzen
Erhöht die Hautfeuchtigkeit
Bringt Anti-Aging-Effekte mit sich
Macht gute Laune
Ist ein Cancer-Fighter

Wellness für den Darm

Der hohe Wassergehalt und die vielen Ballaststoffe regen die Darmtätigkeit an und fördern eine gesunde Verdauung. Bromelain, ein Enzym, das vermutlich ausschließlich in Ananas vorkommt, beugt außerdem entzündlichen Darmerkrankungen vor. Vitamin C verbessert die Eisenaufnahme im Dünndarm und bindet Schwermetalle.

Easy Healing

Bei Gelenkschmerzen, Sehnenentzündungen, Verstauchungen, Zerrungen oder anderen kleinen Muskelverletzungen trägt Bromelain zur Linderung der Schmerzen bei. Auch bei verletzungsbedingten Schwellungen und Blutergüssen hilft das Enzym: Es bewirkt unter anderem den Abbau von Fibrin, das an der Wundheilung beteiligt ist, verlangsamt die Blutgerinnung und erhöht die Fließgeschwindigkeit des Blutes.

Frischekur für die Haut

Ananas schenkt der Haut viel Feuchtigkeit. Der Mix an Vitamin A und C unterstützt die Bildung von Kollagen, stärkt die Hautstruktur, erhöht die Elastizität der Haut und gleicht Falten aus. Das Beste für die Haut ist ein Peeling mit Ananas: Es ist ein natürliches Mittel gegen durch UV-Strahlen entstandene Hautschäden, löst alte Hautpartikel und bringt die Haut zum Strahlen.

Soso Ursprünglich stammt die Ananas aus der Region zwischen Brasilien und Paraguay, bis sie von Ureinwohnern mit nach Mittelamerika genommen wurde. Bei den indigenen Völkern galt sie als Nahrungs- und als Heilmittel und wurde auch zur Weinherstellung genutzt. Anfang des 15. Jahrhunderts brachte Christoph Kolumbus die Ananas auf seiner zweiten Reise von Guadeloupe nach Europa mit. Für die Seefahrer war ihr hoher Vitamin-C-Gehalt ein wahres Wundermittel, um sich auf den langen Seereisen vor Skorbut zu schützen. Wirklich bekannt wurde die Ananas in Europa allerdings erst um das 17. Jahrhundert. Im 18. und 19. Jahrhundert begann man in England und Frankreich, sie in Treibhäusern zu züchten.

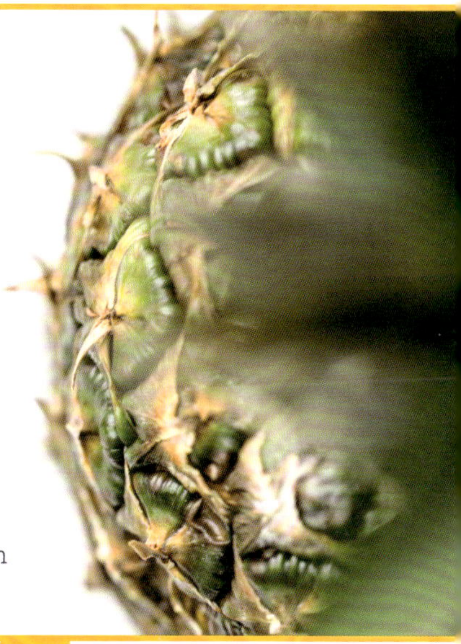

Hey!

Noch heute gilt die Ananas bei den karibischen Indianern als traditioneller Willkommensgruß und steht für Wärme und Gastfreundschaft. Lange Zeit galt sie als Symbol für Wohlstand, da sie eine exotische Rarität war.

Juicing-Tipp

5-Sterne-Saftpower!

Ananas ist geschmacklich ein Allrounder: süß wie Honig, fruchtig wie Erdbeere und saftig wie Melone. Ihr Duft erinnert an Wein und Pfirsich. Besonders Einsteiger mögen grüne Säfte im Mix mit Ananas.

Starke Nägel, volles Haar

Die B-Vitamine in der Ananas festigen die Nägel und schützen sie davor, abzubrechen oder einzureißen. Vitamin C sorgt für gesunde Haarwurzeln und unterstützt die Elastizität und Dicke des Haars. Das antioxidative Enzym Bromelain pflegt mit seinen anti-entzündlichen Eigenschaften zusätzlich die Kopfhaut.

Glücksgefühle

Die Mineralien Kalzium, Zink und Eisen sind dafür bekannt, die geistige Leistungsfähigkeit anzukurbeln und zugleich Stress abzubauen. Zink hilft außerdem dabei, sich längere Zeit gut konzentrieren zu können.

Die Aminosäure Tryptophan benötigt das Gehirn, um den Glücksbotenstoff Serotonin herzustellen. Serotonin befreit von Ängsten, Nervosität und Anspannung. Der Aromastoff Vanillin verstärkt die Wirkung von Serotonin noch und fördert Glücksgefühle. Vanillin soll auch aphrodisierende Wirkungen haben.

An apple a day …

ALLROUNDTALENT APFEL

Der bloße Gedanke an den süß-säuerlichen Geschmack lässt einem bereits das Wasser im Mund zusammenlaufen. Der Apfel ist ein knackiger Allrounder und enthält eine Fülle verschiedener Vitamine und Mineralstoffe, Antioxidantien und Ballaststoffe.

Das kann der Apfel

Reinigt den Darm
Pflegt die Darmflora
Fördert die Verdauung
Entgiftet den Körper
Beugt Heißhungerattacken vor
Hilft bei Gewichtsreduktion
Stimuliert das Herz-Kreislauf-System
Ist ein Cancer-Fighter

Stress adé

Äpfel sind gute „Besen" für den Körper: Sie sind reich an Antioxidantien wie Vitamin C, Flavonoiden und Polyphenolen, die uns vor freien Radikalen, schädlichen Bakterien, unliebsamen Viren und entzündlichen Prozessen bewahren. Das Antioxidans Quercetin steckt dabei besonders in roten Äpfeln. Hast du Stress, dann greif zum Apfel, um die freien Radikale wieder einzufangen.

Galle olé!

Der hohe Gehalt an Beta-Carotin im Apfel reguliert den Cholesterinspiegel und verhindert die Entstehung von Gallensteinen. Enthält unser Körper nämlich zu viel „schlechtes" Cholesterin (LDL), kann das in der Gallenblase kristallisieren und Steine bilden. Auch der wasserlösliche Ballaststoff Pektin im Apfel senkt das LDL-Cholesterin im Blut, indem er es an sich bindet.

Mineralstoff-Power

Äpfel enthalten auch viel Kalium und andere wertvolle Mineralstoffe wie Phosphor, Kalzium, Magnesium und Eisen. Kalium ist der wichtigste Mineralstoff im Inneren der Körperzellen. Es spielt eine wichtige Rolle für die Funktionsfähigkeit der Zellen und vor allem von Nerven und Skelett- und Darmmuskeln.

Soso Der Apfel ist der Deutschen Obst-Liebling! Schon von den Römern großflächig angebaut, ist er bis heute ein weltweit begehrtes Obst. Den frischen Geschmack verdanken Äpfel den organischen Säuren, die den Speichelfluss fördern und die Verdauung anregen: Sie lassen uns – im wahrsten Sinne des Wortes – das Wasser im Munde zusammenlaufen. Die organischen Säuren machen den Apfel auch zu einer natürlichen „Zahnbürste“ – ideal für die schnelle Zahnreinigung zwischendurch. Den Ursprung der Frucht vermutet man in Zentralasien. Weltweit existieren rund 20.000 verschiedene Sorten, in Deutschland allein 2.000 Apfelsorten, von denen jährlich rund 1,1 Million Tonnen geerntet werden. Durchschnittlich vertilgt jeder Deutsche 23 kg Äpfel pro Jahr. Platz 1 belegt die Sorte Elstar.

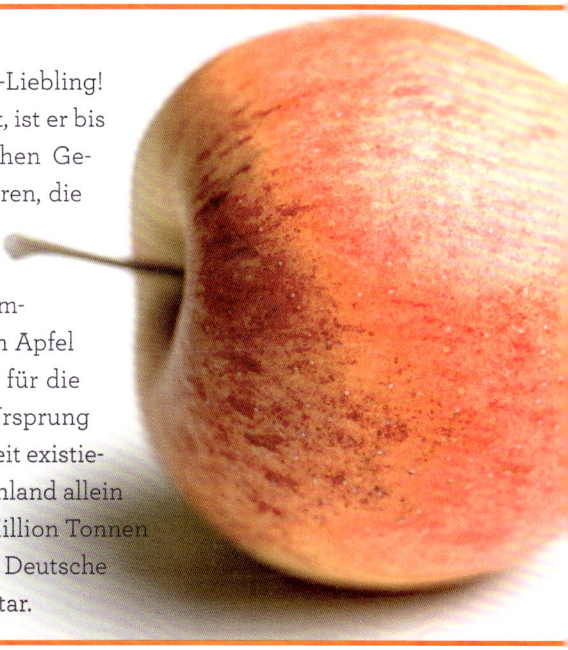

Hey!

In allen eurasischen Kulturen gilt der Apfel als ein Symbol der Liebe, des Lebens und der Fruchtbarkeit. Er taucht in zahlreichen Märchen und Mythen auf. Der bekannteste Mythos ist wohl der von Adam und Eva. Im Volksglauben spielte der „König der Früchte“ als Orakel eine besondere Rolle und wurde oft bei Liebeszaubern verwendet.

Easy Detox

Die wasserlöslichen Ballaststoffe im Apfel bringen Schwung in unsere Verdauung. Pektin bindet Giftstoffe im Darm und befördert sie nach draußen. Außerdem sorgt Pektin dafür, dass der in Äpfeln enthaltene Zucker langsam in die Blutbahn gelangt, und reguliert so den Blutzuckerspiegel. Heißhungerattacken auf Zucker oder Koffein kann man einfach vorbeugen, indem man einen Apfel isst.

Juicing-Tipp

Der Apfel ist beim Entsaften nicht nur sehr ergiebig – er besteht zu rund 85 % aus Wasser –, er ist auch eine perfekte und erfrischende Basis für sämtliche Säfte. Die Vitamine im Apfel befinden sich vor allem in der Schale oder direkt darunter.

Lifting me higher
VIVA AVOCADO

Die Avocado ist eine der gesündesten pflanzlichen Fettquellen, weil sie viele ungesättigte Fettsäuren enthält. Der positive Nebeneffekt: „Gute" Fette erleichtern es uns, die in der Nahrung enthaltenen Vitalstoffe – besonders die fettlöslichen – besser aufzunehmen. So profitieren wir gleich doppelt vom Genuss einer Avocado.

Das kann Avocado

Reduziert Falten und erfrischt die Haut
Fördert die Verdauung
Senkt den Cholesterinspiegel
Unterstützt die Blutzirkulation
Beugt Heißhungerattacken vor
Sorgt für gute Stimmung
Ist ein Cancer-Fighter

Avocado baut dich auf

Die hohen Werte an Vitamin A, Beta-Carotin, Biotin und Vitamin E machen die Avocado zu einer besonderen Power-Frucht. Vitamin A wirkt entscheidend an der Blutbildung sowie am Aufbau von Haut, Knochen und Zähnen mit. Außerdem ist es am Sehvorgang beteiligt. Biotin wird auch als „Schönheits-Vitamin" bezeichnet und ist besonders wichtig für das Wachstum gesunder, schöner Haare, Haut und Nägel. Vitamin E zählt zu den klassischen Anti-Aging-Vitaminen, die unsere Haut straffen. Die Avocado ist darüber hinaus reich an Glutathion, ein starkes Antioxidans, das den Körper vor freien Radikalen schützt.

Wirkstoff-Wunder für die Haut

Die „guten" Fette in der Avocado spenden der Haut viel Feuchtigkeit und pflegen die oberste Hautschicht, die sogenannte „Epidermis", sodass sie weich und gesund bleibt. Das Antioxidans Beta-Carotin (Provitamin A) schützt die Haut vor schädigender UV-Strahlung und beugt Falten und Flecken vor. Vitamin C unterstützt zusätzlich die Bildung von Elastin und Kollagen, zwei Strukturproteinen, die unserer Haut Elastizität und Frische verleihen.

Blutzucker in Balance

Noch ein Vorteil von Avocados: Die komplexen Kohlenhydrate erzeugen ein starkes

Soso Die Avocado stammt aus Lateinamerika und wurde bereits Tausende von Jahren vor der Entdeckung Amerikas von den Einheimischen angebaut. Die Spanier und Portugiesen brachten die Avocado schließlich auf die Westindischen Inseln, dann weiter nach Mauritius und Indien bis auf die Philippinen und nach Malaysia und Singapur. Heute sind insbesondere Israel und Südafrika zu Anbaugebieten herangewachsen, dort kam die Avocado allerdings erst zu Beginn des 20. Jahrhunderts hin. Seit wenigen Jahren werden auch in Neuseeland großflächig Avocados angebaut. Die gut 1.000 verschiedenen Avocado-Sorten unterteilt man in drei Gruppen: Die Westindische Avocado hat eine dünne, glatte Oberfläche – ebenso wie die Mexikanische Avocado. Die Guatemaltekische Avocado hingegen kann man an ihrer dickeren,raueren Oberfläche erkennen. Die weltweit wichtigste Sorte „Fuerte“ ist eine guatemaltekisch-mexikanische Mischung.

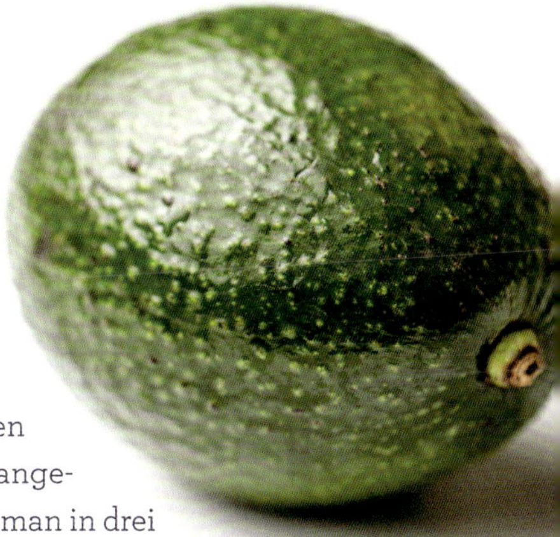

Hey!

Die Azteken verehrten die Avocado als Leibesfrucht der Mutter des Gottes „Ahuacatl“. Ihre Seher verwendeten sie auch, um Naturereignisse vorherzusagen. Wie reif eine Avocado ist, lässt sich nicht an ihrer Farbe erkennen. Sie ist reif, wenn das Fruchtfleisch auf leichten Fingerdruck etwas nachgibt, sich der Stiel gut lösen lässt und das Fruchtfleisch darunter leicht grün ist.

Sättigungsgefühl, haben aber nur einen langsamen und geringen Anstieg des Blutzuckerspiegels zur Folge. Davon können auch Diabetiker profitieren.

Wachen und schlafen

Wer seine Konzentrationsfähigkeit und seine Stimmung ankurbeln möchte, findet dazu in der Avocado Lecithin, das gut für die Nerven ist. Tryptophan sorgt darüber hinaus für einen erholsamen Schlaf: Die Aminosäure wird im Körper zu dem „Schlafhormon“ Melatonin umgewandelt, das den Schlaf-Wach-Rhythmus regelt.

Juicing-Tipp

Die Avocado eignet sich besonders gut als Basis für cremige Shakes. Eine halbe Avocado in den Mixer legen, ein paar Nüsse oder Beeren dazugeben und den frisch gepressten Saft hineinschütten (250–400 ml). Start, Stopp – mhmhmhm! Schön cremig!

Schlau in der Birne!

BOCK AUF BIRNE

Birnen schmecken unwiderstehlich süß, wenn sie reif sind. Sie sind sogar süßer als Äpfel, denn sie enthalten weniger Fruchtsäure. Das macht sie besonders gut verträglich – sogar für Babys. Birnen sind die reinsten Vitaminbomben, außerdem sind sie reich an Mineralstoffen und Ballaststoffen.

Das kann die Birne

Senkt den Cholesterinspiegel
Wirkt antioxidativ und hemmt Entzündungen
Stärkt Konzentration und Ausdauer
Unterstützt die Blutzirkulation
Fördert die Verdauung
Pflegt die Haut

Power für Herz und Immunsystem

In der Schale der Birne stecken viele Antioxidantien wie Quercetin und Vitamin C. Sie schützen unter anderem unsere Arterien vor Schäden durch freie Radikale. Außerdem senken sie den Cholesterinspiegel, verbessern die Fließeigenschaft des Blutes und stärken das Herz-Kreislauf-System. Im Duo sind Quercetin und Vitamin C besonders stark. Die Vitamine C, A und K sowie die Mineralstoffe Eisen, Mangan oder Kupfer kurbeln die Immunabwehr an und beugen Erkältungen und Infektionen vor. Vitamin C pflegt darüber hinaus die Haut, hält sie elastisch und erhöht so die Abwehrkräfte zusätzlich.

Entgiftung pur

Die Birne ist ein guter Lieferant von wasserlöslichen und faserigen Ballaststoffen. Die Ballaststoffe wie Pektin quellen im Darm, drücken verstärkt gegen die Darmwand und fördern deshalb die Verdauung. Pektin bindet außerdem Gallensäure, die überwiegend aus „schlechtem" LDL-Cholesterin besteht und für die Fettverdauung im Darm verantwortlich ist. Auf diese Weise reguliert Pektin den Cholesterinspiegel. Birnen eignen sich gut für Obstfastentage, da sie aufgrund ihres hohen Kaliumgehalts entwässernd wirken. Auch die in und direkt unter der Schale sitzenden Flavonoide (sekundäre Pflanzenstoffe) tragen aufgrund ihrer harntreibenden

Soso

Die Birne ist ein Kernobst und gehört zur Familie der Rosengewächse. Sie wird in zahlreichen Sorten kultiviert. In China wurden Birnen bereits vor über 3.000 Jahren angebaut. Der griechische Dichter Homer pries in seiner Odyssee die Birne als „Geschenk der Götter". Vermutlich waren es die Römer, die der Birne schließlich in Europa zu Ruhm verhalfen. Von Europa aus gelangte sie mit den ersten Siedlern in die „neue Welt" und schließlich an die Westküste der USA, wo Klima und Boden besonders gut für sie zu sein scheinen. Heute werden Birnen hauptsächlich in den USA, in China, Argentinien, Italien und in der Türkei angebaut.

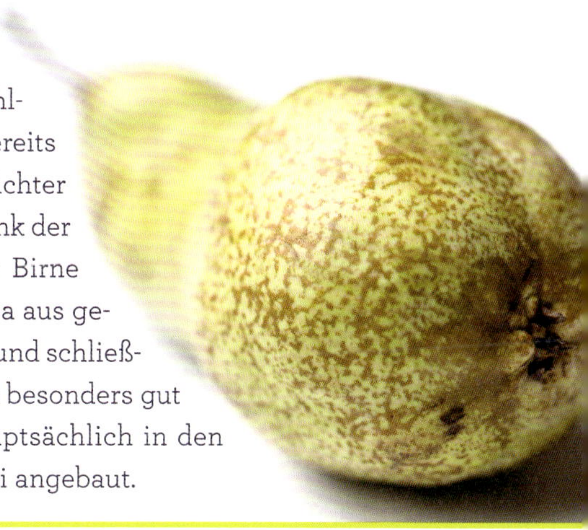

Hey!

Dem griechischen Mythos zufolge wurde Tantalos, ein Sohn von Zeus, wegen seiner bösen Taten gegen die Götter und Menschen zur Buße in die Unterwelt verbannt. Dort saß er unter einem Birnbaum. Doch jedes Mal, wenn ihn der Hunger überkam und er nach den über ihm hängenden Birnen greifen wollte, schnellten die Zweige zurück.

Juicing-Tipp

Die Birne passt hervorragend zu Blattgemüse und Gemüse, die viele Bitterstoffe enthalten. Ihre Süße in Kombination mit ein wenig Zitronenfrische eignet sich gut für „grüne" Säfte.

Eigenschaften zur Entgiftung bei. Ihre entzündungshemmende Wirkung kann vor Gallen- oder Nierensteinen schützen.

Starkes Team für starke Knochen

Birnen enthalten auch zwei für unsere Knochen sehr wichtige Nährstoffe: Vitamin K und den Mineralstoff Bor. Sie fördern den Aufbau und die Dichte der Knochen, indem sie die Einlagerung von Calcium in die Knochen erhöhen.

Für Kopf und Fitness

Fruktose oder Fruchtzucker ist ein Einfachzucker, der schnell ins Blut übergeht und uns zügig mit Energie versorgt – ob für körperliche Leistung oder für bessere Konzentration. Vor der nächsten Herausforderung lohnt sich also eine Birne im Saft. Nach der Anstrengung benötigt unser Körper dagegen Glukose, um die Glykogen-Speicher wieder aufzufüllen und kleine Muskelzerrungen zu heilen.

Klein, aber oho!

BEERENSTARKE BLAUBEEREN

Blaubeeren sind Energiekügelchen mit großer Wirkung. Sie enthalten sehr viele Antioxidantien und wertvolle sekundäre Pflanzenstoffe. Mit relativ wenig Zucker und vielen B-Vitaminen ausgestattet, sorgen sie – zusammen mit ihren anderen beerigen Verwandten – für reichlich Energie und starke Nerven.

Das können Blaubeeren

Verlangsamen den Alterungsprozess
Stärken den Magen
Fördern die Verdauung
Bringen das Gehirn auf Trab
Unterstützen die Blutzirkulation
Gleichen den Hormonhaushalt aus
Stärken die Augen

Beerige Brainpower

Aufgrund ihres hohen Gehalts an Phenolen könnte man Blaubeeren auch als „Helden des Gehirns“ bezeichnen. Als Antioxidantien bauen Phenole oxidativen Stress ab und schützen unsere Gehirnzellen vor den schädlichen Einflüssen freier Radikale. Außerdem haben Phenole entzündungshemmende Eigenschaften. Wellness pur für unsere Nervenzellen! Phenole stärken zudem unsere Blutgefäße, sorgen für einen besseren Nähr- und Sauerstofftransport im Gehirn und regen das Erinnerungs- und Konzentrationsvermögen an.

Gut für die Haut

Blaubeeren enthalten neben Phenolen noch weitere Antioxidantien. Der sekundäre Pflanzenstoff Resveratrol zum Beispiel verhilft sonnengeschädigter Haut wieder zu neuen Kräften, indem er die durch die UV-Strahlen entstehenden freien Radikale neutralisiert. Das Antioxidans Proanthocyanidin (PAC) unterstützt den Anti-Aging-Effekt in der Haut.

Beerenstarkes Herz

Die Antioxidantien in Blaubeeren sind auch natürliche Blutdrucksenker und haben einen positiven Einfluss auf das Herz-Kreislauf-System. Antioxidative Flavonoide reduzie-

Soso Die Blaubeere hat viele Namen und wird regional auch Heidelbeere, Schwarzbeere oder Wildbeere genannt. Die „auf der Heide wachsende Beere" gehört zur Familie der Heidekrautgewächse. Bereits vor Jahrhunderten wurden Beeren wie Blaubeeren, Himbeeren, Brombeeren, Preiselbeeren und Sanddorn gesammelt und in der Volksmedizin verwendet. Erdbeeren werden im Allgemeinen zwar zu den Beerenfrüchten gezählt, sind aus botanischer Sicht aber Sammelnussfrüchte. Im Mittelalter war die Äbtissin Hildegard von Bingen die Erste, die insbesondere die Heilwirkung der Blaubeere beschrieb. In Deutschland begann die Züchtung von Blaubeeren erst um 1930. Heute werden sie vor allem in der Lüneburger Heide, in Brandenburg, bei Oldenburg, in Süddeutschland und in Mittelbaden angebaut.

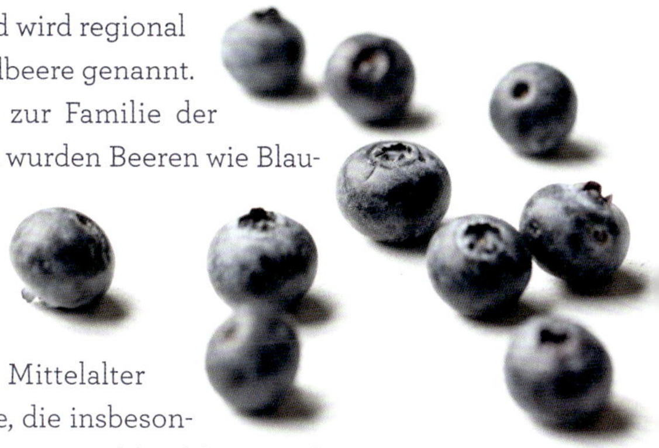

Hey!

Die im Handel erhältlichen Blaubeeren stammen meist nicht von der Europäischen Blaubeere ab, sondern von der amerikanischen Verwandtschaft. Statt dunkelblau gefärbt, ist ihr Fruchtfleisch eher weißlich. Wild wachsende Blaubeeren sind kleiner, haben eine dünnere Schale und sind empfindlicher als die für den Verkauf gezüchteten Blaubeeren.

ren „schlechtes" Cholesterin (LDL) und erhöhen „gutes" Cholesterin (HDL). Gemeinsam mit Kupfer und Eisen unterstützen die Flavonoide die Durchblutung besonders der kleinen Gefäße (Kapillaren) und halten die Blutgefäße elastisch. Auf diese Weise beugen sie Nasenbluten, Blutergüssen, Krampfadern oder Hämorrhoiden vor.

Juicing-Tipp

Für die Qualität von Blaubeeren spielen Herkunft, Wetter und Anbau eine wesentliche Rolle. Leider sind die Beeren oft zum Beispiel durch Pestizide stark belastet. Daher am besten auf ökologischen Anbau achten.

Ballaststoffe für den Darm

Blaubeeren sind darüber hinaus reich an wasserlöslichen und faserigen Ballaststoffen, die die Verdauung anregen und Magen-Darm-Störungen lindern. Dabei reichen bereits zwei bis drei Handvoll Blaubeeren pro Tag. Zu viele Blaubeeren können allerdings auch eine abführende Wirkung haben. Der hohe Gehalt an Gerbstoffen in getrockneten Blaubeeren lindert dagegen vor allem bei Kleinkindern Durchfall.

Ingwer ist der Schärfste!

IMMER AUFWÄRTS MIT INGWER

Diese Wurzel hat's in sich: Sie stärkt nicht nur Herz, Leber und Immunsystem und bringt das Gehirn in Schwung. Der Pflanzenstoff Gingerol regt auch den Stoffwechsel an und verleiht Ingwer die bekannte Schärfe.

Das kann Ingwer

Stärkt das Herz
Wirkt antibakteriell
Tut den Atemwegen gut
Regt den Stoffwechsel an und wärmt von innen
Lindert Schmerzen und hemmt Entzündungen
Erhöht die Gedächtnisleistung
Hilft bei der Gewichtsabnahme
Fördert die Entgiftung
Ist ein Cancer-Fighter

Gutes Bauchgefühl

Ob Bauchschmerzen, Schwindel oder Übelkeit – Ingwer hilft dem Magen-Darm wieder auf die Beine. Seine ätherischen Öle fördern die Verdauung und erleichtern die Aufnahme von Nährstoffen, indem sie die Bildung von Speichel, Magensaft und Galle sowie die Darmfunktion anregen. Ein Ingwer-Shot oder das Kauen auf Ingwer-Stückchen kann Magen und Darm wieder fit machen. Die ätherischen Öle wirken außerdem beruhigend auf den Geist.

Hilfe bei Entzündungen

Ingwer enthält zwölf verschiedene Antioxidantien, die zusammen stärker wirken als Vitamin C und selbst Antioxidantien-Werte von Beeren übersteigen. Dazu zählen auch sekundäre Pflanzenstoffe wie Sesquiterpene, Curcumin und insbesondere Gingerol. Ihnen wird eine stark entzündungs- und krebshemmende Wirkung zugeschrieben.

Wunder-Wirkstoff Gingerol

Gingerol hat darüber hinaus entkrampfende und schleimlösende Eigenschaften. Das kommt Lunge und Bronchien bei Husten oder Bronchitis zugute. Bei Muskel- und Gelenkschmerzen, wie sie bei Arthritis oder Rheuma auftreten, kann Gingerol helfen, die Schmerzen zu lindern.

Soso Ingwer ist eines der am häufigsten konsumierten Gewürze der Welt. Die Wurzel gehört zur gleichen Familie (Ingwergewächse) wie Kurkuma oder Kardamom. Ursprünglich auf den pazifischen Inseln beheimatet, wird Ingwer heute in den Tropen und Subtropen angebaut. Ingwer existiert heute nur noch als reine Kulturpflanze in den drei Farben weiß, grün und schwarz – je nach Verarbeitungsweise. Weißer Ingwer wird geschält, gebleicht und getrocknet. Als grünen Ingwer bezeichnet man die jung geernteten, milder schmeckenden Wurzelstöcke. Ungeschälter Ingwer wird auch „Schwarzer Ingwer" genannt. Seit dem Altertum wurde Ingwer von Chinesen und Indern vor allem als Gewürz genutzt. Erst später brachten ihn arabische Händler im 9. Jahrhundert nach Europa. Der jährliche Export von China und Indien beträgt insgesamt etwa 16.000 Tonnen. Doch mehr als zwei Drittel der Weltproduktion bleibt in den Anbauländern. In England herrscht neben Indien die größte Nachfrage nach Ingwer.

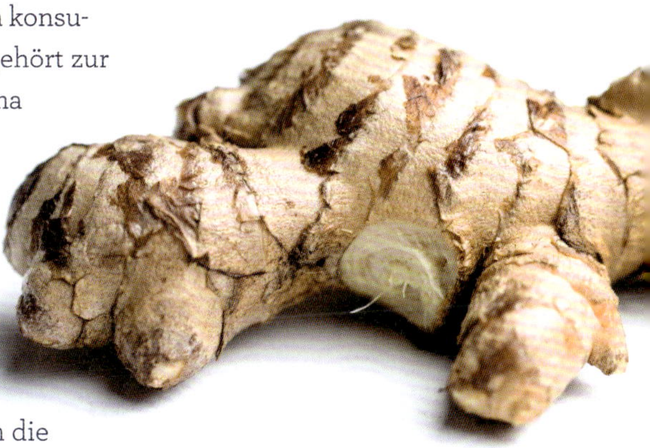

Hey!

Alle „Mann" ran: Ingwer genießt in China einen potenzsteigernden Ruf. Die Wurzel hat in der Traditionellen Chinesischen Medizin seit über 3.000 Jahren ihren Platz als Heilmittel. Der chinesische Kaiser Huang-Ti veröffentlichte bereits etwa 2.650 v. Chr. ein Werk über Heilpflanzen, in dem auch der Ingwer als großer Meister beschrieben ist.

Ingwer schmilzt Fettpolster

Die antibakteriellen, harntreibenden und schleimlösenden Inhaltsstoffe wie Curcumin helfen bei der Entgiftung und Reinigung des Lymphsystems. Ingwer reguliert außerdem das Hungergefühl und macht satt. Gingerol kurbelt zusätzlich den Stoffwechsel an und fördert die Fettverbrennung.

Juicing-Tipp

Ein Ingwer-Shot am Morgen macht frisch und munter! Besonders unter der Schale stecken viele Nährstoffe. Am besten 1–2 cm der Wurzel mit Drum und Dran in den Entsafter geben. Ingwer gibt fast jedem Saft einen geschmacklichen Kick!

Sauer macht lustig!

ZISCH UND SPLASH MIT ZITRONE

Sie riecht so frisch – und macht auch frisch! Obwohl sie sauer schmeckt, ist die Zitrone ein wahrer Basen-Star, der den pH-Wert ausgleicht. Heißes Wasser mit ein paar Spritzern Zitrone ist ein optimaler basischer Start in den Tag.

Das kann die Zitrone

Wirkt antibakteriell
Kurbelt den Stoffwechsel und die Entgiftung an
Reguliert den Säure-Basen-Haushalt
Sorgt für gute Laune
Erhält die Feuchtigkeit
Macht schöne Haut
Lindert Entzündungen
Ist ein Cancer-Fighter

Ab in den Tag!

Streich den morgendlichen Kaffee und beginne den Tag mit Zitronenwasser. Das hebt die Energie, ohne einen Coffein-Crash zu erleben. Zitronen sind, anders als man vermuten könnte, basenbildend und bringen Power in den Verdauungstrakt. Ihr hoher Gehalt an Vitamin C pustet die freien Radikale hinweg und stärkt unser Immunsystem. Frühjahrsmüdigkeit oder Winterblues verabschieden sich.

Enzyme für die Verdauung

Verschiedene Enzyme regen die Verdauung an und helfen dabei, Nährstoffe besser aufzunehmen. Das antioxidative D-Limonen in Zitronen aktiviert verschiedene Leberenzyme und unterstützt die Leber bei der Produktion von Galle, sodass wir Fette besser aufspalten und verwerten können. Mit Zitrone fühlt man sich nach dem Essen leichter und ein mögliches unangenehmes Völlegefühl verschwindet.

Detox leicht gemacht

Zitrone kurbelt die Ausleitung von Giftstoffen an und unterstützt die Entgiftung. Der wasserlösliche Ballaststoff Pektin gibt uns ein Sättigungsgefühl und erleichtert es, lästige Kilos loszuwerden. Einfach Zitrone ins Wasser träufeln und immer wieder daran nippen.

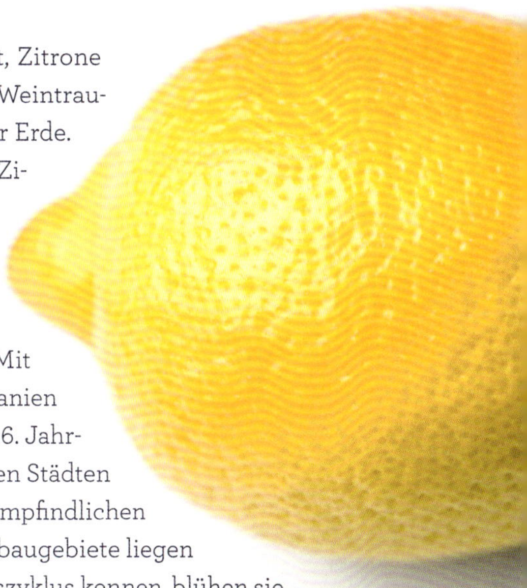

Soso Zitrusfrüchte wie Orange, Grapefruit, Zitrone und Limette gehören – dicht hinter Äpfeln und Weintrauben – zu den am meisten angebauten Obstsorten der Erde. Deutschland importiert rund 3,5 Millionen Tonnen Zitrusfrüchte pro Jahr. Man nimmt an, dass speziell die Zitrone ursprünglich aus Nordindien (Region Assam) stammt, möglicherweise auch aus dem östlichen Himalaya, und eine Kreuzung aus der dickschaligen Zitronatzitrone und der Bitterorange ist. Mit den Arabern gelangte sie im 13. Jahrhundert nach Spanien und wurde dort und in Süditalien angebaut. Erst im 16. Jahrhundert kam sie via Italien nach Deutschland. In vielen Städten entstanden später Orangerien (Glashäuser), um die empfindlichen Pflanzen vor dem harten Winter zu schützen. Die Anbaugebiete liegen zumeist in den Subtropen. Da Zitronen keinen Jahreszyklus kennen, blühen sie laufend und bilden neue Früchte. Im Handel sind am häufigsten die Sorten „Gareys Eureka" und „Lisbon" anzutreffen.

Hey!

Die Zitrone ist ein ideales Wellness-Mittel für die Haut. Ihr Saft kann bei Insektenstichen, Sonnenbrand, Ekzemen, Pickeln oder Lippenbläschen helfen. Vorsichtig auf die Haut tupfen – allerdings nicht auf offene Wunden oder schwere Verbrennungen.

Juicing-Tipp

Die gelbe, äußerste Zitronenschale steckt voller nährreicher ätherischer Öle (Flavonoide). Der Magen tut sich bei der Verdauung dieser Schale jedoch äußerst schwer. Zum Saftmachen die gelbe Schale entfernen, die weiße Haut aber möglichst mit in den Saft geben.

Beauty-Box

Wie bei vielen Früchten ist auch im Fruchtfleisch der Zitrone reichlich Pektin enthalten und in ihren vielen Zwischenhäuten befinden sich verschiedene Flavonoide. Pektin steigert die Aufnahme von Feuchtigkeit in die Haut. Der hohe Kaliumgehalt sichert ebenfalls die Versorgung der Körperzellen mit Flüssigkeit und bewahrt sie vor Austrocknung. Die antioxidativ wirksamen Flavonoide unterstützen unseren Körper bei der Produktion von Kollagen, straffen die Haut und sorgen dafür, dass Linien und Falten zurückgehen.

Die Schale hat's in sich

Die weiße Haut unterhalb der gelben Schale von Zitronen ist besonders reich an Flavonoiden, die unsere Körperzellen vor dem Eindringen freier Radikale schützen. Zu den Flavonoiden zählt auch Quercetin, das die Ausschüttung des Gewebehormons Histamin reduziert. Ein erhöhter Histaminspiegel verstärkt beispielsweise Asthma und Allergien.

Energie-Kicker

Ständig müde oder keine Kraft? Mittagstief oder Energieloch? Diese Zutaten versorgen dich mit allem, was du brauchst, um fit in den Tag zu starten, und bringen dich auch zwischendurch – 1/2/3 – wieder so richtig in Schwung.

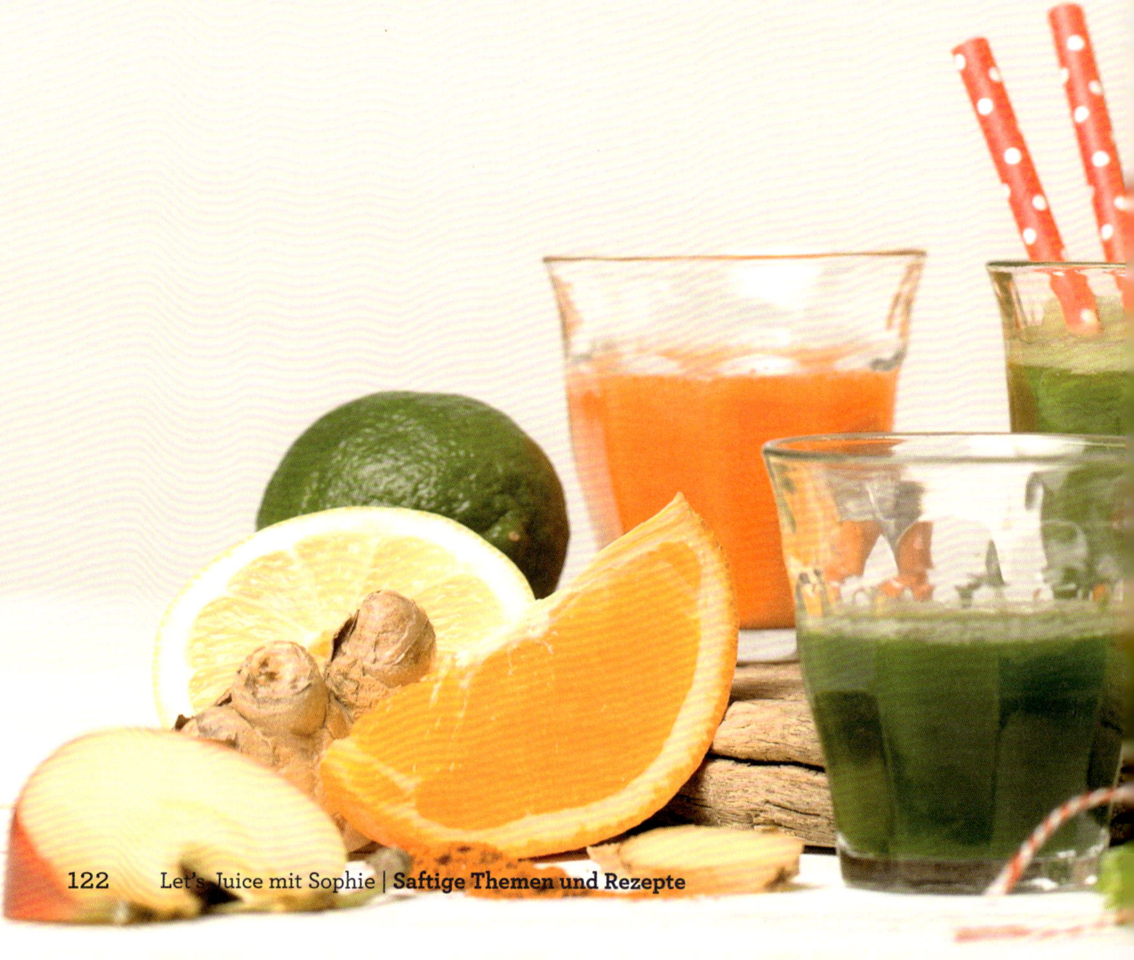

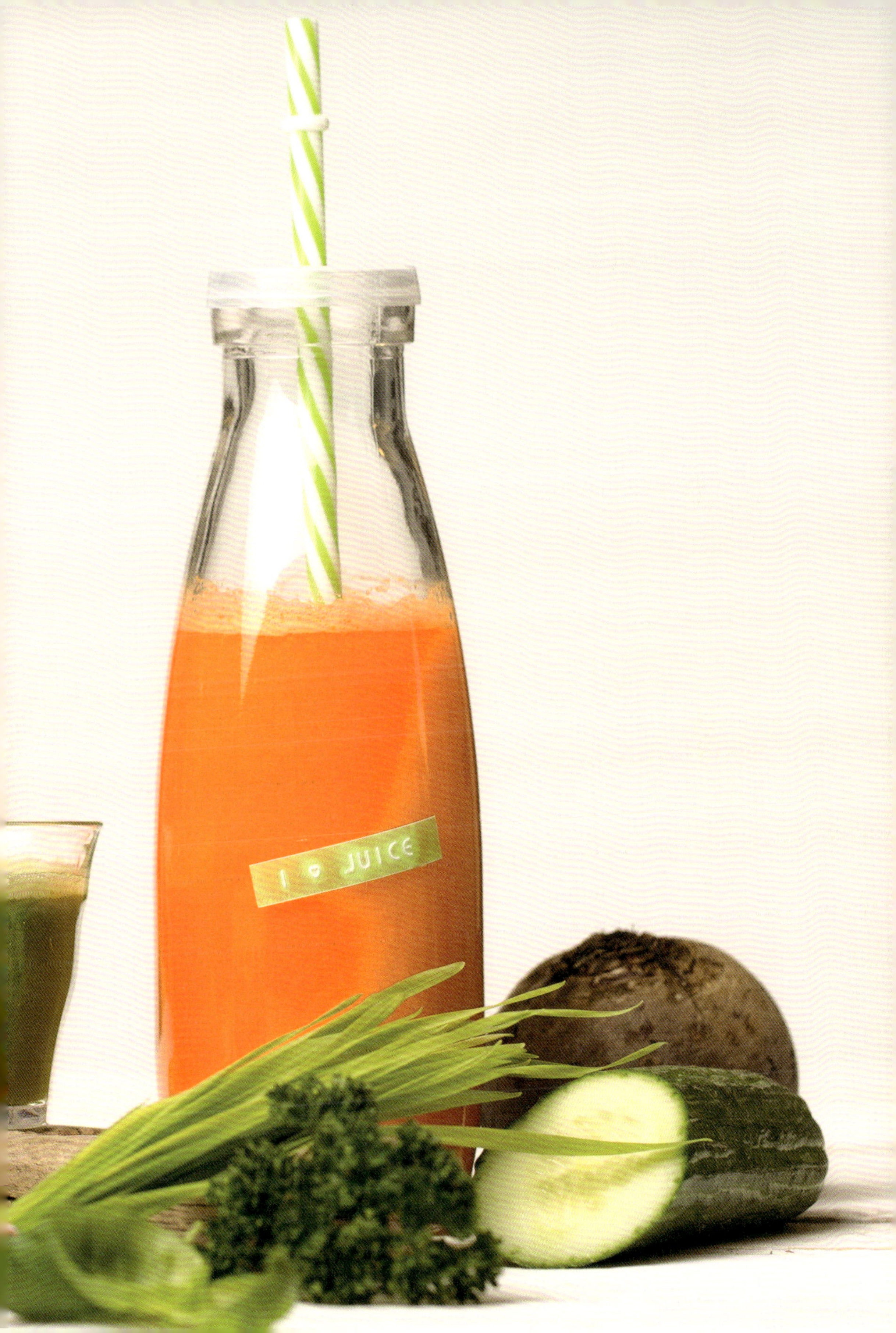
I ♥ JUICE

YES, YOU CAN.

Pflanzen wie Zitronen, Äpfel, Beeren, Sellerie und gesprosster Weizen machen dich frisch und munter. Bereits ein kleiner Juice-Shot kann Berge versetzen! Ein oder zwei Gläser (250 oder 500 ml) frischen Saft kannst du auch als Ersatz für eine Mahlzeit trinken. Egal, ob klein oder groß: Die Energie-Kicker bringen dich auf Trab – und zwar innerhalb von wenigen Minuten.

Ein frisch gepresster Saft zum oder als Frühstück schenkt dir Power für den ganzen Tag. Auch heißes Wasser mit einem Spritzer Zitrone ist ein optimaler Kickstart in den Tag. Ein Juice-Shot – am besten 30 Minuten vor dem Frühstück auf nüchternen Magen getrunken – kurbelt den Stoffwechsel und das Immunsystem kräftig an und hilft beim Entgiften: In der Nacht hatte der Körper Zeit, sich zu regenerieren und das auszusortieren, was er nicht mehr braucht. Wenn wir aufwachen, können wir uns deshalb schon einmal etwas wackelig auf den Beinen fühlen. Und der pH-Wert schlägt meist säuerlich statt basisch aus. Da kann ein erster Energie-Kicker dafür sorgen, Giftstoffe auszuleiten und den Säure-Basen-Haushalt auszugleichen.

Mein Tipp für einen pH-Wert-Check: Ist dein Urin dunkel oder trüb, bist du eher sauer. Ist er hell und klar, dann bist du eher basisch. Wer es genau wissen möchte, besorgt sich am besten einen pH-Teststreifen aus der Apotheke. Mehr zum Thema pH-Wert findest du auf Seite 27.

Die Energie-Kicker können dir aber nicht nur morgens auf die Sprünge helfen: Wenn dich mittags oder nachmittags die Müdigkeit überkommt, dann hol dir einen bereits fertig gepressten Saft aus dem Kühlschrank. Es braucht nicht viel, um deine inneren Batterien wieder aufzuladen, nur einen kleinen saftigen Schluck. Du wirst den Unterschied spüren!

Ab ins Saftglas!

Gemüse	Obst
Blumenkohl	Ananas
Gurke	Apfel
Grünkohl	Blaubeeren
Karotte	Birne
Kohl	Brombeeren
Kürbis	Erdbeeren
Paprika, grün	Himbeeren
Radicchio	Kiwi
Rote Bete	Limette
Sellerie	Orange
Spargel	Papaya
Spinat	Pfirsich
Süßkartoffel	Wassermelone
Tomate	Weintrauben
	Zitrone

Bonus

Basilikum, Cayennepfeffer (Chili), Ingwer, Knoblauch, Koriander, Kurkuma, Löwenzahn, Meersalz, Pfefferminze, Olivenöl, Petersilie, Weizengras, Zwiebel

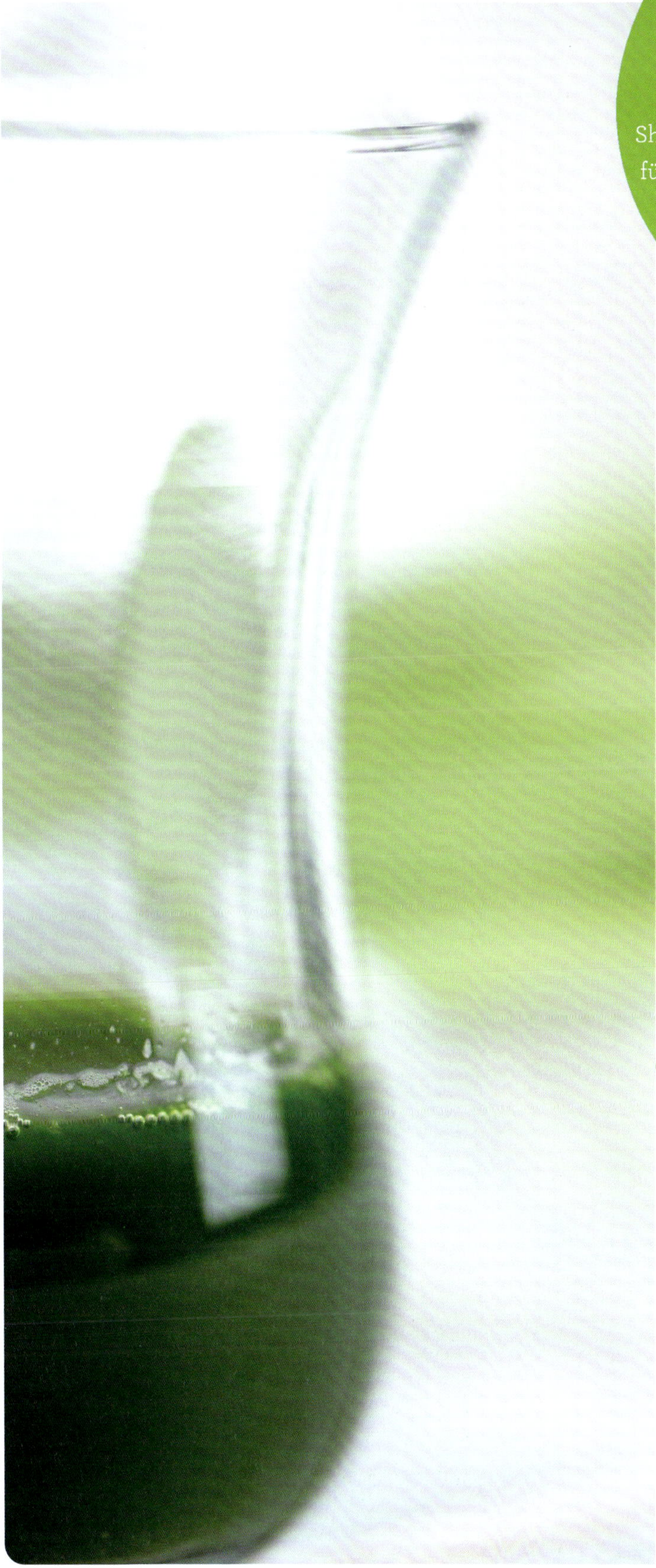

Juicing-Tipp

Mit einem Zentrifugen-Entsafter kann man leider keine Weizengras-Shots herstellen. Mit einem Slow-Juicer für kaltgepresste Säfte dagegen schon. Sie entsaften auch kleine Mengen Gräser sowie Wild- und Küchenkräuter sehr gut.

Magic Monday

heißes Wasser	250 ml
Zitrone	1 Spritzer
Manuka-Honig	½ TL
optional	
Cayennepfeffer	1 Prise

Olé!

(Shot)

Apfel	1
Zitrone	½
Ingwer	1 cm

Berlin Start-up

Orange	1
Blaubeeren	5–10
Zitrone	¼

Weizengras-Wunder

(Shot)

Apfel	1
Zitrone	¼
Weizengras	20 g
alternativ	
Weizengrassaft	10 ml

Elektrolyt mich

Sellerie	1 Stange
Gurke	½
Apfel	1
Limette	¼

Gutes Darma

Immer wieder Bauchschmerzen, Kopfweh oder schlechte Laune? Eine gesunde Darmflora ist die Basis für ein gutes „Bauchgefühl" – und dafür, dass wir uns einfach rundum wohlfühlen. Mit frischem Saft gönnen wir unserem Darm eine kleine Auszeit und pflegen gleichzeitig die „Mitbewohner" in unserem Darm.

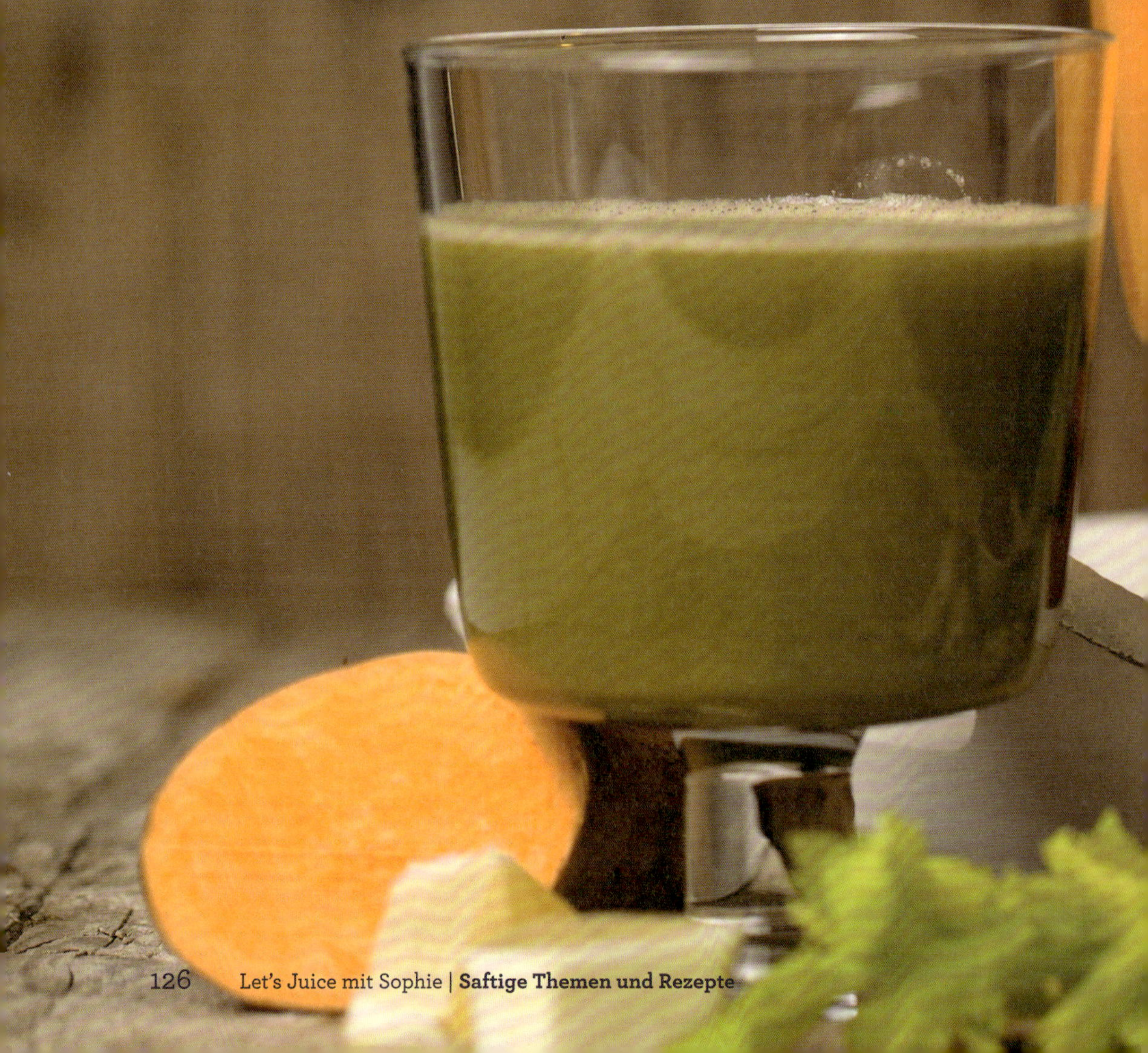

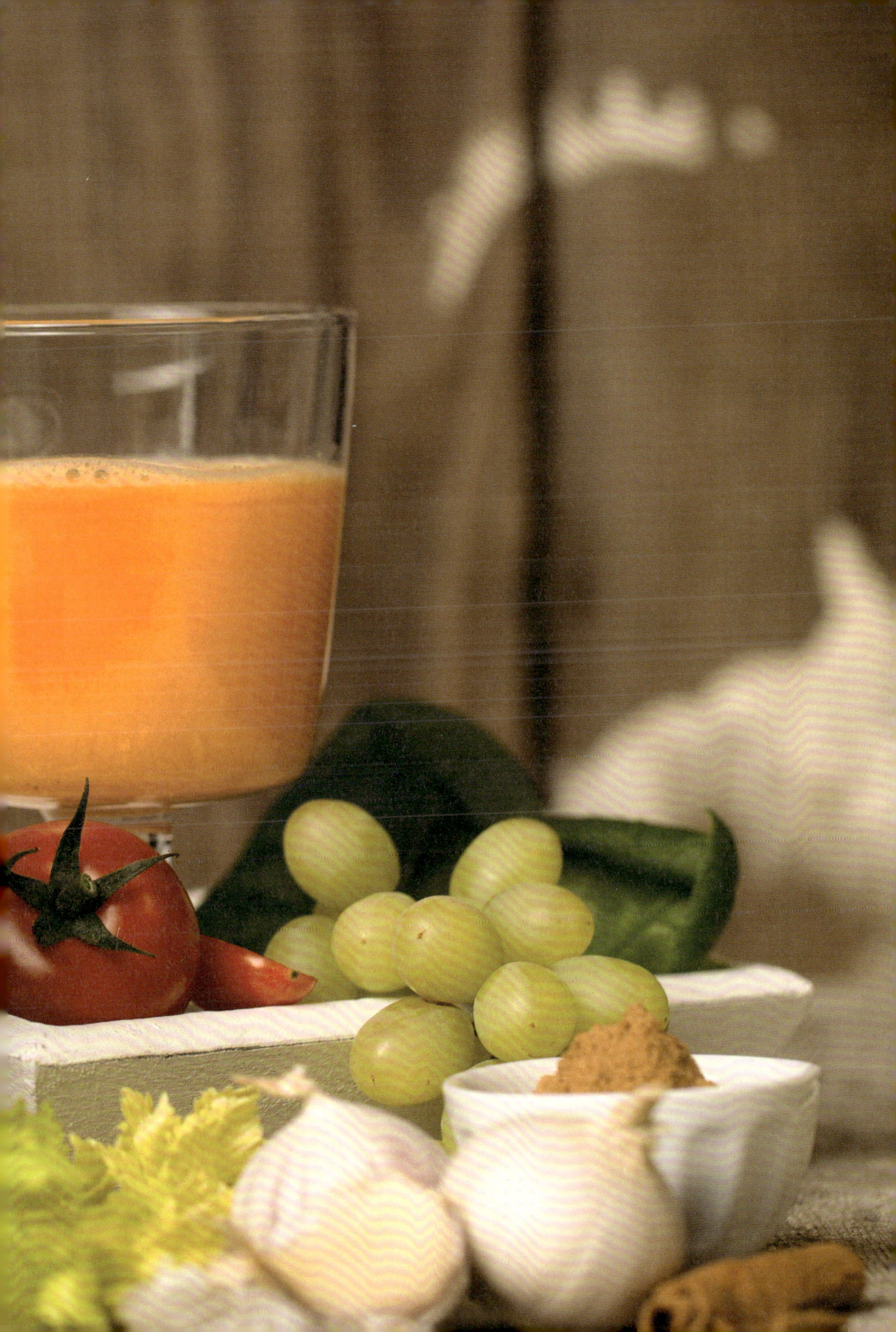

DER DARM – EIN »SUPERORGAN«

Tatsächlich ist der Darm ein Zentrum zur Verteilung unserer körperlichen und geistigen Kräfte: Er bildet unsere größte Kontaktfläche zur Außenwelt und steht in ständigem Austausch von Stoffen zwischen innen und außen. Der Darm beherbergt über hundert Billionen gutartige und für uns lebensnotwendige Bakterien, das sogenannte „Mikrobiom", die uns dabei helfen, Nährstoffe besser zu verdauen und aufzunehmen.

Und nicht nur das: Sind unsere „Mitbewohner" gut versorgt, dann sind sie auch fit genug, unser Immunsystem zu stärken, unseren Hormonhaushalt zu regulieren und Entzündungen oder Magenverstimmungen zu lindern. Gemüse wie Tomaten, Karotten, Rote Bete und Gurke sowie Obst wie Äpfel, Beeren und Bananen sind ein optimales probiotisches Kraftfutter für die Bakterien-Mannschaft an Bord, damit sie ihre vielseitigen Aufgaben wahrnehmen können.

Auch Kohlsorten wie Brokkoli und Grünkohl sind gut für unseren Darm: Sie regen unsere Verdauung an und verhindern, dass sich Verdauungsreste festsetzen. Als hochsensibles Organ mit einem großen Nervengeflecht, dem sogenannten „Bauchhirn", ist der Darm darüber hinaus eine wichtige Schnittstelle zwischen Körper und Geist: Er steht in ständigem Austausch mit unserem Gehirn und meldet ihm, ob wir uns wohlfühlen oder nicht. Auf diese Weise hat er direkten Einfluss auf unsere Gefühle (Seite 35). In Lichtgeschwindigkeit informiert unser Darm das Gehirn zum Beispiel auch, wenn zu viele Giftstoffe in den Darm gelangen und möglicherweise einen Nährboden für schädliche Bakterien bilden.

Schenken wir ihm also unsere Aufmerksamkeit und lassen ihm eine gute Pflege angedeihen, wirkt sich das positiv auf unser „Bauchgefühl", unser Darma, aus.

Ab ins Saftglas!

Gemüse	Obst
Grünkohl	Apfel
Gurke	Cranberries
Karotte	Erdbeeren
Paprika (rot + grün)	Grapefruit
Rote Bete	Limette
Sellerie	Orange
Spinat	Papaya
Süßkartoffel	Pfirsich
Tomate	Wassermelone
Wirsing	Weintrauben
	Zitrone

Bonus

Basilikum, Ingwer, Knoblauch, Kurkuma, Löwenzahn, Olivenöl, Petersilie, Pfefferminze

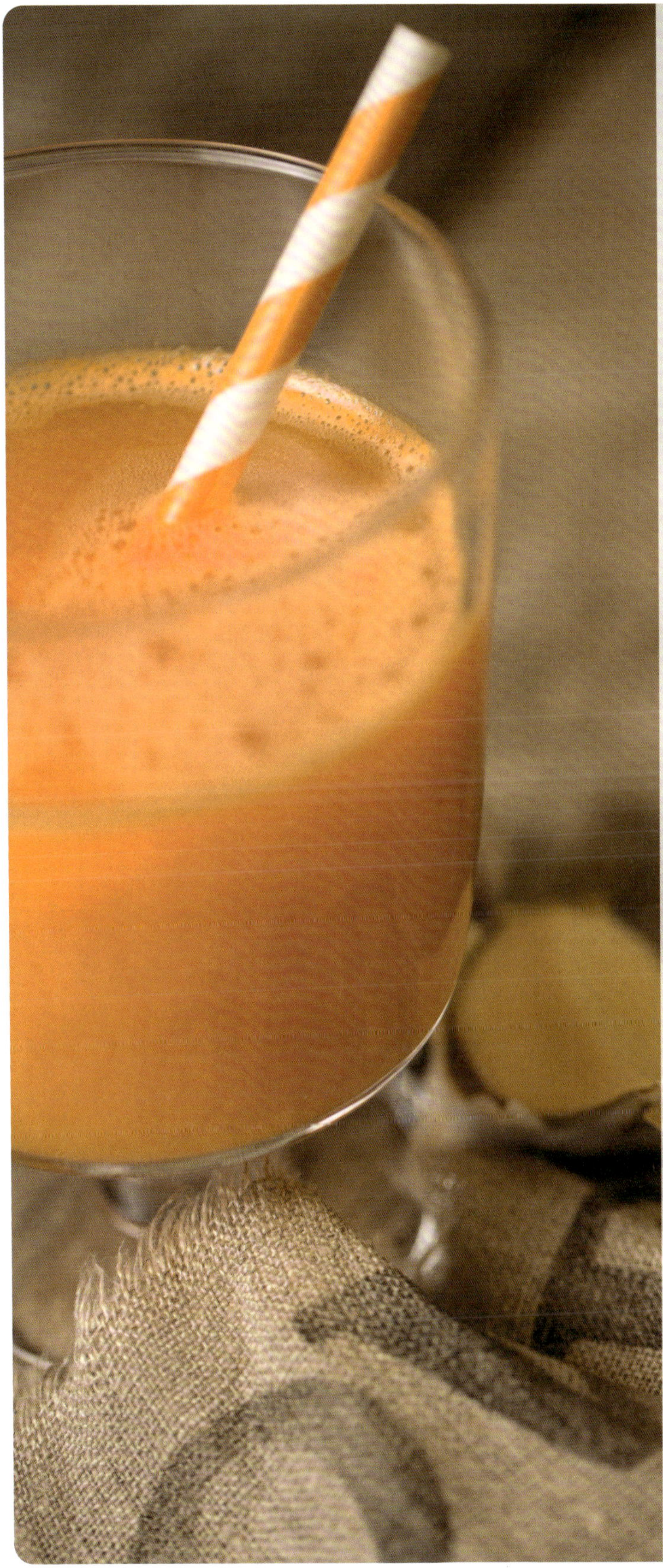

Bauchgefühl

Grünkohl *oder Spinat*	1 Handvoll
Wirsing	2–3 Blätter
Papaya	½
Zitrone	1
Ingwer	1 cm

Boost it!

große Karotten	4
Äpfel	2
Grapefruit	¼
Kurkuma	1 cm / 1 Msp
Olivenöl	1 TL

Bollywood

große Karotten	8–10
kleine Rote Bete	1
kleine Süßkartoffel	1
Orange	1
Apfel	1
Ingwer	1–2 cm
Olivenöl	1–2 TL

Auszeit

kleine Süßkartoffel	1
Ananas	2 Scheiben
Limette	¼
Pfefferminze	2–3 Blätter

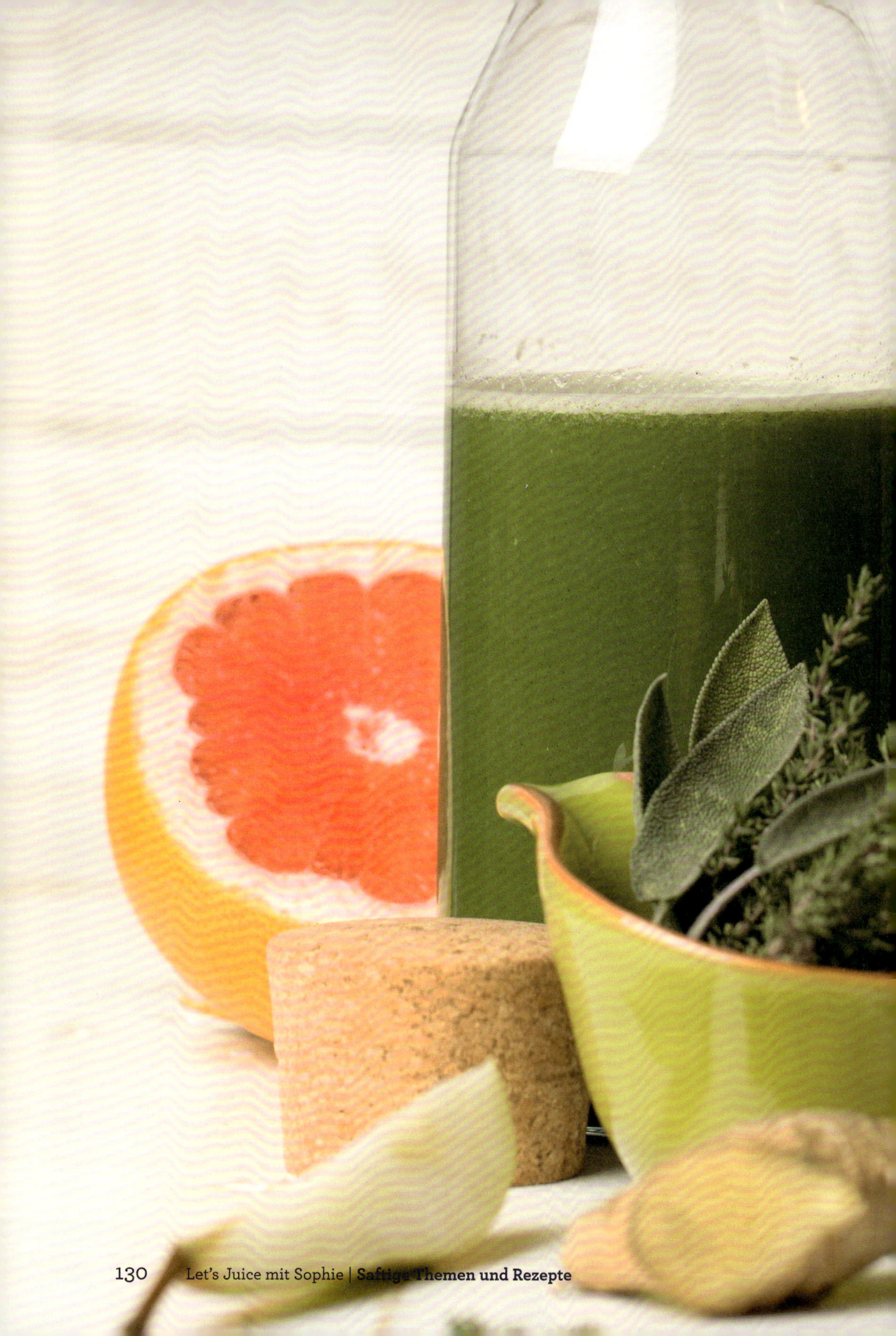

Next Topmodel

Cleopatra, Claudia Schiffer und ich sind uns einig:
Wir wollen geschmeidige Haut mit möglichst wenig Falten, volles, glänzendes Haar und gesunde, feste Fingernägel. In nur wenigen Wochen und mit ein bisschen Ausdauer lassen sich das Hautbild und die gesamte Ausstrahlung durch frisch gepresste Säfte verbessern.

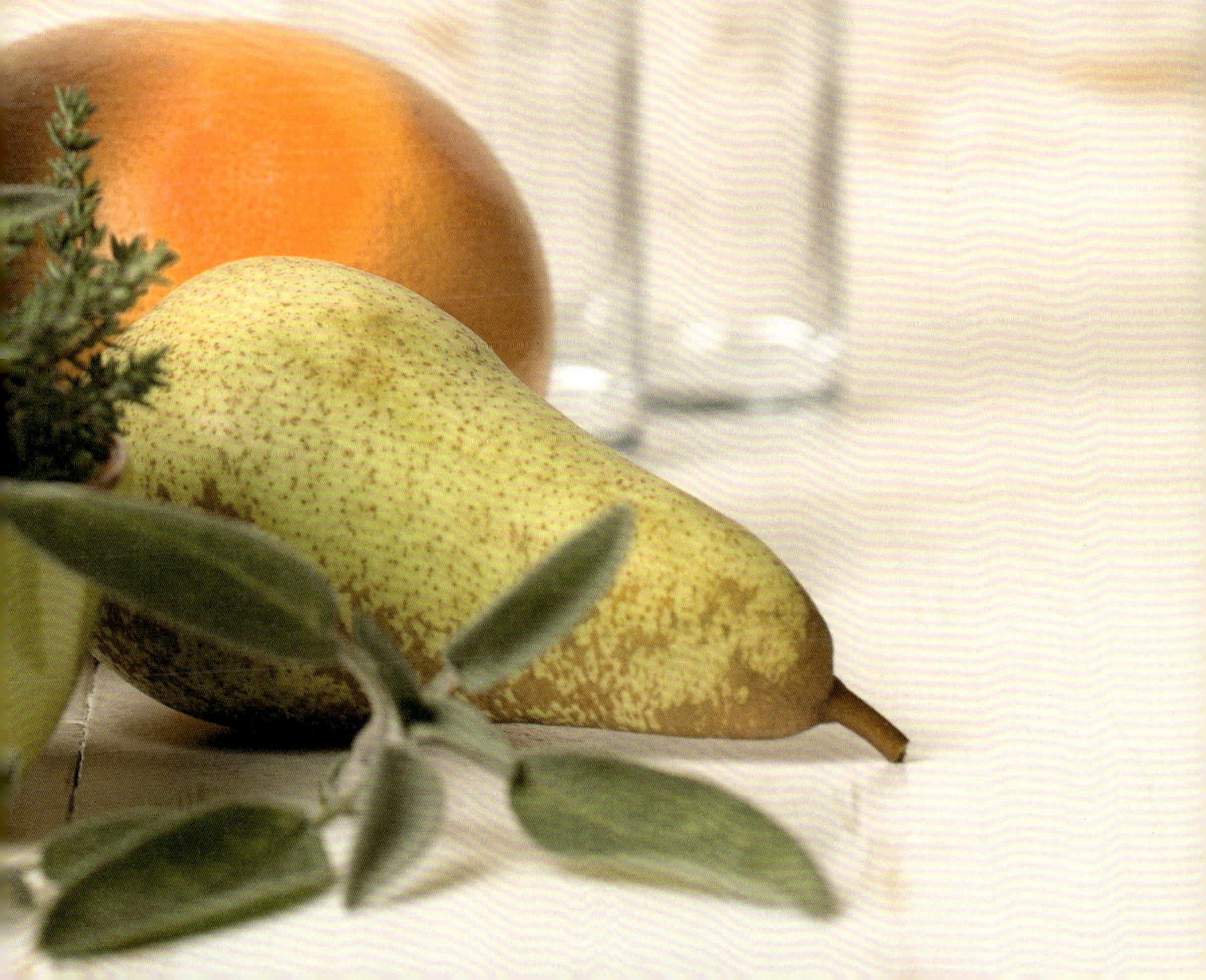

YOU ARE SO BEAUTIFUL

Vitamin A, B, C und E sowie die Mineralien Kalzium, Silizium, Selen und Zink – such dir Zutaten mit einem hohen Gehalt an diesen Inhaltsstoffen. Sie haben einen tollen Anti-Aging-Effekt. Ein wahrer Meister in der Bildung von Vitamin A – genauer gesagt Beta-Carotin, das im Körper in Vitamin A umgewandelt wird – ist die Karotte. Vitamin A ist ein starkes Antioxidans: Es dient dem Zellschutz und verlangsamt den Alterungsprozess. Darüber hinaus fördert Vitamin A die Bildung von Zellen und dadurch die Festigkeit unserer Haut sowie unserer Knochen und Zähne. A wie Anti-Aging! Zitronen enthalten vor allem viele B-Vitamine und Vitamin C und wirken ebenfalls wie der reinste Jungbrunnen. Sie fördern die Struktur der Haut durch die Bildung von Kollagen. Das Enzym Bromelain aktiviert die Hautdurchblutung, stärkt das Bindegewebe und fördert gleichzeitig für seine Elastizität. Und damit wir nicht zu früh erste Falten bekommen, sorgen Gurke, Birne und Apfel für viel Feuchtigkeit. Außerdem lindern sie entzündliche Prozesse wie Akne.

Wenn es um die Fülle und den Glanz der Haare geht, dann heißt es: Her mit Kiwis, Koriander und Spinat! Ihr hoher Gehalt an Vitamin E unterstützt das Haarwachstum. Und auch Knoblauch und Zwiebeln, die reich an Schwefel sind, dienen der Reparatur und Kräftigung unserer Haarfollikel. Toller Nebeneffekt: Schwefel pustet auch Fältchen und Müdigkeit weg!

Und wenn du Verstärkung für deine Nägel suchst, dann halte dich an Vitamin D, H und A. Schon ein paar Minuten täglich in der Sonne fördern den Vitamin-D-Haushalt. Eine gute Nährstoffquelle für Vitamin H und A sind Süßkartoffeln, Bohnen, Bananen und Karotten.

Ab ins Saftglas!

Gemüse	Obst
Blumenkohl	Ananas
Brokkoli	Apfel
Grünkohl	Banane
Gurke	Birne
Karotte	Blaubeeren
Paprika, rot + grün	Brombeeren
Romanasalat	Erdbeeren
Rote Bete	Kiwi
Sellerie	Limette
Spinat	Orange
Süßkartoffel	Papaya
Tomate	Wassermelone
Zwiebel	Weintrauben
	Zitrone

Bonus

Aloe Vera, Basilikum, Cayennepfeffer, Ingwer, Knoblauch, Koriander, Kürbiskerne, Meersalz, Nüsse (Mandeln, Cashews, Walnüsse und Haselnüsse), Olivenöl, Petersilie, Pfefferminze, Samen (Chia-Samen, Leinsamen und Sonnenblumenkerne), Sprossen

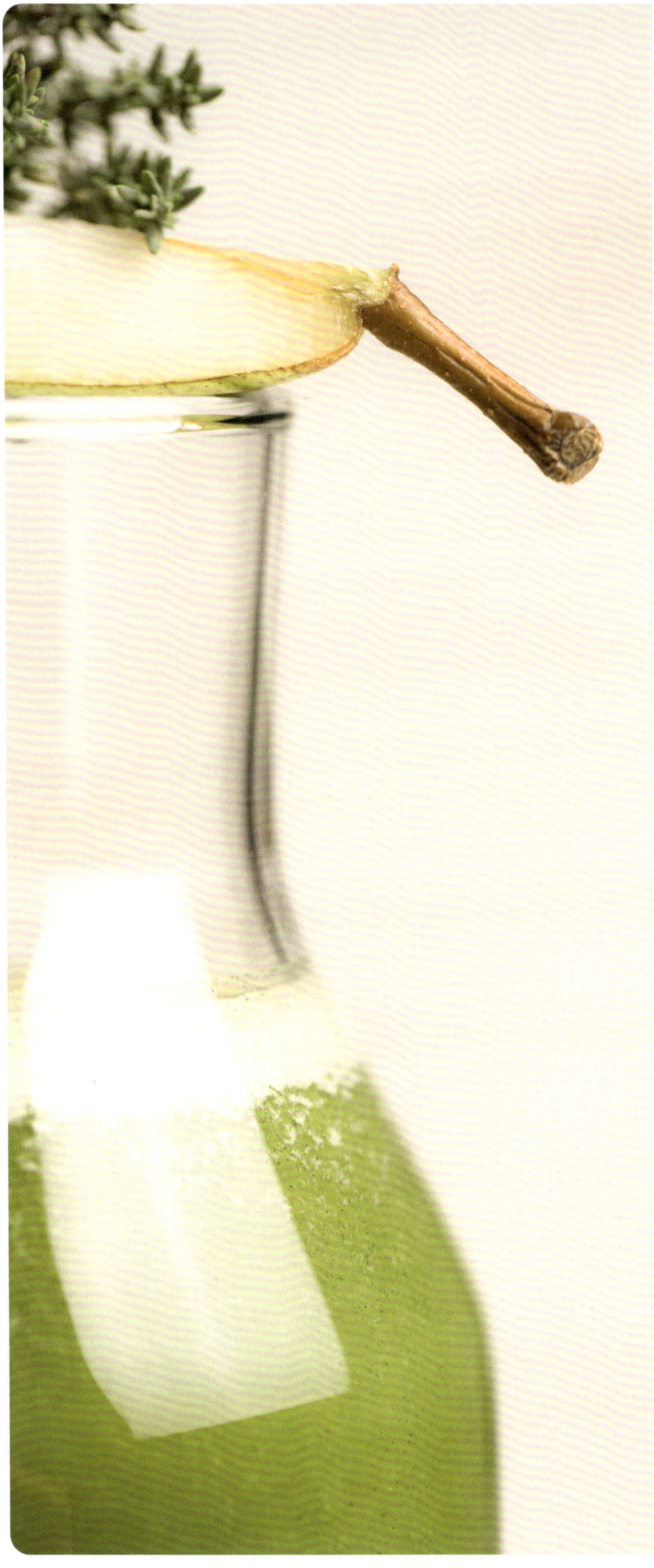

Jungbrunnen

große Karotten	4
kleine Süßkartoffel	1
Blumenkohl	2–3 Röschen
Ananas	2 Scheiben
Orangen	2
Olivenöl	1 TL

Viva, Carotin!

große Karotten	6
Wassermelone	½
Limette	¼
Pfefferminze	5–10 Blätter
Olivenöl	1 TL

Grüne Göttin

Grünkohl	6–8 Blätter
große Karotten	2
Gurke	½
Äpfel	2
Birnen	2
Olivenöl	1 TL

nach Geschmack mit Wasser verdünnen oder 250 g Naturjoghurt zugeben

In Paradise

grüne Paprika	1
Fenchel	½
Mango	½
Apfel	½
Zitrone	¼

Schlanke Linie

Huch?! ... Der Reißverschluss geht nicht mehr zu? Und den richtigen Zeitpunkt, um die Waage aus dem Fenster zu schmeißen, hast du auch schon verpasst?! Es gibt zahlreiche Gründe, ein paar Kilos zu viel Adiós, Ciao, Bye Bye und Lebewohl zu sagen. Was kommt in den Saft, um lästige Pölsterchen zum Schmelzen zu bringen?

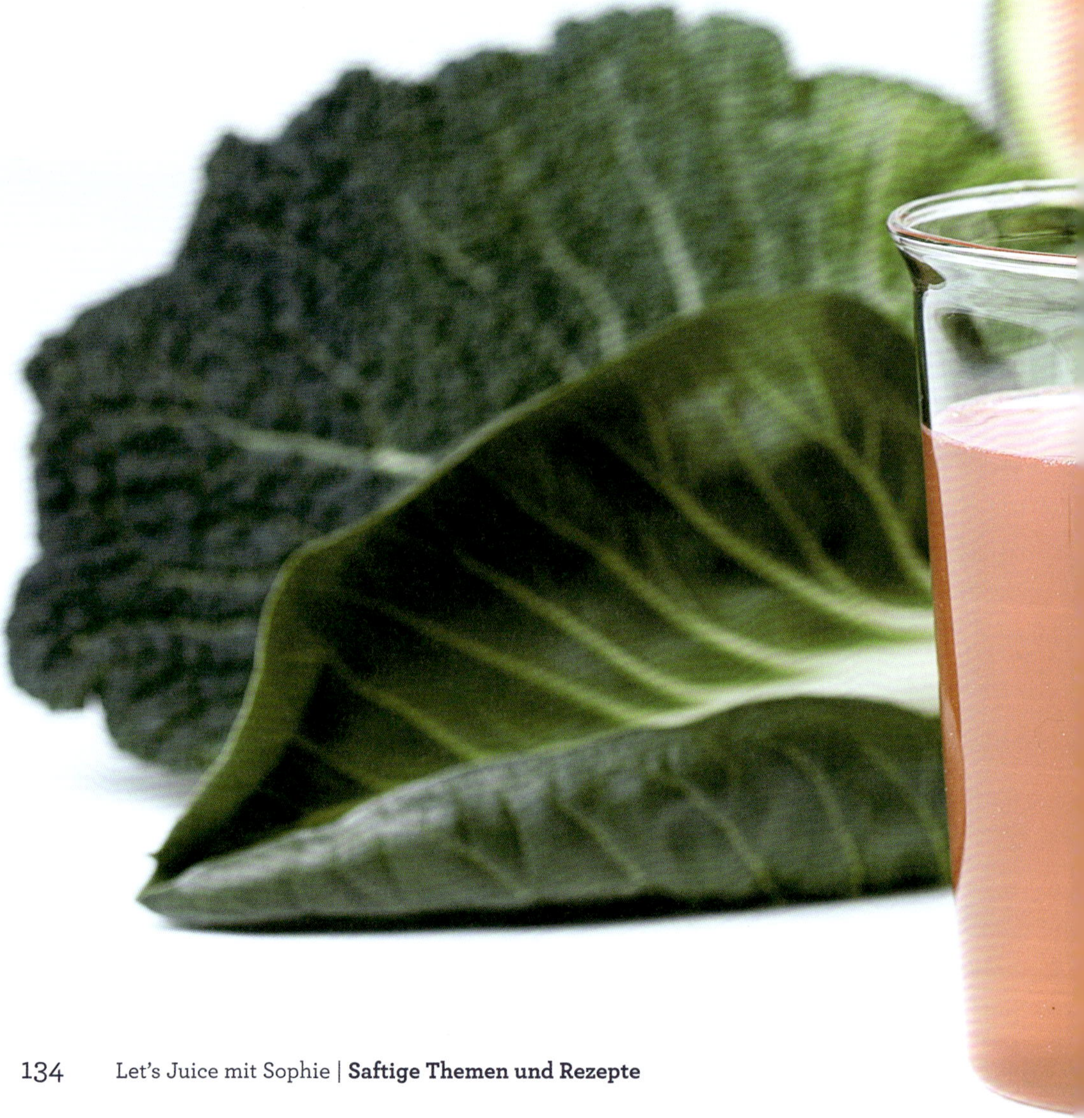

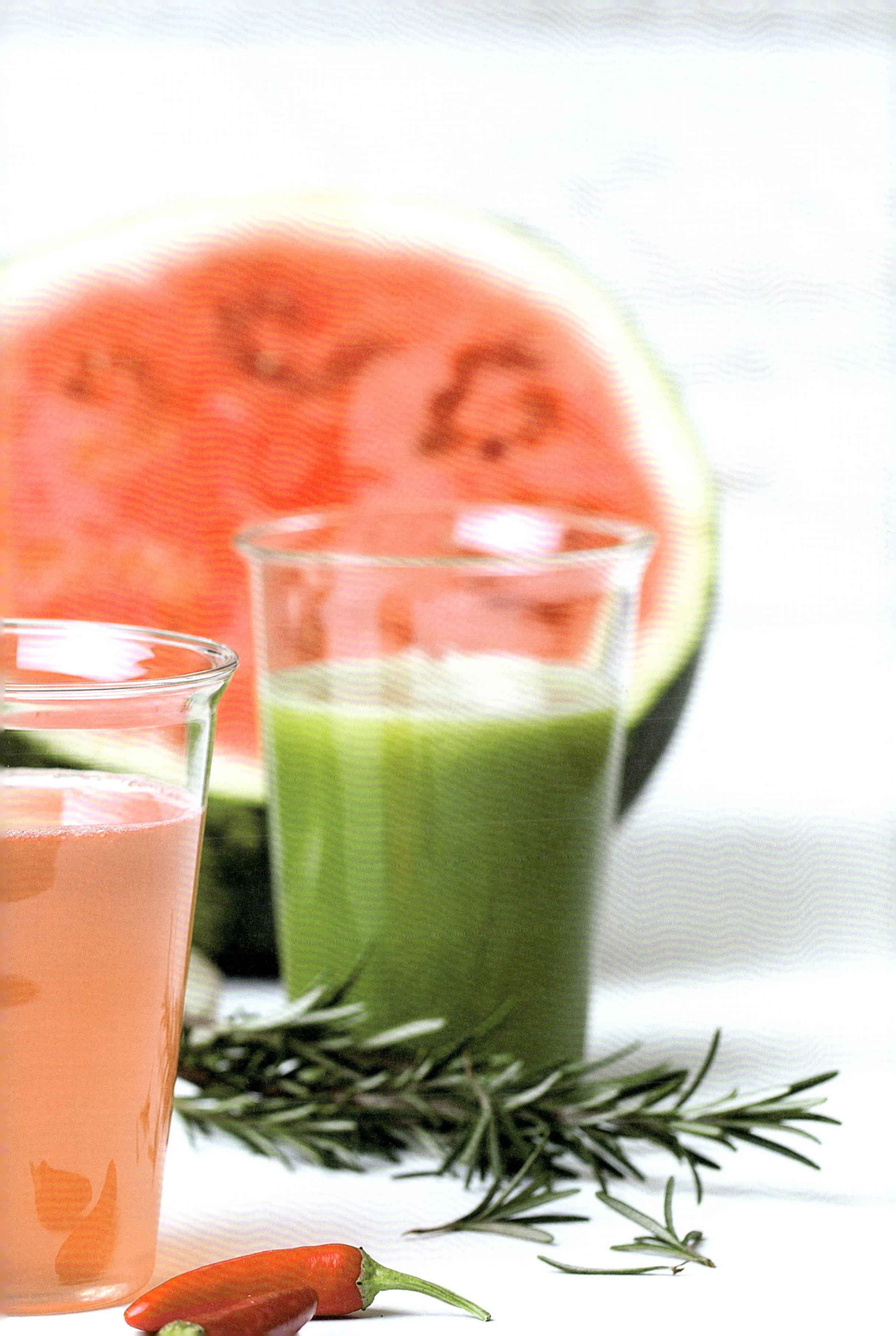

TIME TO SAY GOODBYE

Gurke, Sellerie, Blattgemüse und Kohlsorten sind die heimlichen Helfer, um Tag für Tag ein bisschen „leichter“ zu leben. „Grüne Säfte“ haben eine hohe Fett verbrennende, verdauungsfördernde und reinigen-de Kraft. Hier kommt die 50:50-Lösung für die nächsten 7 Tage: Mit zwei Säften (je 500 ml) und zwei leichten Mahlzeiten stellt sich dein Organismus auf sanfte Weise auf leichte Kost um. Dazu ein bisschen mehr Bewegung an der frischen Luft und genügend Schlaf.

Die Saft-Zauberformel für die schlanke Linie lautet: Gemüse-Gemüse-Obst, also: zwei Teile Gemüse und ein Teil Obst! Wenig Fruchtzucker im Saft ist angesagt, wenn die Kilos purzeln sollen. Und „Hands off“ von industriell verarbeitetem Zucker oder Sirup. Trotz allem sollen die Säfte natürlich schmecken, um dein Abnehm-Programm zu verlängern, wenn du möchtest, ohne dass der berühmte Jo-Jo-Effekt einsetzt. Keine Sorge: Äpfel, Ananas und Orangen zum Beispiel bringen genug wunderbare Süße und fruchtiges Aroma in den Saft. Zitronen und Limetten steigern durch ihren hohen Gehalt an Vitamin C die Aufnahme wertvoller Nährstoffe um ein Vielfaches und regen den Stoffwechsel an.

Trotz Abnehm-Programm ist es wichtig, genügend essenzielle („gute“) Fette, zu sich zu nehmen. Sie können die Gewichtsreduktion sogar noch unterstützen. Gute Quellen dafür sind zum Beispiel Avocados, Nüsse und Chia-Samen. Eine Mandelmilch macht schnell satt und ist ein echter Geheimtipp zum Abnehmen. Avocados enthalten – wie Grünkohl und Spinat – viel Kalium, das Muskeln und Nerven stärkt, unsere Haut mit zusätzlicher Feuchtigkeit versorgt und unser Energielevel aufrechterhält. Avocados regulieren außerdem den Blutzuckerspiegel und helfen so gegen Kopfschmerzen, Nervosität, Zittrigkeit und Schweißbildung.

Ab ins Saftglas!

Gemüse	Obst
Feldsalat	Ananas
Mangold	Apfel
Romanasalat	Avocado
Rucola	Birne
Spinat	Limette
Gurke	Mango
Karotte	Orange
Blumenkohl	Papaya
Brokkoli	Wassermelone
Chinakohl	Weintrauben, grün
Grünkohl	Zitrone
Wirsing	
Paprika, grün und rot	
Rote Bete	
Sellerie	
Süßkartoffel	

Bonus

Basilikum, Chili, Chlorella-Algen, Ingwer, Kokoswasser, Koriander, Kurkuma, Löwenzahn, Nüsse, Petersilie, Pfefferminze, Rosmarin, Spirulina-Algen, Wasserkresse

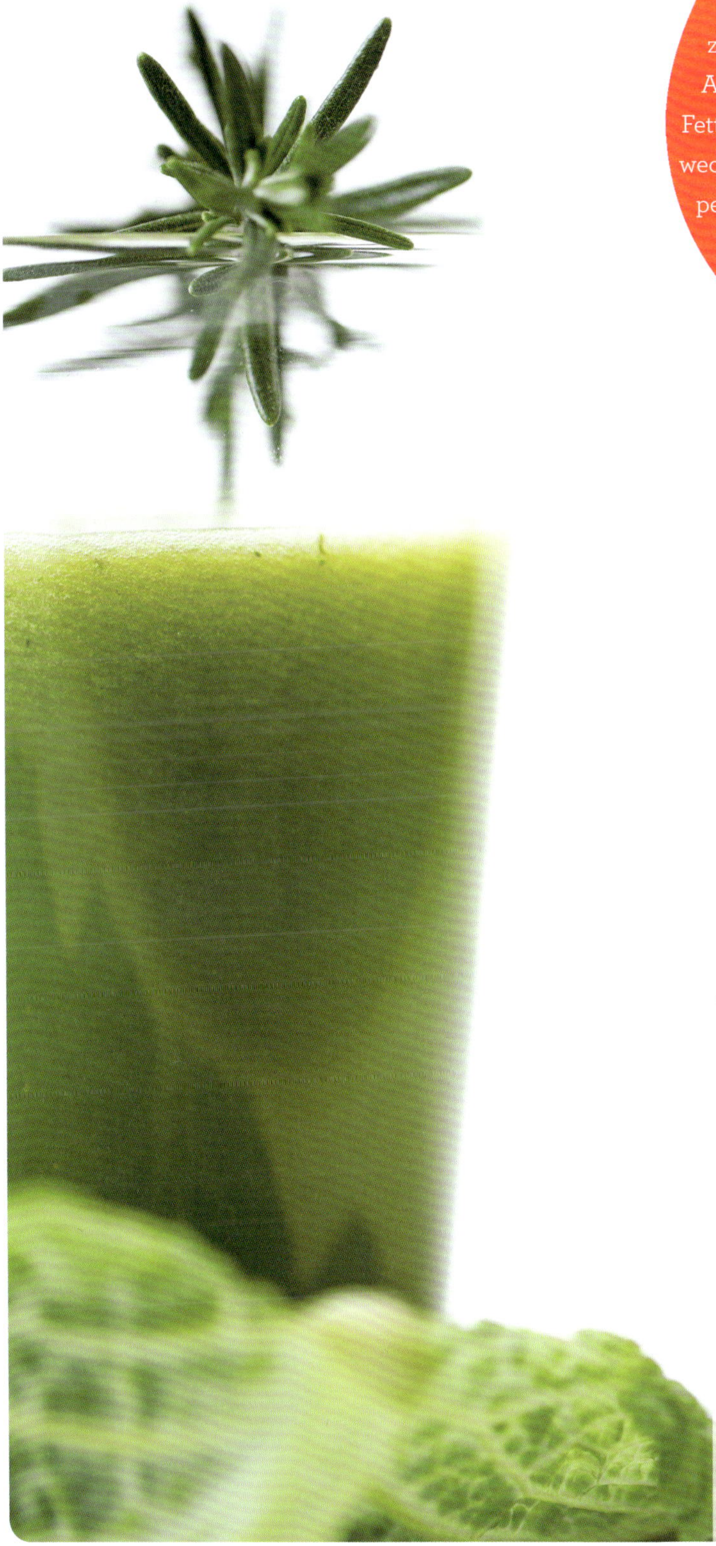

Juicing-Tipp

10 Gläser Wasser pro Tag und zusätzlich Tee trinken, verstärkt den Abnehm-Effekt: *grüner Tee* verbrennt Fettzellen. *Ooolong-Tee* kurbelt den Stoffwechsel an. *Pfefferminztee* zügelt den Appetit. *Weißer Tee* blockiert die Bildung neuer Fettzellen. *Rooibos-Tee* reguliert fettspeichernde Hormone.

Abrakadabra

Grünkohl	2–3 Blätter
oder Spinat	*1 Handvoll*
Mangold	2 Blätter
kleine Rote Bete	½
Apfel	1
Ananas	2 Scheiben
Zitrone	½
Petersilie	1 Handvoll
Pfefferminze	2–3 Blätter

Good Vibrations

Romanasalat	4 Blätter
Sellerie	2 Stangen
grüne Weintrauben	8–10
Äpfel	2
Zitrone	¼
Petersilie	½ Handvoll
100 ml Wasser	*optional*

Bye Bye, Kilos

Gurke	1
Sellerie	1 Stange
Spinat	1 Handvoll
Äpfel	2
Ananas	1 Scheibe
Petersilie	1 Handvoll
Wasserkresse	½ Handvoll

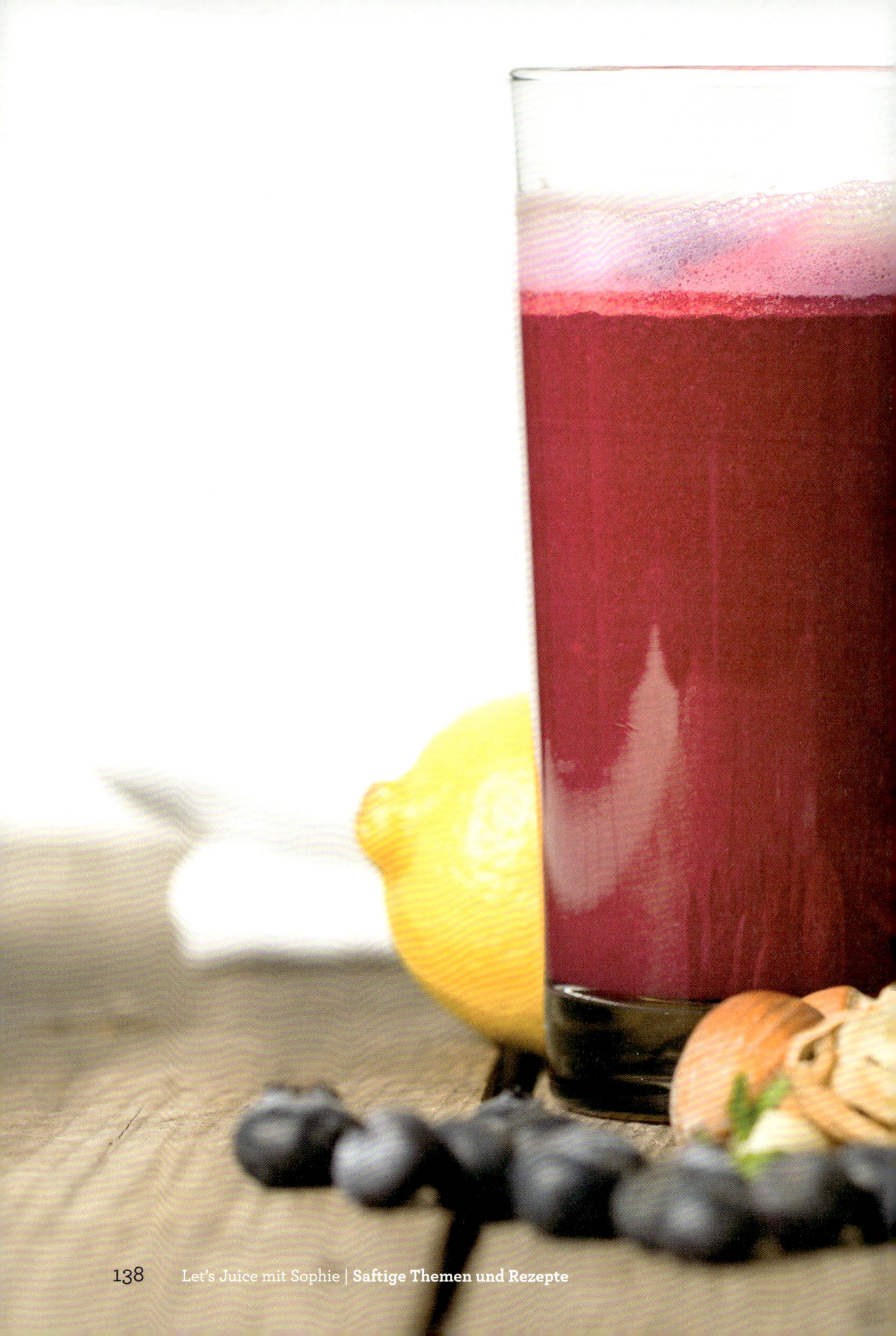

Kopf-Futter

Dich plagen Kopfschmerzen oder dein Gehirn hat eine Flaute? Die besten Mittel, deinen Geist wieder auf Vordermann zu bringen, sind Sauerstoff und ein frisch gepresster Saft. Pure Wellness für dein Gehirn, damit Inspirationen und Ideen wieder fließen!

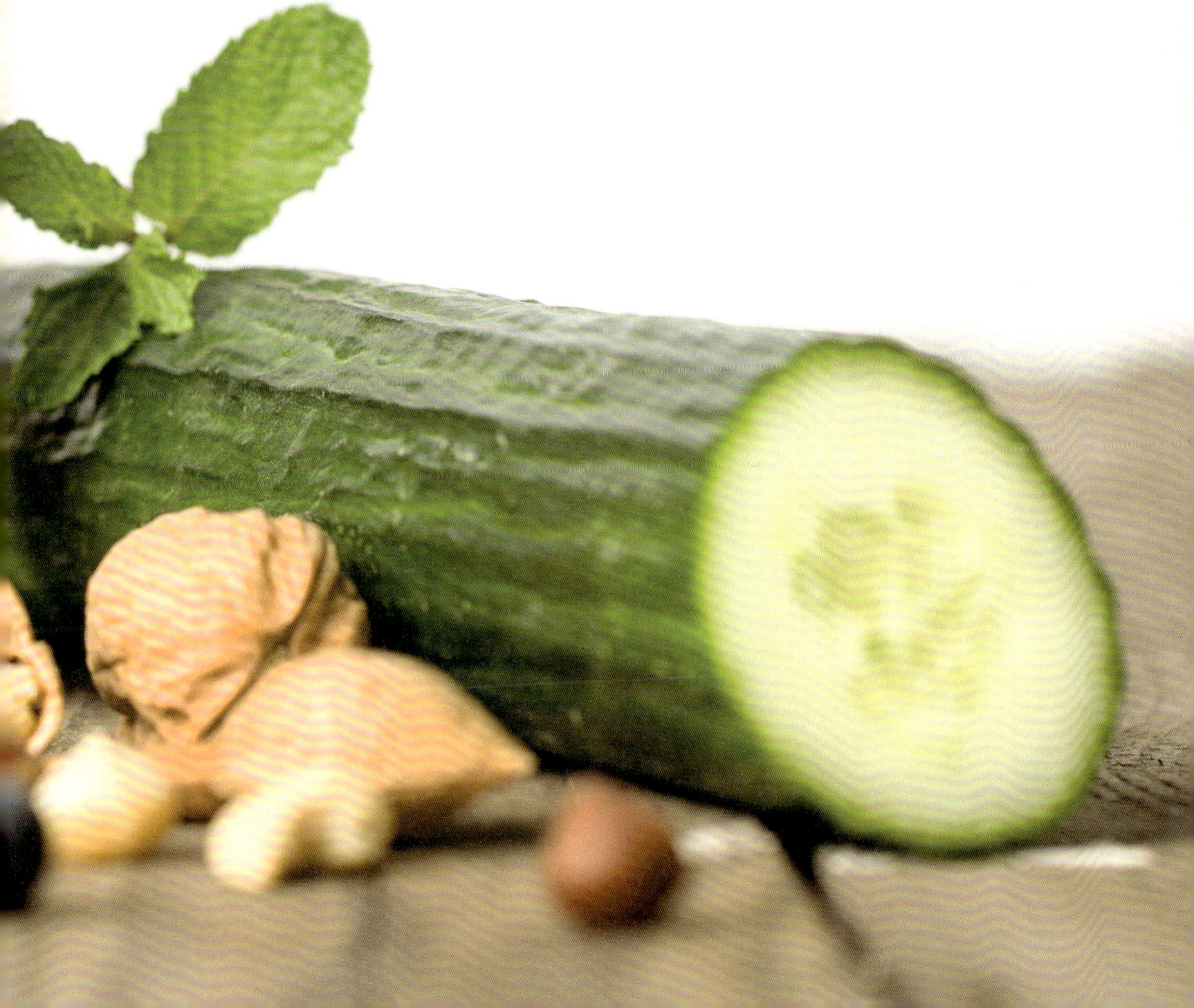

OOOOHHHM WIE OMEGA-3 + 6

Feuchtigkeit, Elektrolyte und gesunde Fette – das wünscht sich unser Gehirn, um Informationen zügig verarbeiten und weiterleiten zu können. Gesunde Fette wie Omega-3 und Omega-6 sind dabei insbesondere in Avocados, Chia-Samen und vielen Nüssen zu finden. Gurke und Kokoswasser versorgen unsere Schaltzentrale mit vielen Elektrolyten, sodass sich der Kommunikationsfluss zwischen unseren Gehirnzellen erhöht. Magnesium im Saft kann dabei helfen, Müdigkeit in Energie und Nervosität in Gelassenheit umzuwandeln. Es ist zum Beispiel in Wassermelone und Spinat, in Kürbiskernen und Nüssen enthalten.

Für Brainpower sorgen auch Rote Bete und Karotte sowie Blau-, Him- und Erdbeeren. Sie sind angefüllt mit Vitamin C und Polyphenolen, sekundären Pflanzenstoffen, die unser Gedächtnis stärken. Dabei regt Rote Bete durch ihre gefäßerweiternde Wirkung die Blutzirkulation in unserem Kopf an. Und die Karotte kann mit ihrem hohen Gehalt an Beta-Carotin Entzündungsprozesse lindern sowie Gedächtnislücken entgegenwirken. Das gilt auch für Süßkartoffel, Grünkohl und Paprika.

Und dann gibt es auch noch rohen Kakao – nicht zu verwechseln mit gesüßter Schokolade. Ein echter Zen-Meister! Die Kakaopflanze, deren botanische Bezeichnung *Theobroma cacao* übersetzt so viel wie „Speise der Götter" bedeutet, beinhaltet eine Fülle an Antioxidantien, die den Blutdruck senken, das Gehirn entspannen und so das Gedächtnis anregen.

Ab ins Saftglas!

Gemüse	Obst
Blumenkohl	Apfel
Bohnen, grün, weiß, rot	Avocado
Brokkoli	Birne
Frühlingszwiebeln	Blaubeeren
Grünkohl	Erdbeeren
Gurke	Himbeeren
Karotte	Kiwi
Paprika, grün	Limette
Rote Bete	Orange
Rotkohl	Wassermelone
Sellerie	Zitrone
Schalotten	
Spargel	
Spinat	
Süßkartoffel	
Tomate	

Bonus

Apfelessig, Basilikum , Cayennepfeffer, grüner Tee, Ingwer, Kakao, Knoblauch, Koriander, Kurkuma (frisch), Manuka-Honig, Meersalz, Nüsse (z.B. Walnüsse, Mandeln), Olivenöl, Petersilie, Pfefferminze, Rosmarin, Samen (z.B. Kürbiskerne, Chia-Samen)

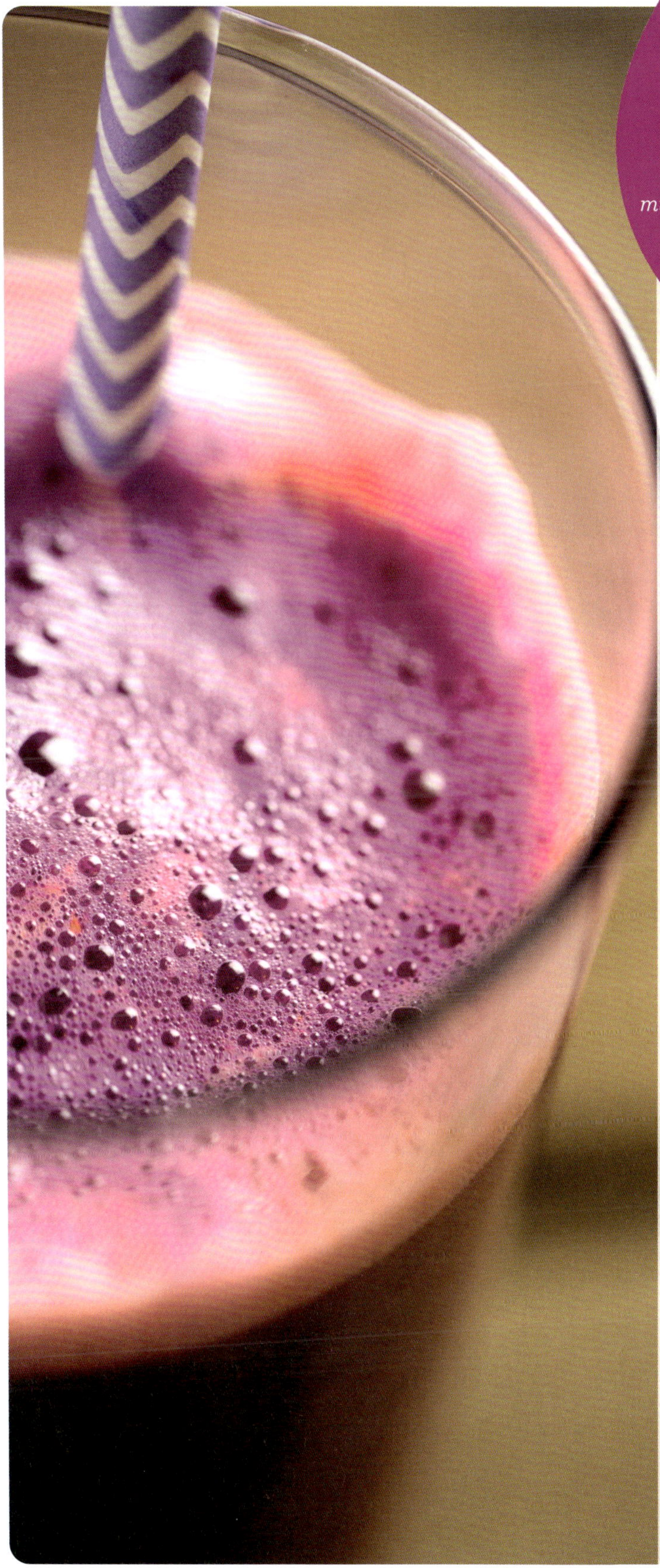

Juicing-Tipp

Rohes, ungesüßtes Kakaopulver muss nicht teuer sein. Fast alle Marken haben gleich hohe Werte an Inhaltsstoffen.

Frischer Wind

Sellerie	2 Stangen
Gurke	1
Äpfel	3
Limette	1
Ingwer	1–2 cm

Hangover-Spezial

Blaubeeren	2 Handvoll
Wassermelone	2–3 Scheiben
Basilikum	4–5 Blätter
Pfefferminze	2–3 Blätter

Oder du trinkst einfach ½ Liter Kokoswasser!

Alles klar!

große Karotten	3
Sellerie	2–3 Stangen
große Tomaten	3–4
grüne Paprika	1 ½
Spinat	1 Handvoll
Petersilie	2 Handvoll
Olivenöl	1 TL

Feel good

Erdbeeren	3–4 Handvoll
Äpfel	2
Limette	½
Pfefferminze	2–3 Blätter

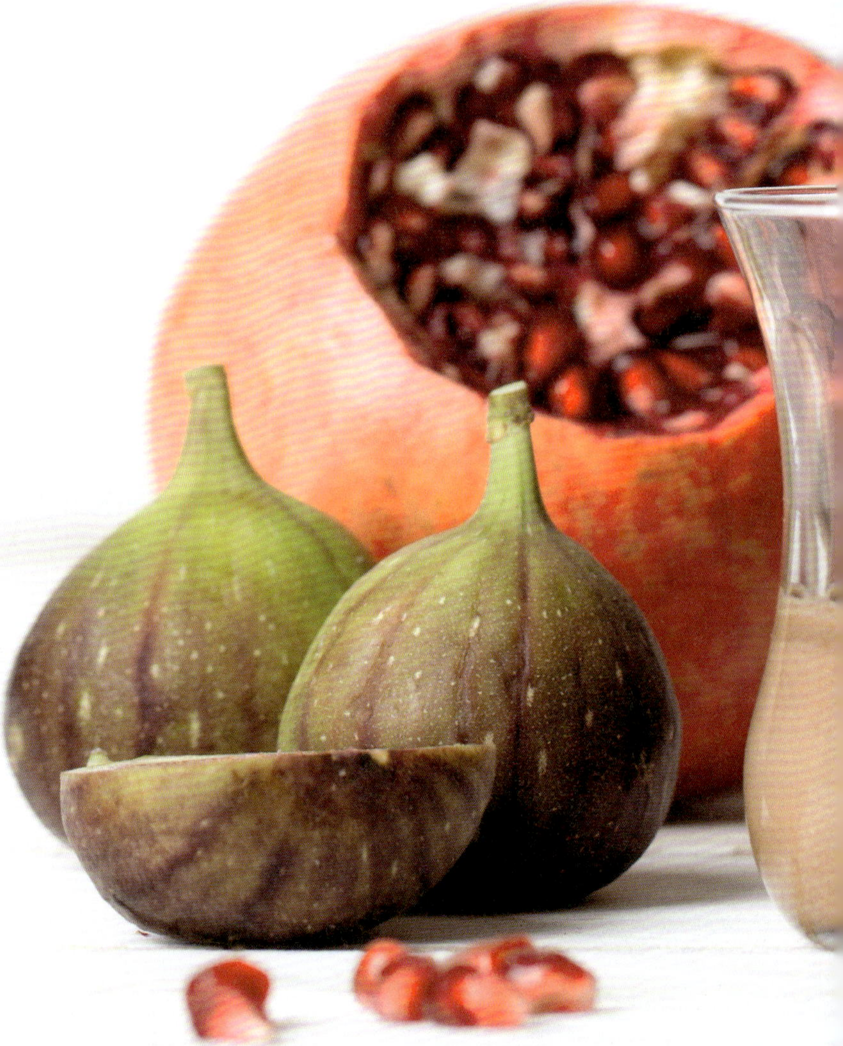

Reine Herzenssache

Schlägt dein Herz in deinem Rhythmus? Unaufhörlich pocht es in unserer Brust – mal schneller, dann wieder langsamer, um schließlich wieder aufzuholen, während wir Schritt für Schritt durchs Leben ziehen. Für ein starkes Herz ist eine gute Durchblutung genauso wichtig wie eine ausreichende Versorgung mit Sauerstoff und Nährstoffen.

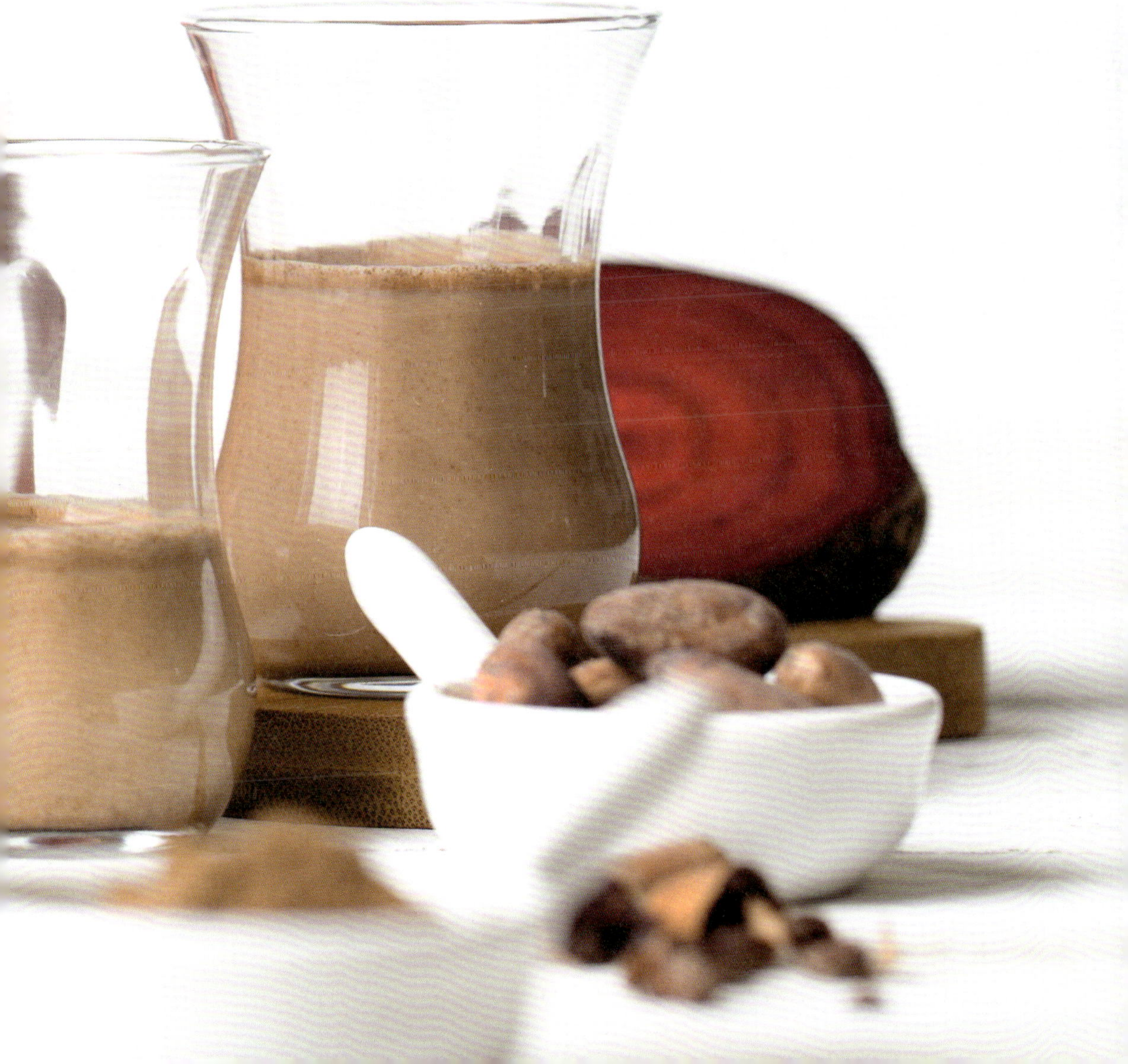

ALL YOU NEED IS LOVE

Stehst du vor einem neuen Abenteuer oder einer großen Herausforderung? Dann tu dich mit den Beeren zusammen. Blau-, Him- oder Brombeeren stecken voller Antioxidantien, die für ihre rote bzw. blaue Farbe verantwortlich sind. Die Farbstoffe erhöhen den Blutdruck und weiten die Gefäße, sodass unser Herz zügig mit viel Energie versorgt wird. Auch Rote Bete ist eine gute Fee fürs Herz, die durch ihre gefäßerweiternde Wirkung den Blutstrom steigert und zudem der Leber bei der Blutreinigung hilft.

Um Ablagerungen (Plaques) in den Blutgefäßen und damit einer Behinderung des Blutstroms vorzubeugen, sind Brokkoli, Granatapfel, Cranberries, Wassermelone, Zimt und Spirulina-Algen wertvolle Saftzutaten. Das Nitrit im Granatapfel reguliert zudem die Blutgerinnung, sodass unser Blut dünnflüssig bleibt. Den Blutkreislauf stärken auch Süßkartoffeln und Tomaten, da ihr Kaliumgehalt an der Regulierung des Wasserhaushalts mitbeteiligt ist. Zitrusfrüchte wie Orangen und Zitronen runden das Programm ab, indem sie unser Herz mit viel Vitamin C stärken.
Und natürlich! Alle wollen es wissen: Gibt es auch einen Saft für die Liebe? Sally (aus dem Film „Harry und Sally") sagt: „Ja, ja, jaaa!!!" Denn die Libido geht zurück, wenn der Körper nicht die Nährstoffe bekommt, die er braucht, und eher damit beschäftigt ist, sich auf Selbsterhalt und Erneuerung zu konzentrieren. Und was kommt sonst noch rein in das Liebeselixier? Ingwer und Cayennepfeffer beispielsweise regen die Durchblutung der empfindlichen Körperteile an und versorgen sie mit sauerstoffreichem Blut. Das erhöht den Genuss im doppelten Sinne. Oder wie wäre es mit rohem Kakao und Erdbeeren? Dazu noch ein paar Weintrauben, Brombeeren, Feigen oder ein Stück Wassermelone? Sexy Gemüsetypen sind vor allem Sellerie, Romanasalat, Tomate, Brokkoli und Spargel. Love is in the air!

Ab ins Saftglas!

Gemüse	Obst
Brokkoli *(Libido)*	Ananas
Fenchel	Apfel
Grünkohl	Avocado
Gurke	Banane
Karotte	Blaubeeren
Mangold	Brombeeren
Romanasalat *(Libido)*	Cranberries
Rote Bete	Erdbeeren
Rotkohl	Feigen
Sellerie *(Libido)*	Himbeeren
Spargel *(Libido)*	Limette
Spinat	Orange
Süßkartoffel *(Libido)*	Pfirsich
	Tomate
	Wassermelone
	Zitrone

Bonus

Basilikum, Cayennepfeffer, Chili, Goji-Beeren, Ingwer, Knoblauch, Kokoswasser, Kurkuma, Löwenzahn, Maca-Wurzel, Mandeln, Olivenöl, Petersilie, Samen (z.B. Chia-Samen, Leinsamen), Spirulina-Algen, Walnüsse, Zimt

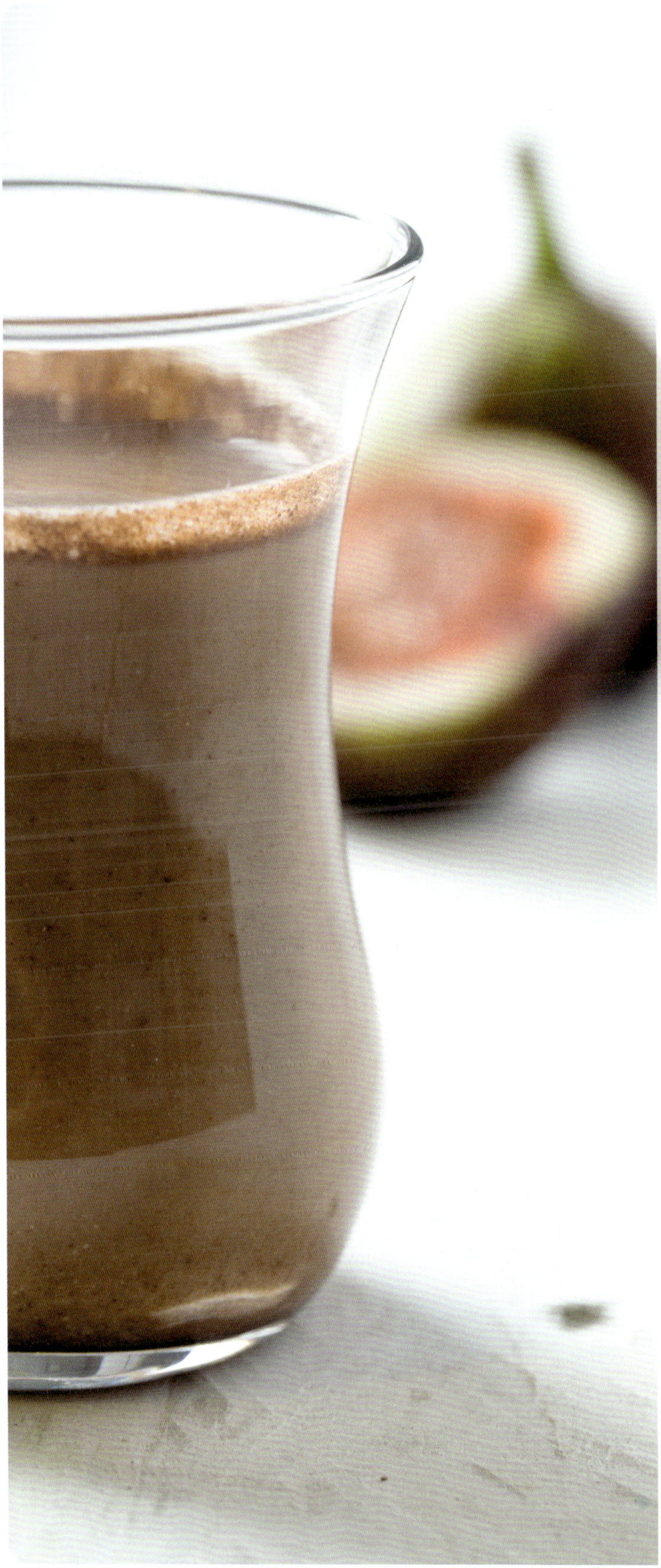

All you need is love

große Karotten	8
Spinat	3 Handvoll
Sellerie	2 Stangen
Rote Bete	1
Apfel	1
Olivenöl	1 TL

Sunrise

große Karotten	10
Äpfel	2
Pfirsiche	2
Orange	1
Zitrone	½
Olivenöl	1–2 TL

Pure Passion

große Karotten	5
Sellerie	2
Ingwer	1–2 cm
kleine rote Chili *(z. B. Jalapeño)*	¼
Olivenöl	1 TL

Herzallerliebst

Mangold	4 Blätter
Romanasalat	3 Blätter
Rote Bete	½
Fenchel	½
Äpfel	2
Limette	1
Ingwer	1–2 cm

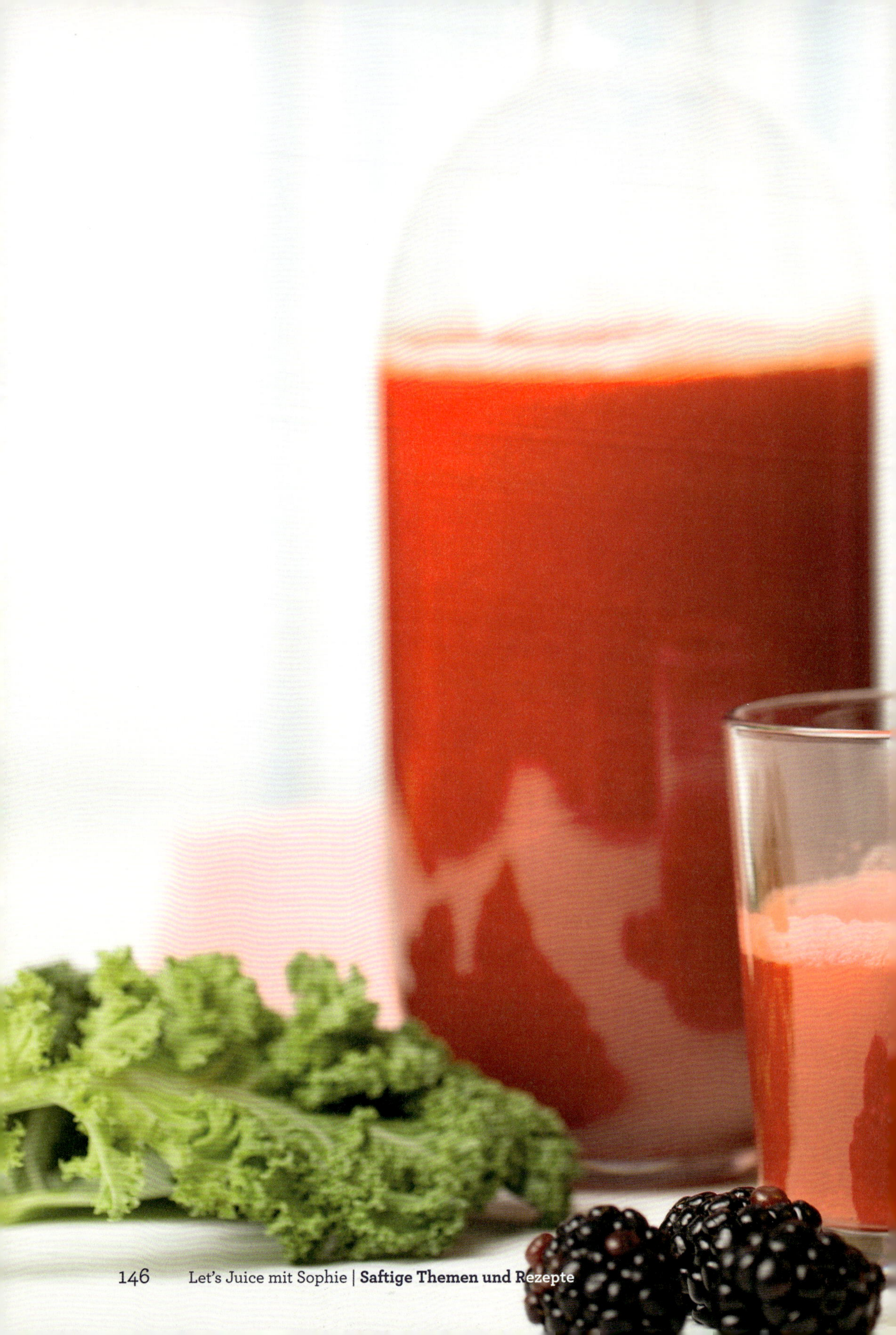

Volle Immunpower

Aktiviere dein Immunsystem! Füttere deinen Darm mit vielen Antioxidantien, sodass sich deine Darmflora zu einem schützenden, kraftvollen „Fell“ entwickeln kann.

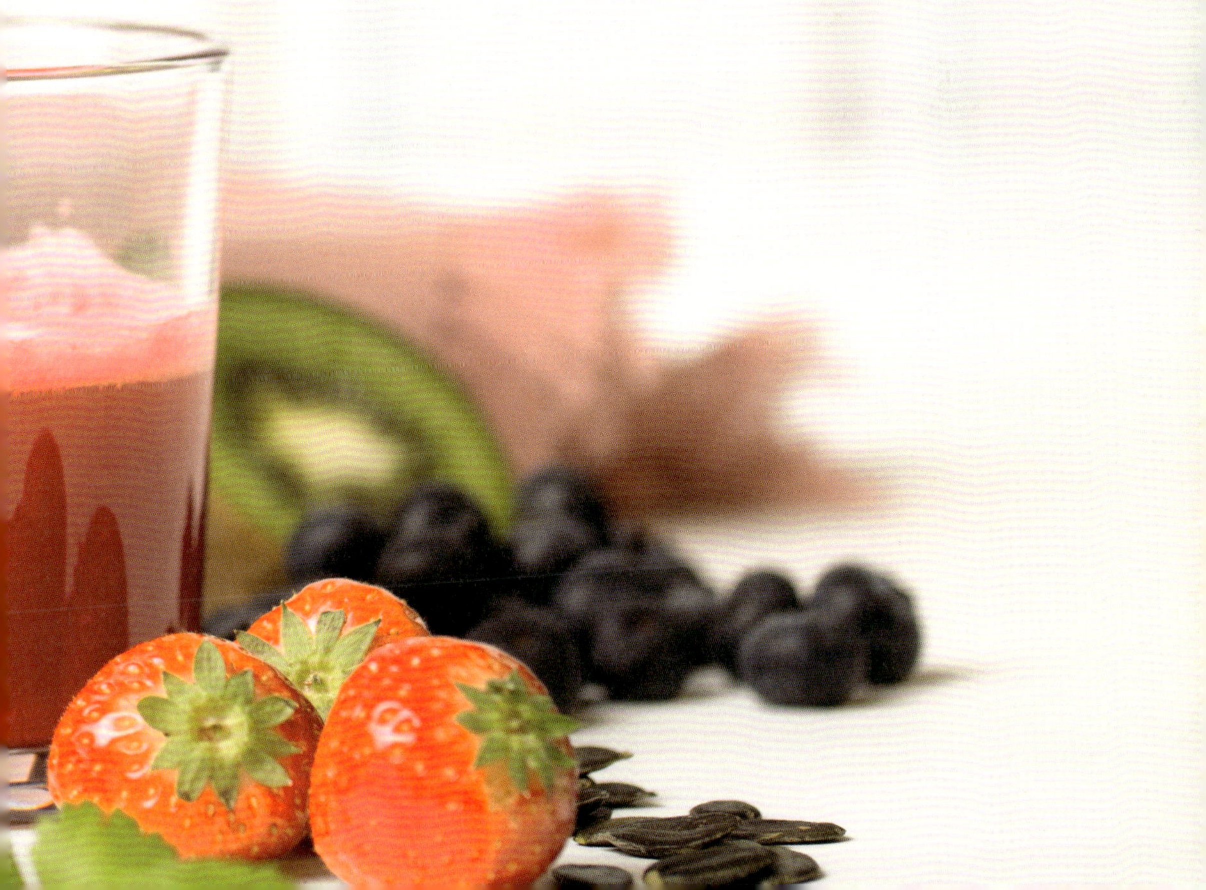

ALLES FÜR EIN „DICKES FELL"

Du brauchst Vitamin C, um dein Immunsystem zu pushen. Neben Zitrusfrüchten wie Zitrone, Limette, Orange und Grapefruit greifst du dazu am besten auch zu roter und gelber Paprika oder Chili. Die beiden haben einen noch höheren Vitamin-C-Gehalt als Zitrusfrüchte! Vitamin C schützt unsere Haut gegen schädliche Eindringlinge und verhindert, dass sie in unsere Blutbahn eindringen.

Die Beta-Carotine in Paprika, Chili und Möhren sind wertvolle Antioxidantien: Sie fangen freie Radikale und schützen unsere Körperzellen. Antioxidantien finden sich auch in Spinat, Mangold, Grünkohl, Feldsalat, Rucola und in den Blättern von Roter Bete. Ingwer bedeutet zusätzliche Verstärkung bei der Vorbeugung von Erkältungen. Seine Schärfe rührt von seinem Inhaltsstoff Gingerol her, einem Verwandten von Capsaicin, das in roten Chilischoten steckt. Auch die goldgelbe Wurzel Kurkuma ist ein wahrer Immunbooster und kann den Abwehrkräften wieder auf die Sprünge helfen. Wie Ingwer wird sie seit Jahrhunderten für ihre entzündungshemmenden Eigenschaften geschätzt. Kurkuma erhält auch in der Krebsforschung besondere Aufmerksamkeit.

Frische Immunpower schenken uns auch Nüsse, insbesondere Mandeln. Sie enthalten viel Vitamin E – ein weiterer Schlüssel für ein starkes Immunsystem. Nüsse und Samen liefern uns zahlreiche Fette, die es uns ermöglichen, fettlösliche Vitamine wie Vitamin A, D, E und K aufzunehmen und zu speichern. Auch Knoblauch ist bekannt dafür, dass er gegen Infektionen und Entzündungen hilft und außerdem noch ein natürliches Antibiotikum ist. Vor allem die Schwefelverbindung Allicin kommt dabei unserem Immunsystem zugute und wirkt gegen alle möglichen Arten von Viren und Bakterien – und das, ohne dabei die nützlichen Darmbakterien anzugreifen.

Ab ins Saftglas!

Gemüse	Obst
Brokkoli	Ananas
Fenchel	Apfel
Grünkohl	Avocado
Gurke	Birne
Karotte	Blaubeeren
Radicchio	Brombeeren
Romanasalat	Cranberries
Rote Bete	Erdbeeren
Rucola	Grapefruit
Salat	Kiwi
Sellerie	Limette
Spargel	Mango
Spinat	Orange
Süßkartoffel	Papaya
Tomate	Pfirsich
Zwiebeln	Wassermelone
	Zitrone

Bonus

Basilikum, Cayennepfeffer, Chlorella-Algen, Honig, Ingwer, Knoblauch, Kokoswasser, Koriander, Kurkuma, Löwenzahn, Meersalz, Mineralwasser, Muskat, Olivenöl, Petersilie, Pfefferminze, Sprossen, Zimt

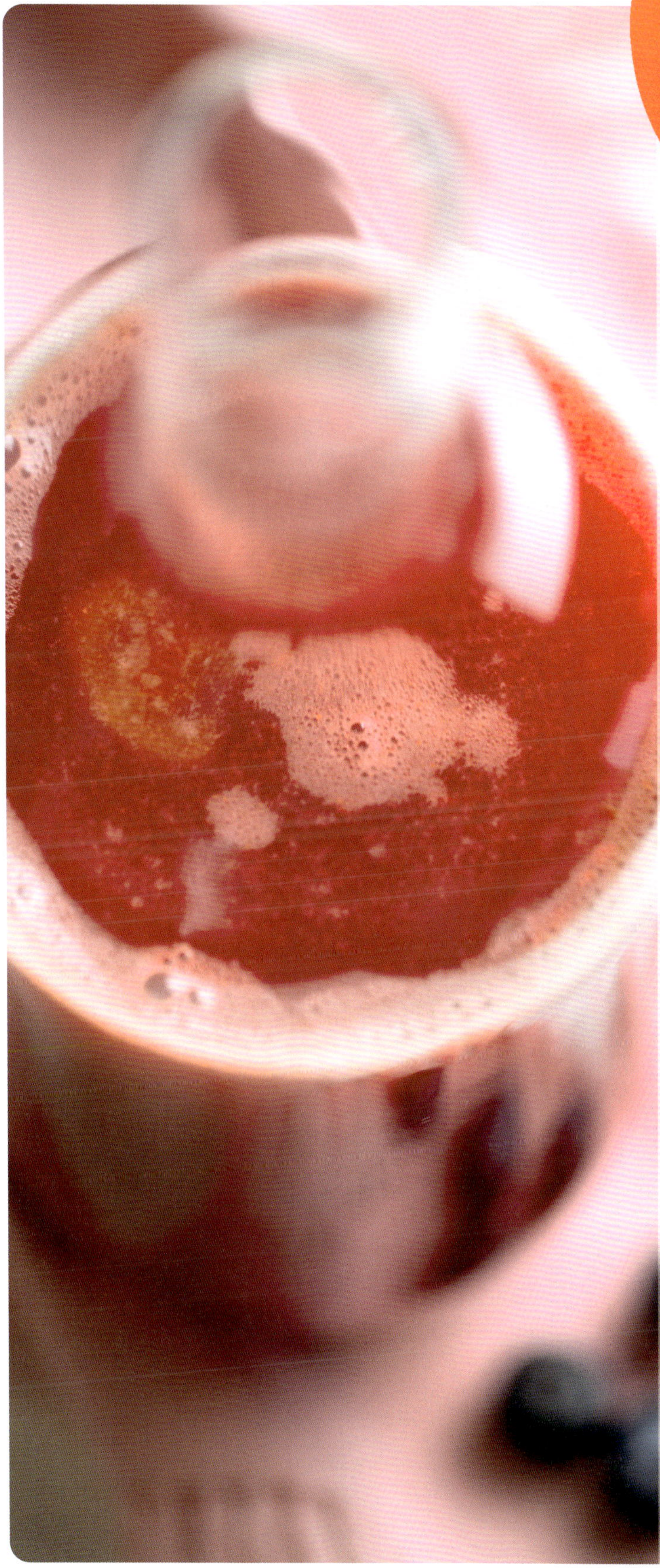

Juicing-Tipp

Wer Knoblauch-Atem fürchtet, nehme ein paar Blätter Petersilie in den Mund und kaue ein wenig auf ihnen herum. Freie Bahn für ein Küsschen!

Happy Day

Spinat	2 Handvoll
Gurke	½
Rucola	½ Handvoll
Grapefruit	¼
Zitrone	¼
Basilikum	5 Blätter
Ingwer	1 cm

Yes Yes Yes

Ananas	2 Scheiben
Apfel	1
Chlorella-Pulver	½ TL

Chlorella in einen Mixer geben und Saft hinzufügen

Startklar

große Karotten	5
Spinat	2 Handvoll
Gurke	½
Birne	1
Zitrone	½
Ingwer	1–2 cm
Olivenöl	1 TL

Beerenstärke

Karotten	2
Rote Bete	1
Gurke	1
roter Apfel	1
Prise Meersalz	1
Beeren deiner Wahl	1 Handvoll

Beeren in einen Mixer geben und Saft hinzufügen

Cancer-Fighter!

Gesunde Ernährung kann einen wichtigen Beitrag dazu leisten, Krebs vorzubeugen. Vitalstoffreiche Lebensmittel wie Gemüse und Obst stehen dabei an erster Stelle. Im Gegensatz zu Kohlenhydraten (Brot, Pasta, Gebäck) und Zucker, die man besser meidet. Besonders grüne Säfte mit wenig Fruchtzucker sind hier gefragt!

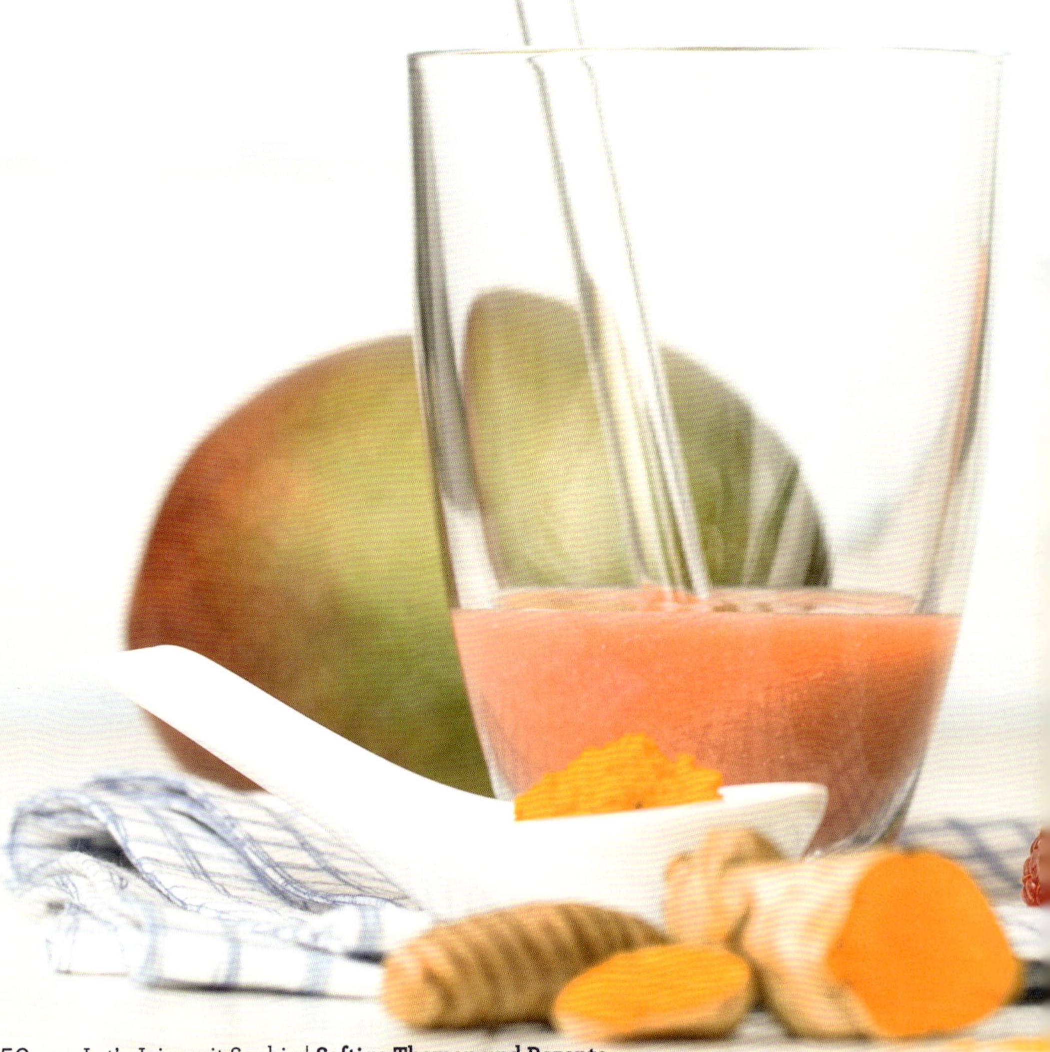

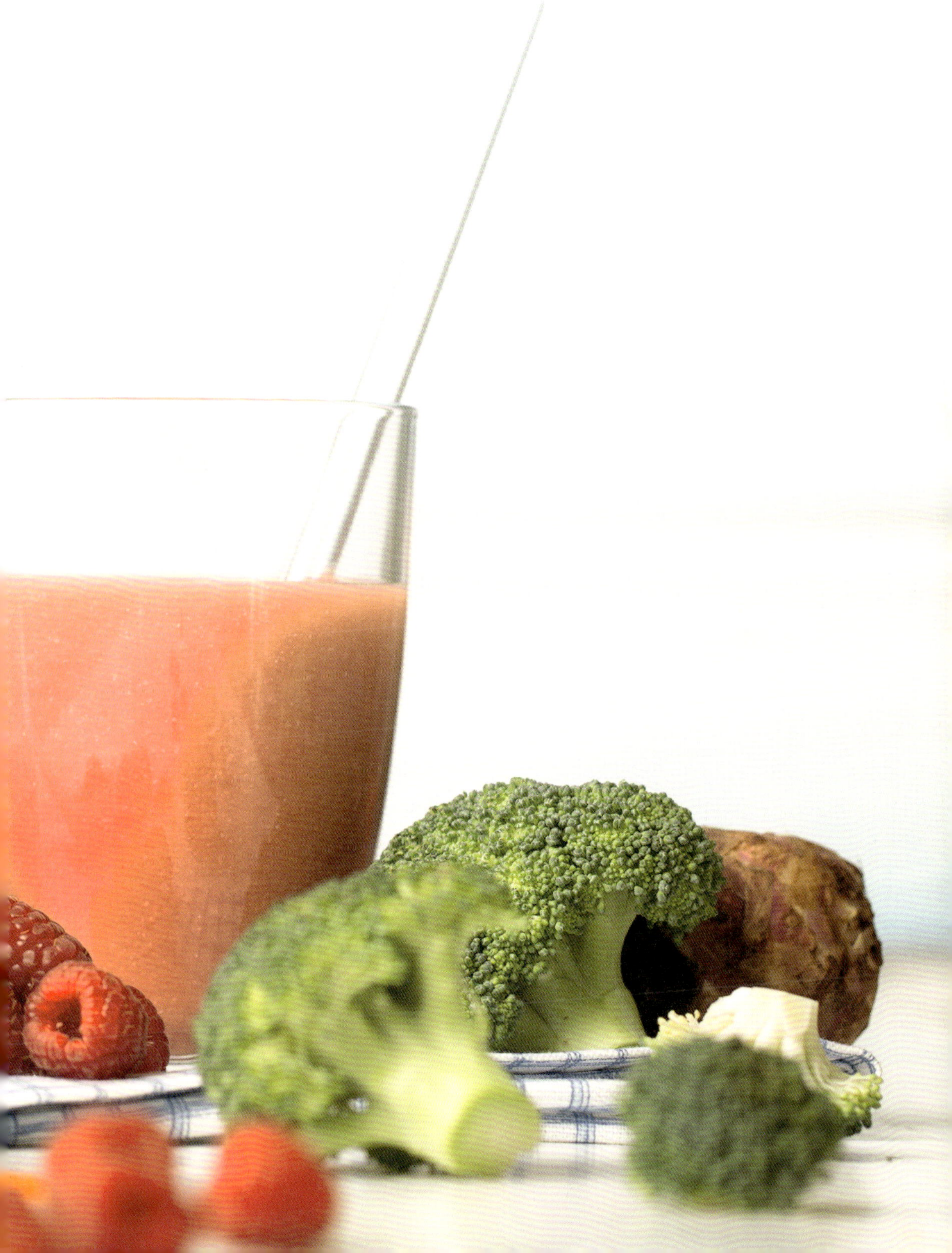

EINER FÜR ALLE, ALLE FÜR EINEN.

Immer öfter werden in der Literatur bestimmte Gemüse- und Obstsorten, Kräuter, Nüsse und Gewürze erwähnt, denen aufgrund ihres hohen Gehalts an Antioxidantien und sekundären Pflanzenstoffen eine krebsvorbeugende oder sogar krebslindernde Wirkung zugesprochen wird. Von einigen Pflanzen wird berichtet, dass sie das Wachstum von Krebszellen hemmen oder eine tumorreduzierende Wirkung haben.

Insbesondere Kohlsorten wie Brokkoli, Grün- und Blumenkohl sowie verschiedene Beeren wie Blaubeeren, Himbeeren und Schwarze Johannisbeeren gelten als antikarzinogen, denn sie sind reich an sekundären Pflanzenstoffen und Vitamin E, einem natürlichen Antioxidans. Vitamin E ist auch vermehrt in verschiedenen Pflanzenölen wie Kokosöl und Rapsöl sowie in Avocados enthalten. Avocados haben außerdem einen hohen Gehalt an guten Omega-3-Fettsäuren, ohne die unser Körper die fettlöslichen Vitamine A, D, E und K nicht aufnehmen und verwerten kann. Gerade Vitamin-K-haltigem Gemüse wird nachgesagt, das Krebsrisiko verringern zu können. Vitamin K1 oder Phyllochinon steckt besonders in grünem Blattgemüse, verschiedenen Kohlsorten wie Grün- und Rosenkohl sowie in Bohnen. Im Darm bilden Bakterien aus der Nahrung eine weitere Form von Vitamin K: Vitamin K2 (Menachinon). Dieses können wir noch besser aufnehmen als Vitamin K1.

Zur Vorsorge gegen Krebs wird außerdem empfohlen, mehr pflanzliche Proteine aufzunehmen. Die höchste Proteindichte, die von keinem anderen natürlichen Nahrungsmittel erreicht wird, steckt in Spirulina- und Chlorella-Algen. Das einfachste ist, einen halben Teelöffel in den Saft zu mixen. Ganz oben auf der Cancer-Fighter-Liste stehen auch Kurkuma, Weintrauben und Tomaten, weil sie stark entzündungshemmende Wirkstoffe enthalten.

Ab ins Saftglas! *Gemüse*

Blumenkohl, Brokkoli, Erbsen (frisch), Feldsalat, Gurke, Grünkohl, Karotten, Mangold, Paprika (grün), Romanasalat, Rosenkohl, Rotkohl, Rucola, Sellerie, Spinat, Süßkartoffel, Tapioka, Tomate, Wirsing, Zwiebeln

Ab ins Saftglas! *Obst*

Ananas, Apfel, Aprikose Avocado, Blaubeeren, Birne, Cranberries, Erdbeeren, Feigen (frisch), Granatapfel, Grapefruit, Himbeeren, Honigmelone, Kiwi, Limette, Mango, Orange, Papaya, Pfirsich, Schwarze Johannisbeeren, Wassermelone, Weintrauben, Zitrone

Bonus

Aprikosenkernöl, Basilikum, Cayennepfeffer, Chili, Chia-Samen, Chlorella-Algen, Granatapfelsamen, grüner Tee, Ingwer, Knoblauch, Kokosmilch, Kokoswasser, Kokosöl, Koriander, Kürbiskerne, Kurkuma, Leinsamen, Mandeljoghurt, Mandelmilch, Mandeln, Manuka-Honig, Matcha-Pulver, Meersalz, Olivenöl, Petersilie, Pfefferminze, Rapsöl, Rosmarin, Salbei, Seidentofu, Sonnenblumenkerne, Spirulina-Algen, Sprossen (z. B. Wasserkresse), Tulsi-Tee, Vital-Pilze (Shiitake, Reishi oder Maitake), Walnüsse, Zimt.

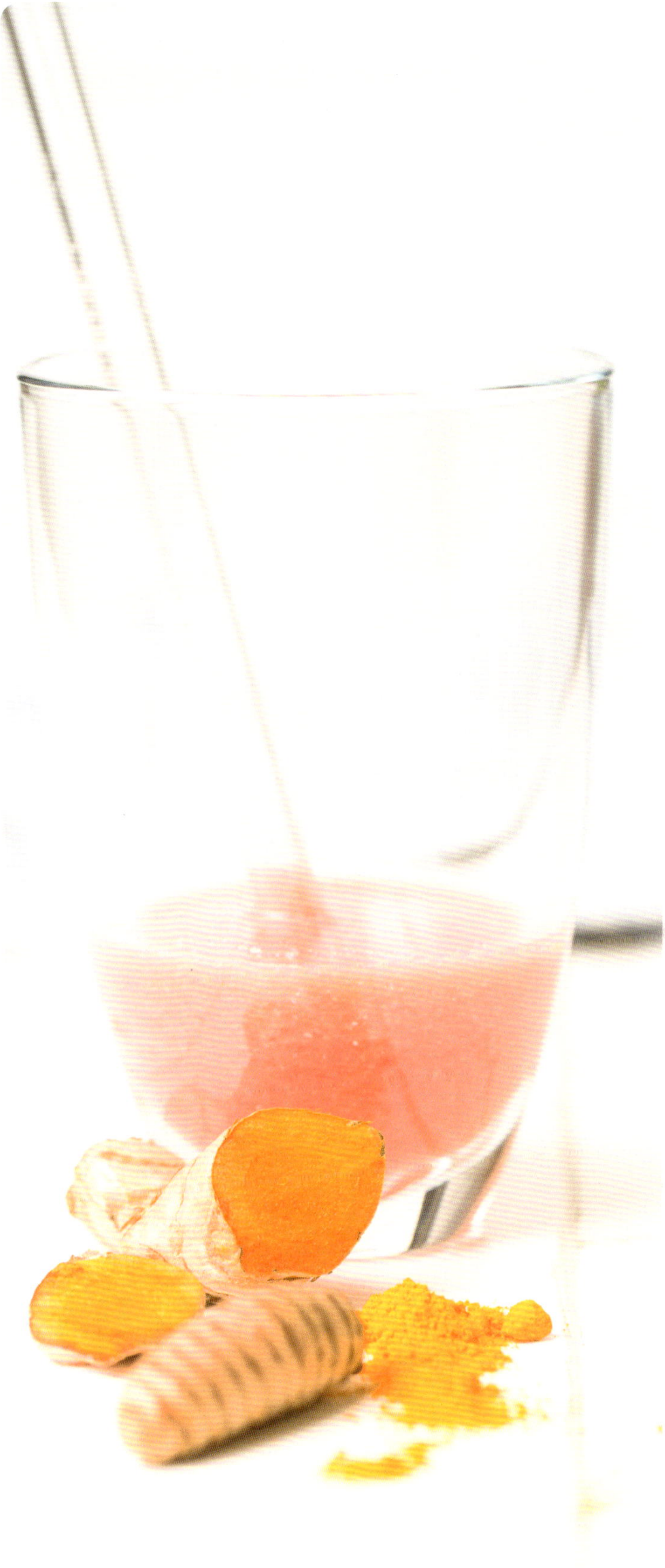

Weltwunder

große Karotten	6
Brokkoli	3–4 Röschen
Orangen	2
Granatapfel	½
Apfel	½
Zitrone	¼
Olivenöl	1 TL

Nature Kiss

Grünkohl	2–3 Blätter
Apfel	1
Zitrone	½
Ingwer	1–2 cm

Green Glory

Romanasalat	4 Blätter
Gurke	½
Honigmelone	½
optional	
Brokkoli	2–3 Röschen

Auszeit

Wassermelone	2 Scheiben
Orange	1
Sprossen	2 Handvoll
z. B. Wasserkresse	
Ingwer	1–2 cm

Ab in den Süden

Spinat	2 Handvoll
Ananas	½
Mango	½

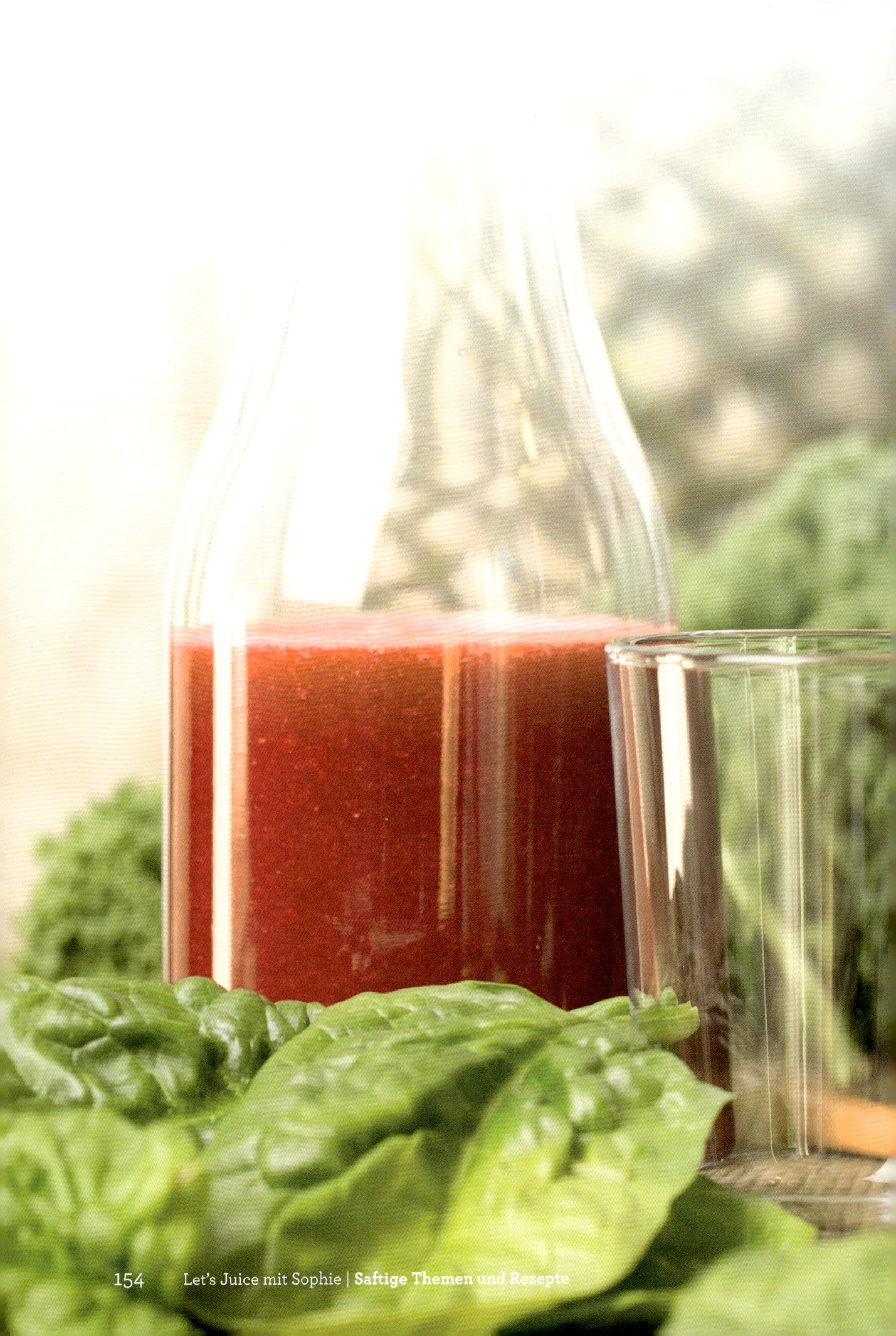

Just Detox

Genauso wie unsere Wohnräume braucht auch unser Körper hin und wieder eine „Aufräumzeit“, um alten Ballast abzuwerfen. Am besten geht das mit einer Auszeit zur Reinigung und Entgiftung. Was kompliziert klingt, ist eigentlich ganz einfach. Und zur Belohnung fühlen wir uns danach wieder richtig fit und sehen strahlend aus.

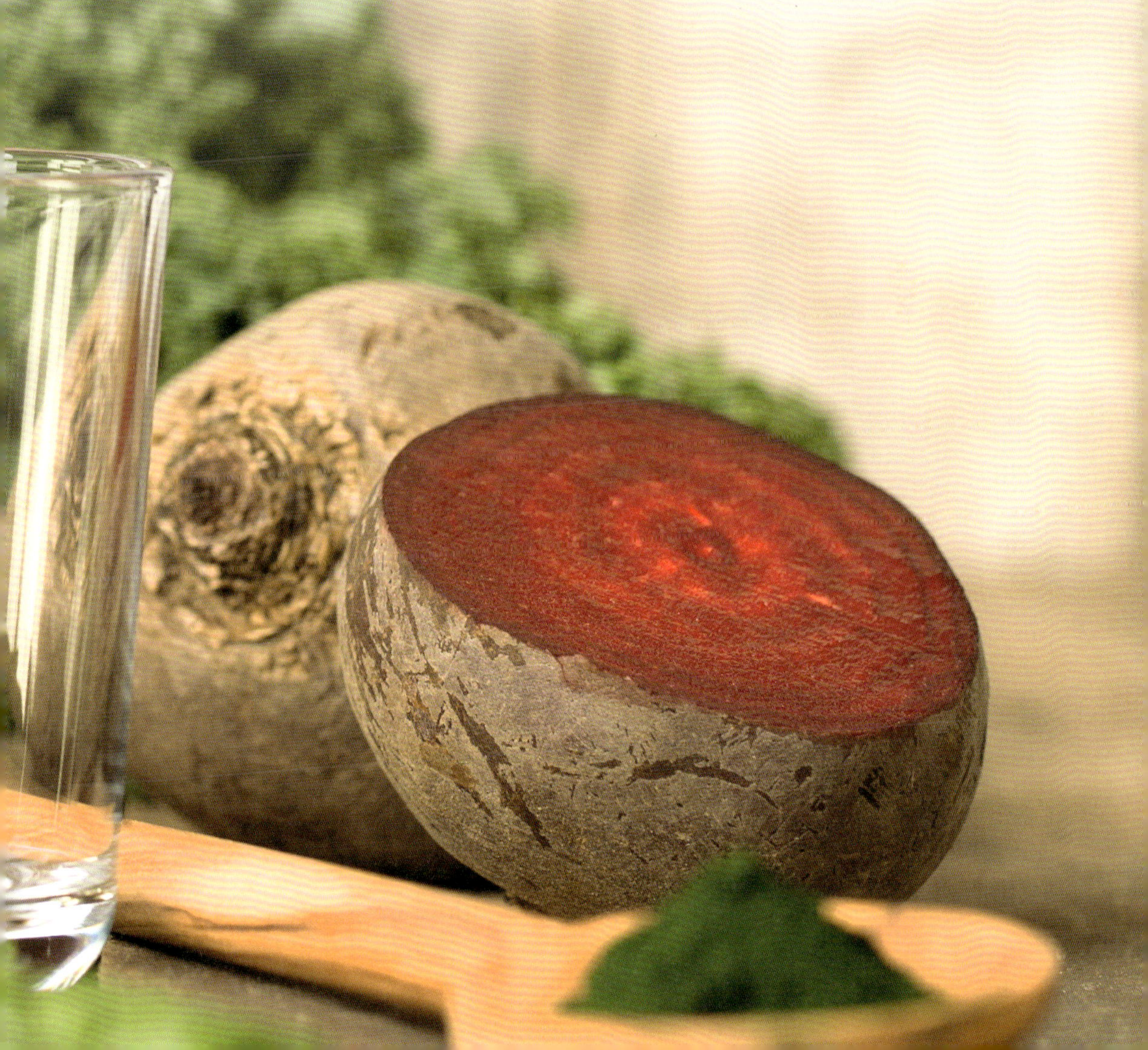

SANFTE REINIGUNG VON INNEN

Oft ist unser Lebenswandel alles andere als gesund: Morgens schnell einen Latte Macchiato mit viel Zucker to go, mittags schwer verdauliche Kost aus der Kantine, dazu eine leckere Limonade und abends nach der Arbeit keine Zeit zu kochen, nur eben ein Butterbrot. **Kurze Frage: Wann hast du das letzte Mal ein Glas klares Wasser getrunken? Wir nehmen uns nicht genügend Zeit für Pausen, schlafen viel zu wenig und bewegen uns nicht genug.** Und dann fangen wir an zu grübeln: „Was ist das bloß, was mich so müde macht? Irgendwie bin ich ständig schlapp." Dann heißt es: Ran ans Aufräumen! Zu viele Schlacken haben sich möglicherweise über längere Zeit angesammelt. Die leeren Nährstoffspeicher wollen wieder aufgefüllt werden, und auch der Darm braucht eine Auszeit, um sich wieder zu erholen.

Die sekundären Pflanzenstoffe und Antioxidantien in Apfel, Sellerie, Blattgemüse, Gurke und Brokkoli regen den Entgiftungsprozess im Verdauungstrakt und speziell in der Leber an. Tomate, Wassermelone und Limette unterstützen die Nierentätigkeit, während Rote Bete und Karotten ebenfalls die Leber aktivieren, sodass die Aufräumaktion gut ins Rollen kommt. Zitrusfrüchte wie Grapefruit und Zitrone sowie Apfel liefern viel Vitamin C und Pektin, die dazu beitragen, Darm und Leber zu reinigen. Ingwer kann mögliche Detox-Nebenwirkungen wie Übelkeit und Kopfschmerzen beheben. **Und: Wer entgiftet, sollte dafür sorgen, dass der angesammelte „Müll" den Körper auch verlassen und nicht wieder in das System zurückfließen kann,** sprich: viel Wasser und Tee zwischen den Säften trinken. Auch Pausen nicht vergessen, denn Aufräumen kann ganz schön anstrengend sein.

Ab ins Saftglas!

Gemüse	*Obst*
Blumenkohl	Ananas
Brokkoli	Apfel
Frühlingszwiebeln	Erdbeeren
Grünkohl	Grapefruit
Gurke	Limette
Karotte	Mango
Mangold	Orange
Paprika	Pfirsich
Rettich	Wassermelone
Romanasalat	Zitrone
Rote Bete	
Rotkohl	
Rucola	
Schalotten, Sellerie, Spargel, Spinat, Süßkartoffel, Tomate, Wirsing.	

Bonus

Alfalfa-Sprossen, Basilikum, Cayennepfeffer, Hanfpulver, Ingwer, Knoblauch, Kokoswasser, Koriander, Manuka-Honig, Petersilie, Pfefferminze, Pflanzenöle, Spirulina-Algen, Sprossen (z. B. Wasserkresse), Weizengras

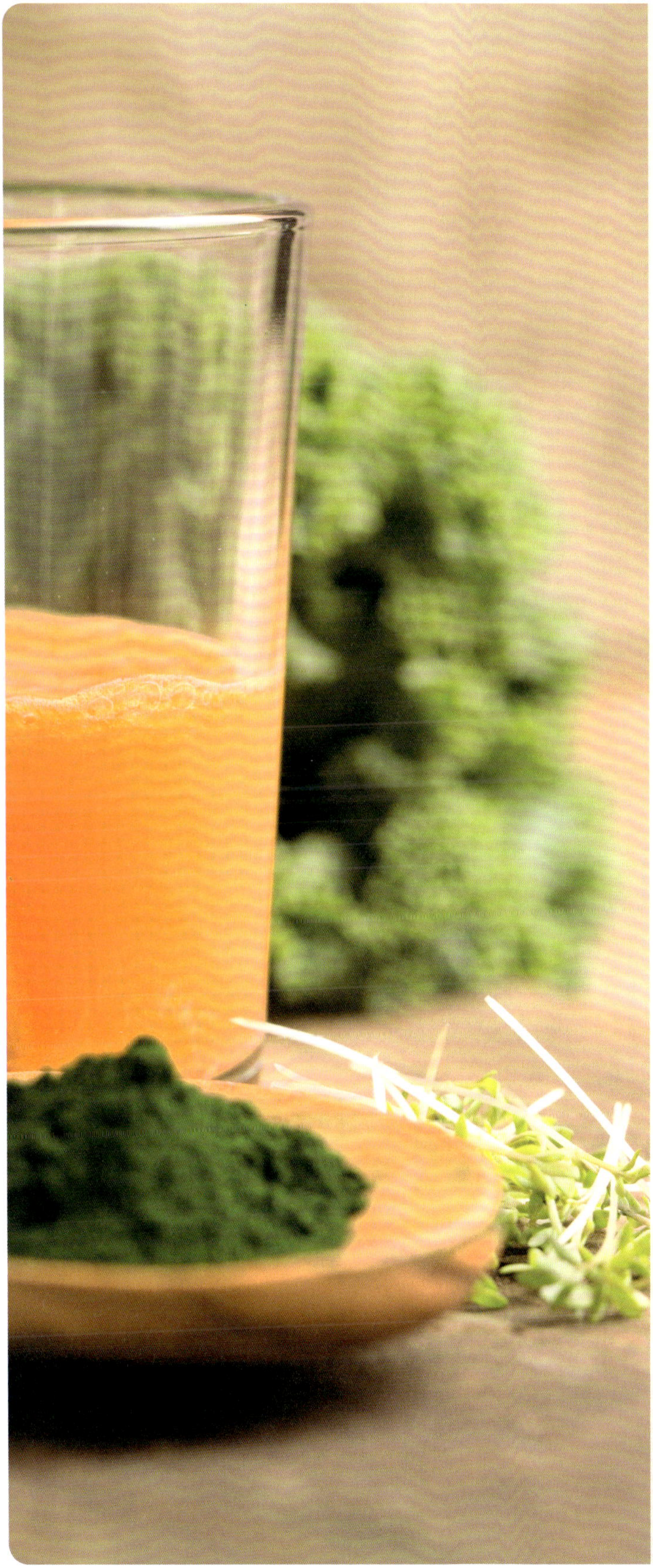

Weitere Wellness-Tipps findest du auf Seite 194

Spice up your life

große Karotten	6
Süßkartoffel	¼
Orange	1
Zitrone	¼
Koriander	1 Handvoll
Ingwer	1 cm
roter Chili	¼
Olivenöl	1 TL

Rainbow Fusion

Rote Bete	½
Gurke	¼
Pfirsich	1
Limette	½

Atme ein & atme aus

Sellerie	2 Stangen
Romanasalat	4–5 Blätter
Gurke	½
Äpfel	2
Orange *mit weißer Schale*	1

Let go

Kokoswasser	200 ml
große Karotten	8
Zitrone *mit weißer Schale*	¼
Limette *mit weißer Schale*	¼
Meersalz	1 Prise
Cayennepfeffer	1 Prise
Olivenöl	1 TL

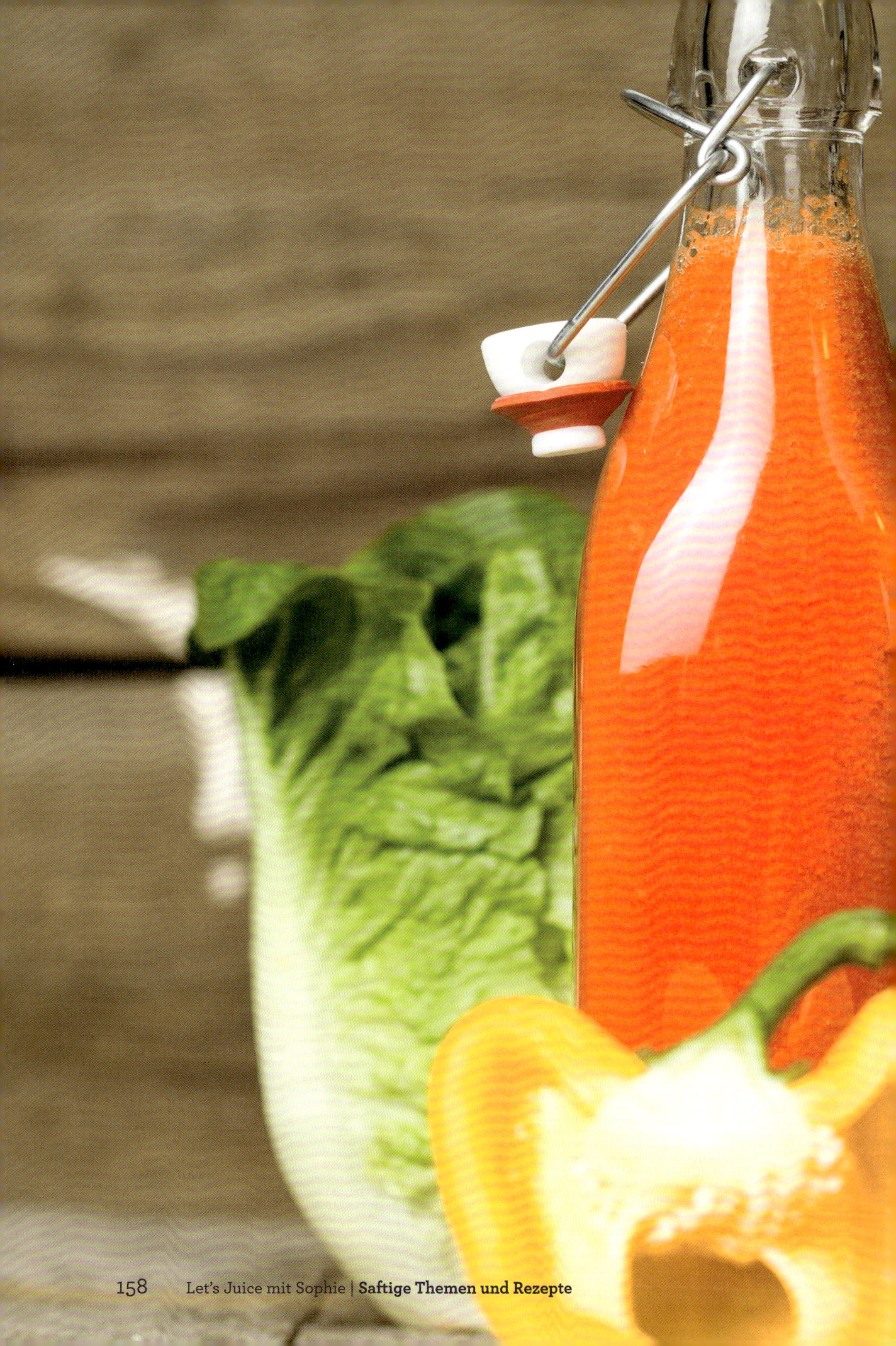

End-zündung

Es gibt akute, plötzlich auftretende sowie chronische, sich langsam entwickelnde Entzündungen im Körper. Der Ernährung kommt dabei eine immer zentralere Rolle zu. Denn es gibt Lebensmittel, die Entzündungen fördern, und andere, die sie lindern können. Go green! Versorge deinen Körper mit anti-entzündlichen Zutaten im Saft.

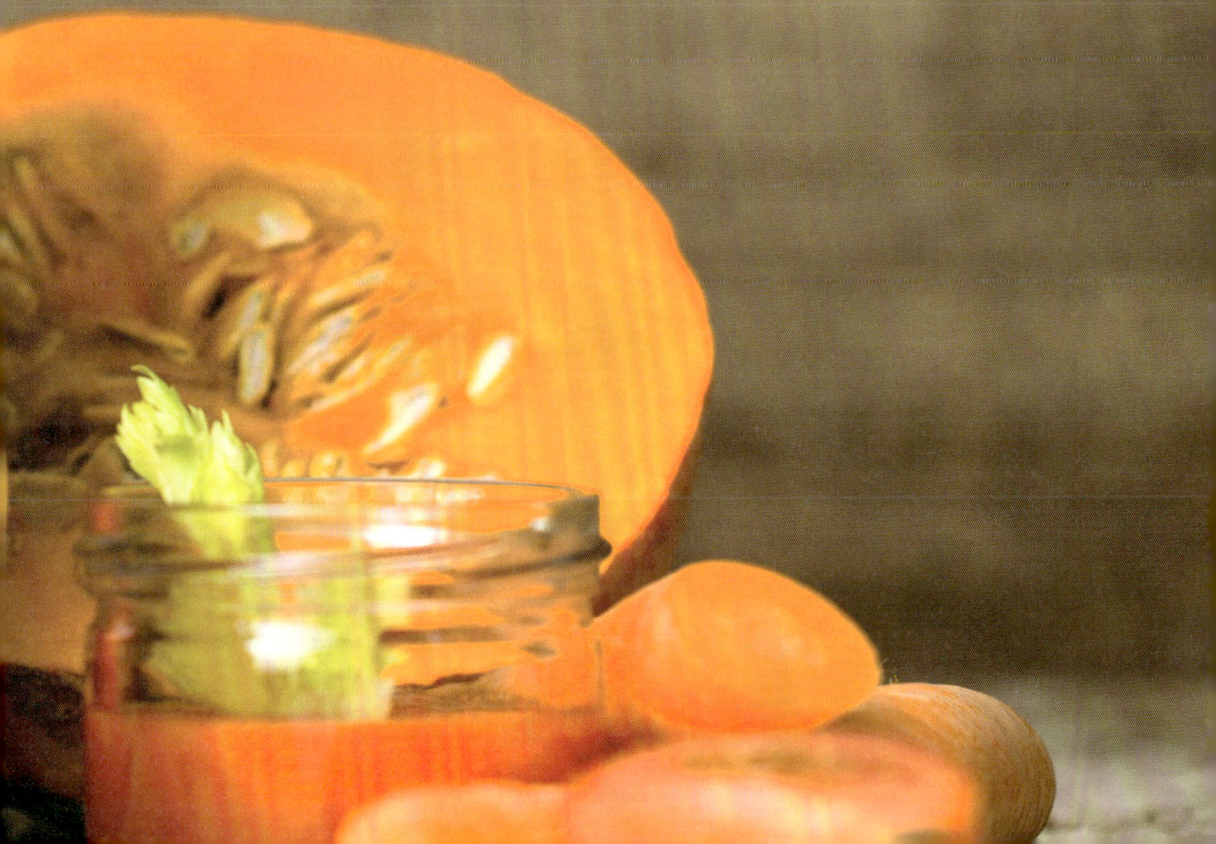

GO - GREAT - GREEN

Eine Entzündung ist zunächst einmal eine normale Reaktion unseres Immunsystems gegen Fremdkörper, schädliche Bakterien, Verletzungen oder Infektionen. Sie haben das Ziel, den Auslöser zu beseitigen. Sind wir jedoch langfristig mit einer solchen Situation konfrontiert, dann können Entzündungen chronisch werden und viele Probleme bereiten. So werden heute Verdauungsbeschwerden, Gelenkschmerzen, Hautkrankheiten wie Akne, Allergien, Migräne, neurologische Auswirkungen oder auch Autoimmunerkrankungen häufig mit chronischen Entzündungen im Darm in Verbindung gebracht.

Kümmern wir uns also gut um unseren Darm und führen unserem Körper jede Menge anti-entzündliche Lebensmittel zu. Dann haben wir große Chancen, Entzündungen vorzubeugen oder sie frühzeitig zu lindern. Lebensmittel mit entzündungshemmenden Eigenschaften sind zum Beispiel dunkle Blattgemüse wie Spinat und Mangold. Und auch Grünkohl, Brokkoli, Sellerie und Rote Bete sind angefüllt mit Vitamin C und Antioxidantien wie Flavonoiden und Carotinoiden, die Entzündungen und bakteriellen Infektionen entgegenwirken. Quercetin ist ein Flavonoid, das in dunklen Beeren wie Brombeeren und Blaubeeren und auch in Olivenöl zu finden ist. Auch Gewürze wie Ingwer, Knoblauch, Zimt, Oregano, Salbei und Thymian sind reich an Pflanzenstoffen mit durchblutungsfördernder und anti-entzündlicher Wirkung. Nicht zu vergessen sind Tees wie Tulsi-Tee oder grüner Tee. Matcha, der als nährstoffreichster grüner Tee gilt, enthält besonders viele entzündungshemmende Antioxidantien. Ein Tee aus den Powerwurzeln Kurkuma und Ingwer hilft ebenso, Entzündungen zu lindern. Oder frische Nussmilch oder ein Seidentofu-Shake mit Kurkuma und Ingwer als Gewürze.

Ab ins Saftglas!

Gemüse	Obst
Brokkoli	Ananas
Gurke	Apfel
Grünkohl	Blaubeeren
Karotte	Brombeeren
Mangold	Erdbeeren
Paprika (gelb, rot, grün)	Limette
Romanasalat	Orange
Rote Bete	Papaya
Rucola	Pfirsich
Sellerie	Wassermelone
Spargel	
Spinat	
Süßkartoffel	
Tomate	

Bonus

Basilikum, Cayennepfeffer, Edamame-Sojabohnen, grüner Tee (z. B. Matcha-Tee), Ingwer, Knoblauch, Kurkuma, Manuka-Honig, Nüsse, Olivenöl, Petersilie, Pfefferminze, Sojaprodukte (z. B. Seidentofu), Tulsi-Tee, Wasserkresse

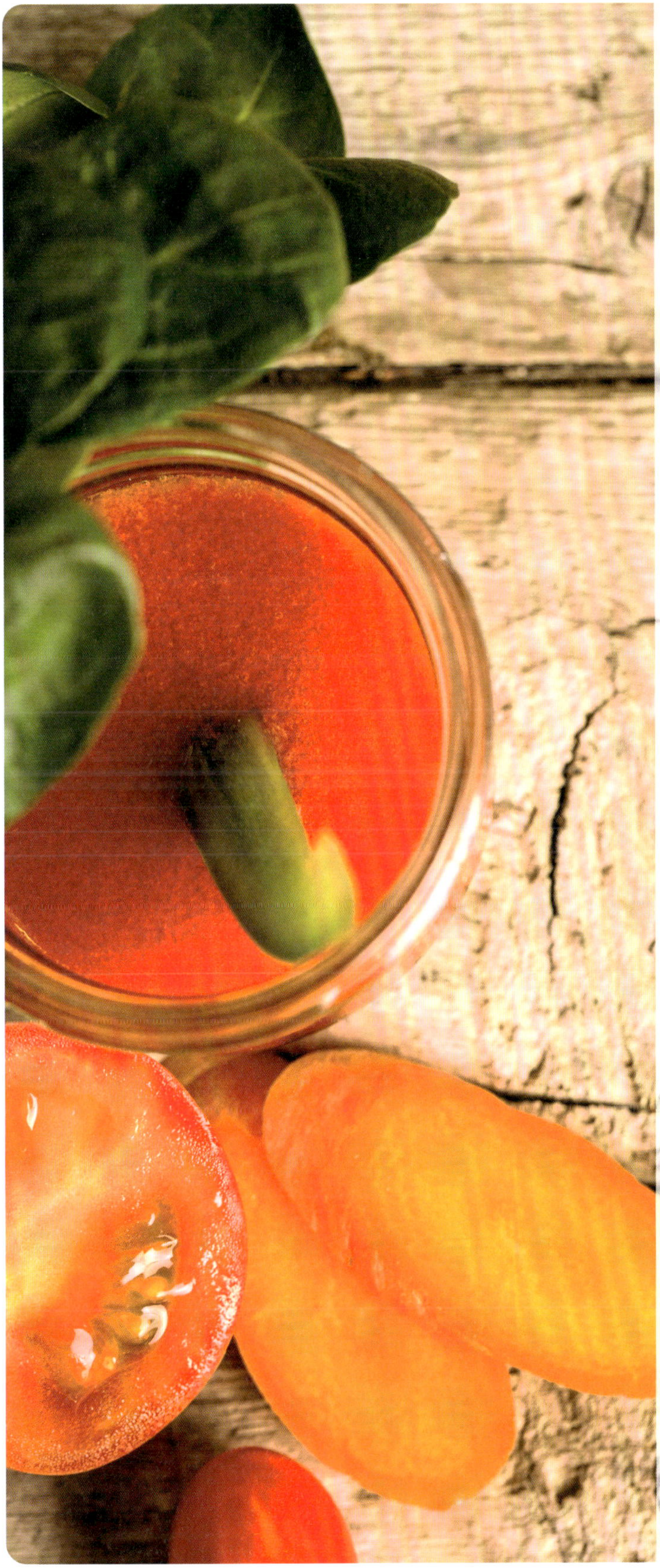

Balance

Tomaten	3
große Karotten	2–3
rote Paprika	1
Knoblauch	1 Zehe
Olivenöl	1 TL

Cooler Kurkuma

Romanasalat	4 Blätter
große Karotten	3
Gurke	1
Zitrone	1
Kurkuma	1–2 cm/1 Msp

Ein Tag am Meer

Wassermelone	½
stilles Quellwasser *(Glasflasche)*	200 ml

Easy going

Sellerie	4 Stangen
Spinat	1 Handvoll
Gurke	½
Ananas	2 Scheiben
Zitrone	1
Ingwer	1 cm

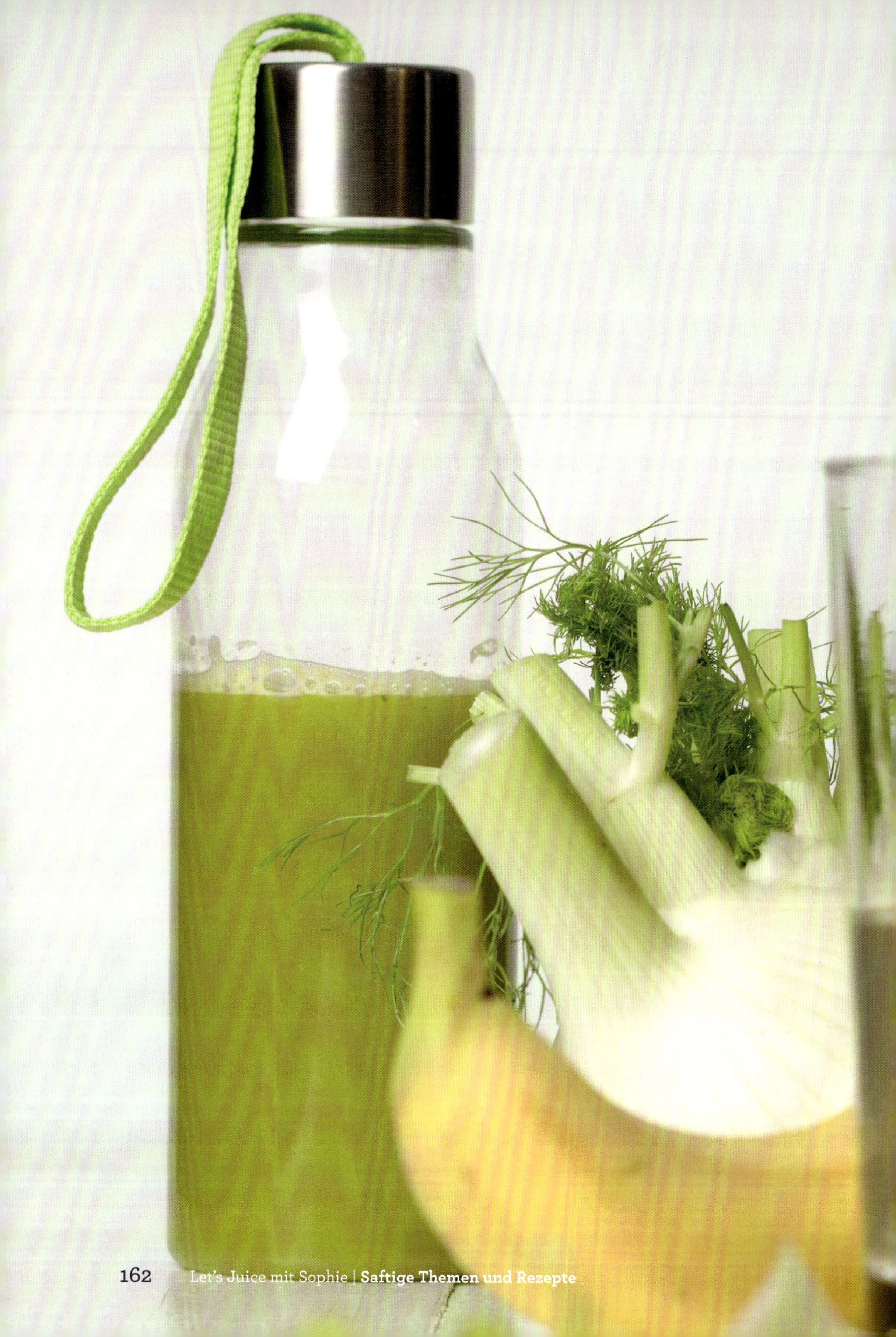

Fitness-Kick

Auspowern, schwitzen, sich strecken – und sich wohlfühlen! Ob Yoga, Volleyball, Streetdance, Fußball oder Mountainbiken … die frisch gepressten Säfte liefern dir Energie und sind ein Neustart für deine Zellen!

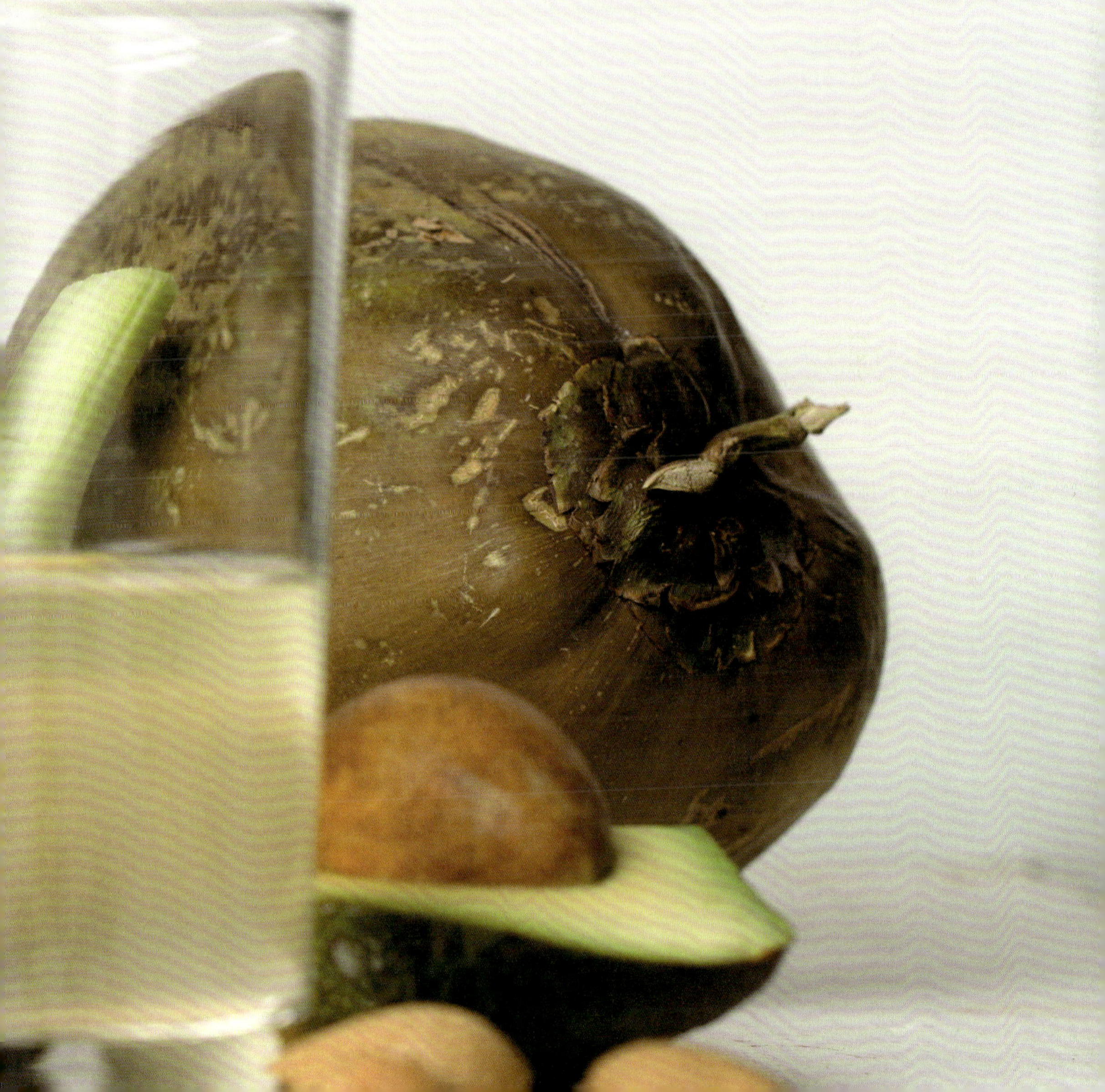

READY TO SWEAT?

Wer beim Sport viel schwitzt, benötigt besonders viel Flüssigkeit, Elektrolyte und Mineralstoffe zum Ausgleich. Der Elektrolyte-Geheimtipp unter Marathonläufern ist Kokoswasser! Rote Bete, die reich an Nitraten ist, fördert insbesondere den Blutfluss und erweitert die Gefäße. Auf diese Weise werden die Muskeln besser mit Nährstoffen und Sauerstoff versorgt und können diese leichter aufnehmen. Ein Extra-Kick für Kraft und Ausdauer sind auch eiweißhaltige Lebensmittel wie Chia-Samen und Mandeln, denn Proteine sind am Aufbau der Muskulatur beteiligt.

Ein intensives Training bringt automatisch sogenannten „oxidativen Stress" mit sich: Die Atmung verstärkt sich, wir verbrauchen mehr Sauerstoff, vor allem beim Ausdauersport, und der Körper schüttet freie Radikale aus. Dagegen hilft Ananas, die mit ihren Antioxidantien die freien Radikale neutralisiert. Ananas enthält außerdem den natürlichen Anti-Entzündungsstoff Bromelain, der Verstauchungen, Schwellungen und Blasen entgegenwirkt. Ananas, Cranberries oder rote und gelbe Paprika haben darüber hinaus einen hohen Gehalt an Vitamin C, das die Bildung und Regeneration des Bindegewebes unterstützt. Speziell grüne Säfte mit Sellerie, Spinat und Gurke versorgen den Körper mit vielen Mineralstoffen wie Kalzium, das für die Knochenbildung wichtig ist. **Ein zu niedriger Kalziumwert kann die Knochen anfällig für Risse oder Brüche machen.** Top-Kalziumlieferanten sind auch Brokkoli und Grünkohl.

Juicing-Tipp

Bereite dir den After-Workout-Juice schon vor dem Training zu und stell ihn in den Kühlschrank. Nach dem Sport hat man nicht wirklich Lust, den Entsafter extra für ein Glas Saft anzuwerfen. Wie wär's hiermit? ***After-Workout-Lassi mit vielen Proteinen und Omega-3-Fettsäuren aus Avocado, Banane, Heidelbeeren, Chia-Samen und Nüssen?***

Ab ins Saftglas!

Gemüse	Obst
Brokkoli	Ananas
Fenchel	Apfel
Gurke	Avocado
Karotten	Banane
Paprika, rot, grün, gelb	Blaubeeren
Romanasalat	Brombeeren
Sellerie	Cranberries
Spinat	Erdbeeren
Tomate	Himbeeren
Zwiebeln	Limette
	Zitrone

Bonus

Cayennepfeffer, Chia-Samen, Datteln, Hanfsamen (Pulver), Ingwer, Joghurt (halbfett), Knoblauch, Kokoswasser, Koriander, Kurkuma, Meersalz, Nüsse, Olivenöl, Pfefferminze, Seidentofu, Vanille, Zimt

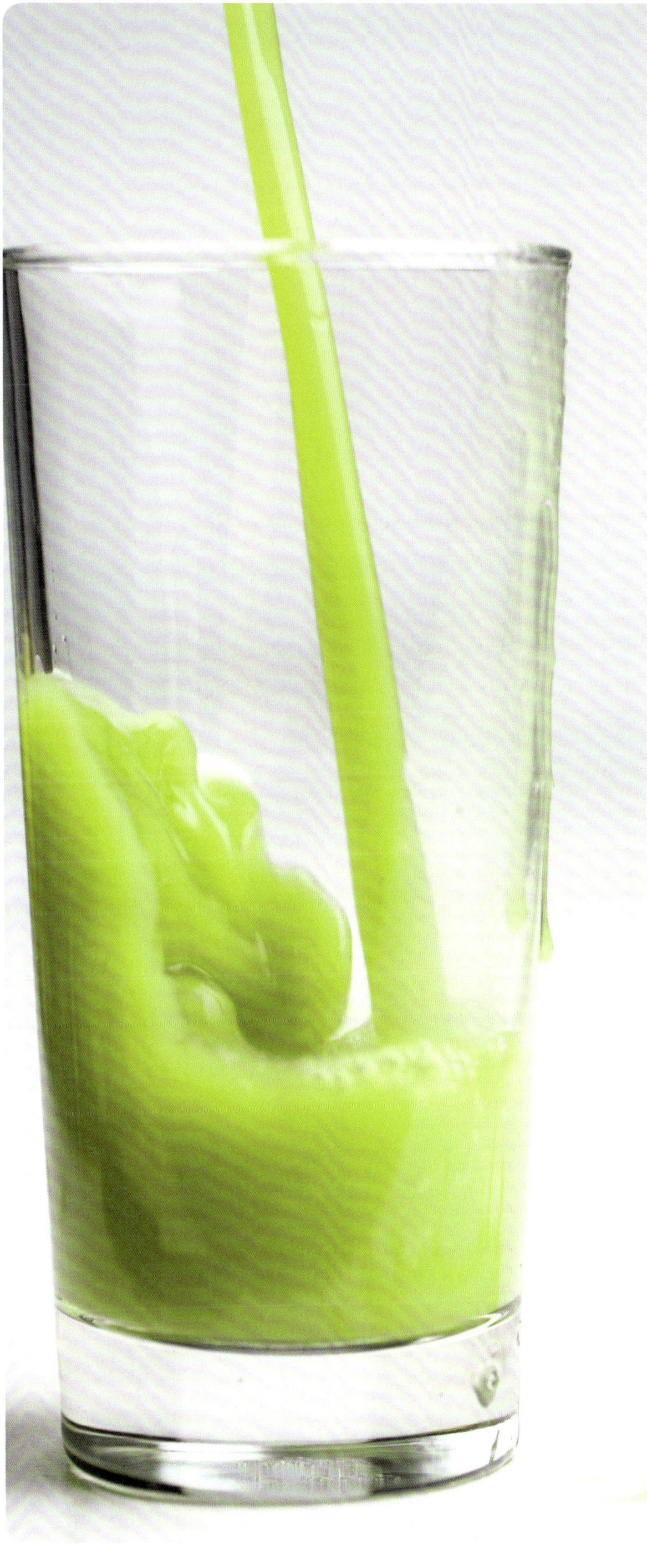

Roter Jump Start

(Pre-Workout)

große Karotten	4
Rote Bete	1
Zitrone	1
Ingwer	1–2 cm
Olivenöl	1 TL
optional	
Apfel	1
Cayennepfeffer	1 Prise

Keep it simple

(während des Workouts)

Kokoswasser	500 ml
Limette	¼

Grüner Fit-Kick

(After-Workout)

Sellerie	6–8 Stangen
Spinat	2 Handvoll
Äpfel	2
Zitrone	¼
Koriander	1 Handvoll
Pfefferminze	2–3 Blätter
optional	
Ingwer	1 cm

Chill-out-Lassi

(After-Workout)

Im Slow-Juicer 500 ml frische Mandelmilch herstellen (S. 178) und zusammen mit den weiteren Zutaten in den Mixer geben.

frische Datteln	2
Cranberries	5–6
gemahlene Hanfsamen	1–2 TL
Chia-Samen	1 EL
ausgeschabte Vanilleschote	1

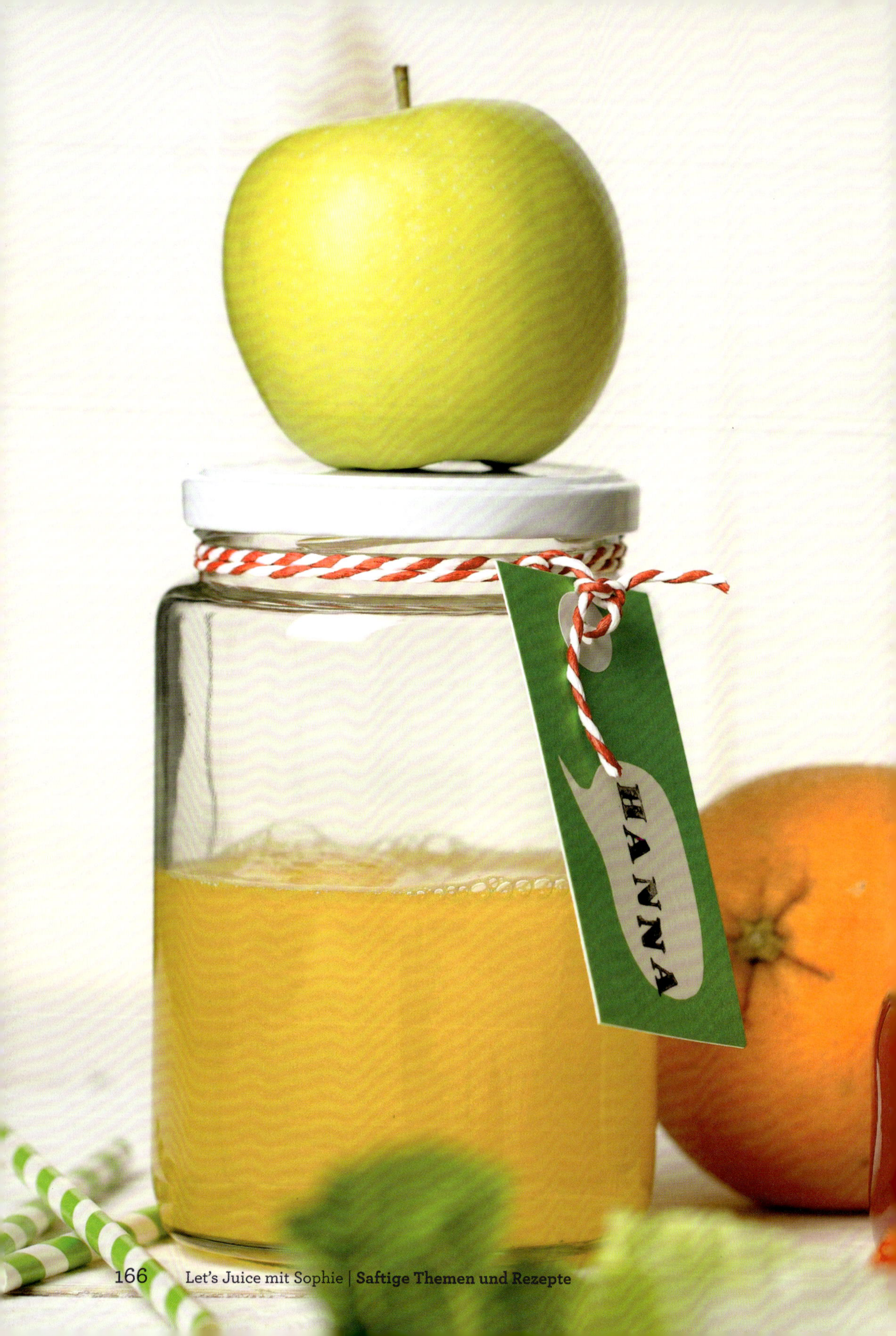
HANNA

Kids-Mix

Kinder lieben Säfte! Und selbst diejenigen, die Obst und Gemüse sonst eher verschmähen, können einem reichhaltigen Saft kaum widerstehen. Also nichts wie ran an den Strohhalm, damit Körper und Geist groß und stark werden.

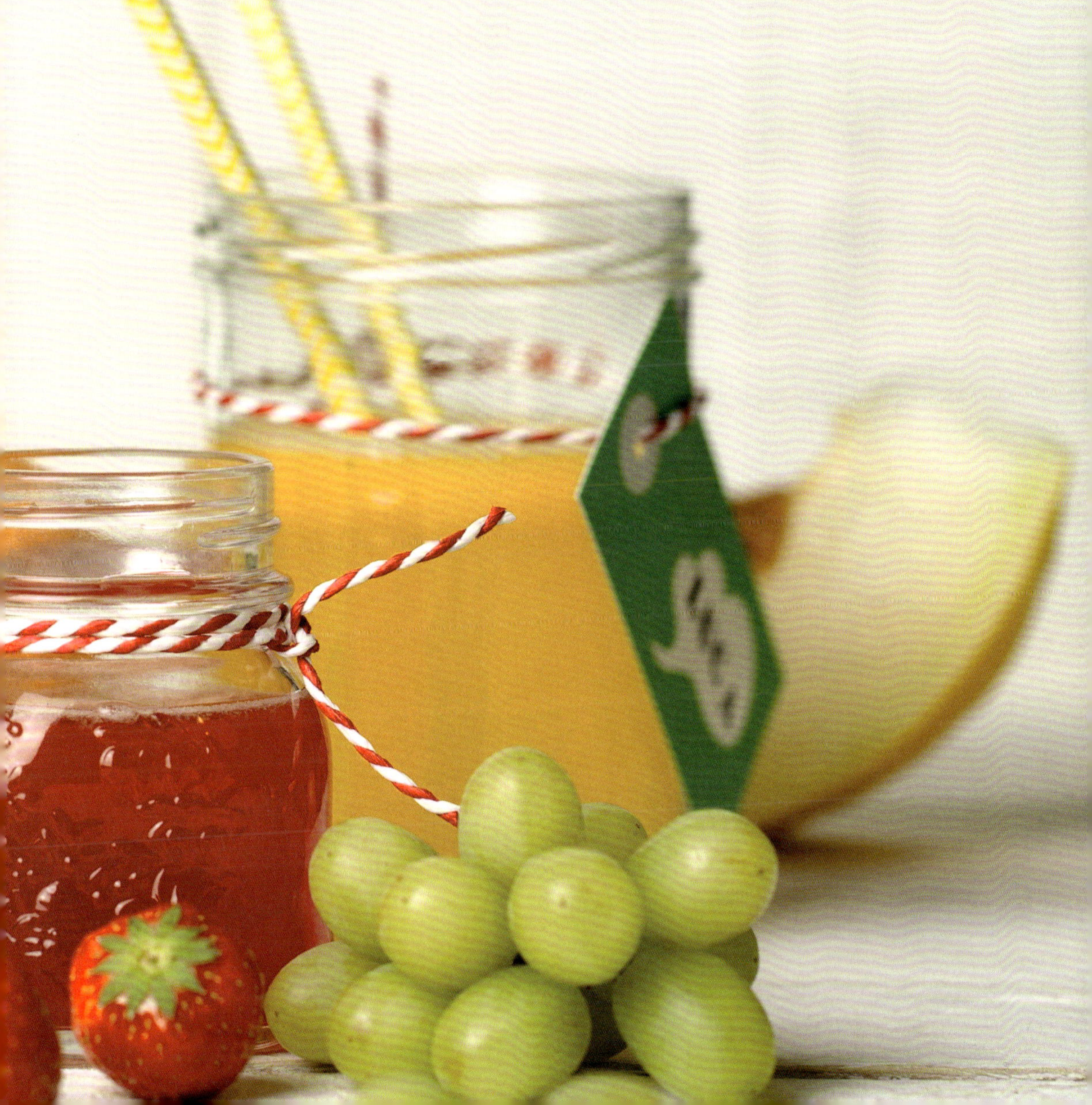

„ICH MACHE MIR DIE WELT…

… wie sie mir gefällt.“ Wie wichtig frisches Obst und Gemüse für Kinder sind, wissen wir. Doch wie kann man die Sprösslinge für mehr Vitamine und Nährstoffe begeistern, wenn „Ich-will-aber-kein-Gemüse“ zu hören ist? Saft macht's möglich! Kinder haben sehr sensible Geschmacksnerven und mögen keine allzu intensiven Aromen. Daher gilt: Keep it simple. Milde Säfte, mit gefiltertem Wasser verdünnt, sind bei Kindern besonders beliebt. Der süßliche Geschmack von Äpfeln ist für Kinderzungen besonders gut geeignet. Zudem enthält er etwa 30 Vitamine und etwa ebenso viele Mineralstoffe und Spurenelemente, sodass er ein echter „Allrounder“ ist, um Organe, Nervensystem, Knochenaufbau und Muskulatur der Kids zu unterstützen. Mit Äpfeln, Birnen oder Weintrauben lässt sich grünes Gemüse wie Spinat in fruchtig-grüne „Knallfrösche“ verwandeln. Das Rundum-Paket für Kids: Viele Ballaststoffe, Vitamin A für das Immunsystem, Vitamin C für Knochen, Zähne und Haut sowie Eisen und Vitamin E für die Bildung roter Blutkörperchen.

Und genauso wie Erwachsene sich an frischen Saft erst gewöhnen müssen, gilt das auch für Kinder, inbesondere da ihr Verdauungssystem noch sehr empfindlich ist und manches Kind möglicherweise zu Allergien oder Nahrungsmittelunverträglichkeiten neigt. Schlückchen für Schlückchen kannst du zusammen mit deinen Kindern neue Geschmacksrichtungen entdecken. Mit ein bisschen Neugier und Freude am Experimentieren. Der Fantasie sind dabei keine Grenzen gesetzt. Kinder können sich ihre Lieblingskombinationen auch selbst ausdenken und den Rezepten eigene Namen geben. Einfach unterschiedliche Obst- und Gemüsesorten wie Ananas, Melone, Gurke, Karotte und Sellerie auf den Tisch legen und selbst auswählen lassen.

Ab ins Saftglas!

Gemüse	Obst
Brokkoli	Ananas
Gurke	Apfel
Karotte	Birne
Romanasalat	Grapefruit
Sellerie	Limette
Spinat	Orange
	Wassermelone
	Weintrauben
	Zitrone

Bonus

Petersilie, Pfefferminze, Quellwasser, Wasserkresse

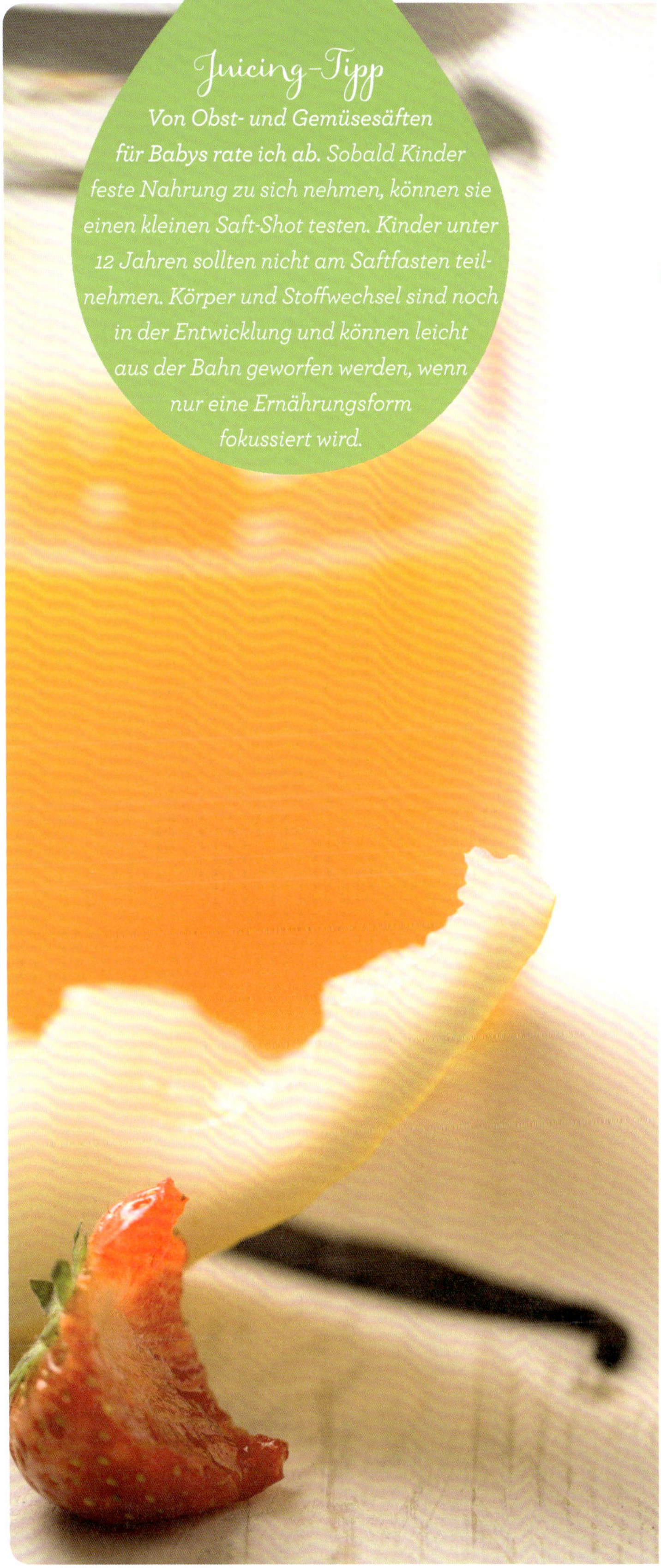

Juicing-Tipp

Von Obst- und Gemüsesäften für Babys rate ich ab. Sobald Kinder feste Nahrung zu sich nehmen, können sie einen kleinen Saft-Shot testen. Kinder unter 12 Jahren sollten nicht am Saftfasten teilnehmen. Körper und Stoffwechsel sind noch in der Entwicklung und können leicht aus der Bahn geworfen werden, wenn nur eine Ernährungsform fokussiert wird.

Dschungelsause

Ananas	1
kleine Mango	1
Pfefferminze	2–3 Blätter

Grüner Knallfrosch

grüne Weintrauben	8–10
stilles Quellwasser *(Glasflasche)*	250 ml
optional	
Spinat	1 Handvoll

Kiwi-Laune

Kiwis *(ohne Schale)*	2
Birnen	2
stilles Quellwasser *(Glasflasche)* *oder* frische Mandelmilch	250 ml

Kürbisgesicht

Hokkaido Kürbis	2 Scheiben
große Karotte	1
Orange	1
Zitrone	¼
optional	
Olivenöl	1 TL

Mümmel-Max

große Karotten	3
Apfel	1
optional	
Olivenöl	1 TL

Mini-Minze

Birnen	2
Pfefferminze	2–3 Blätter
stilles Quellwasser *(Glasflasche)*	500 ml

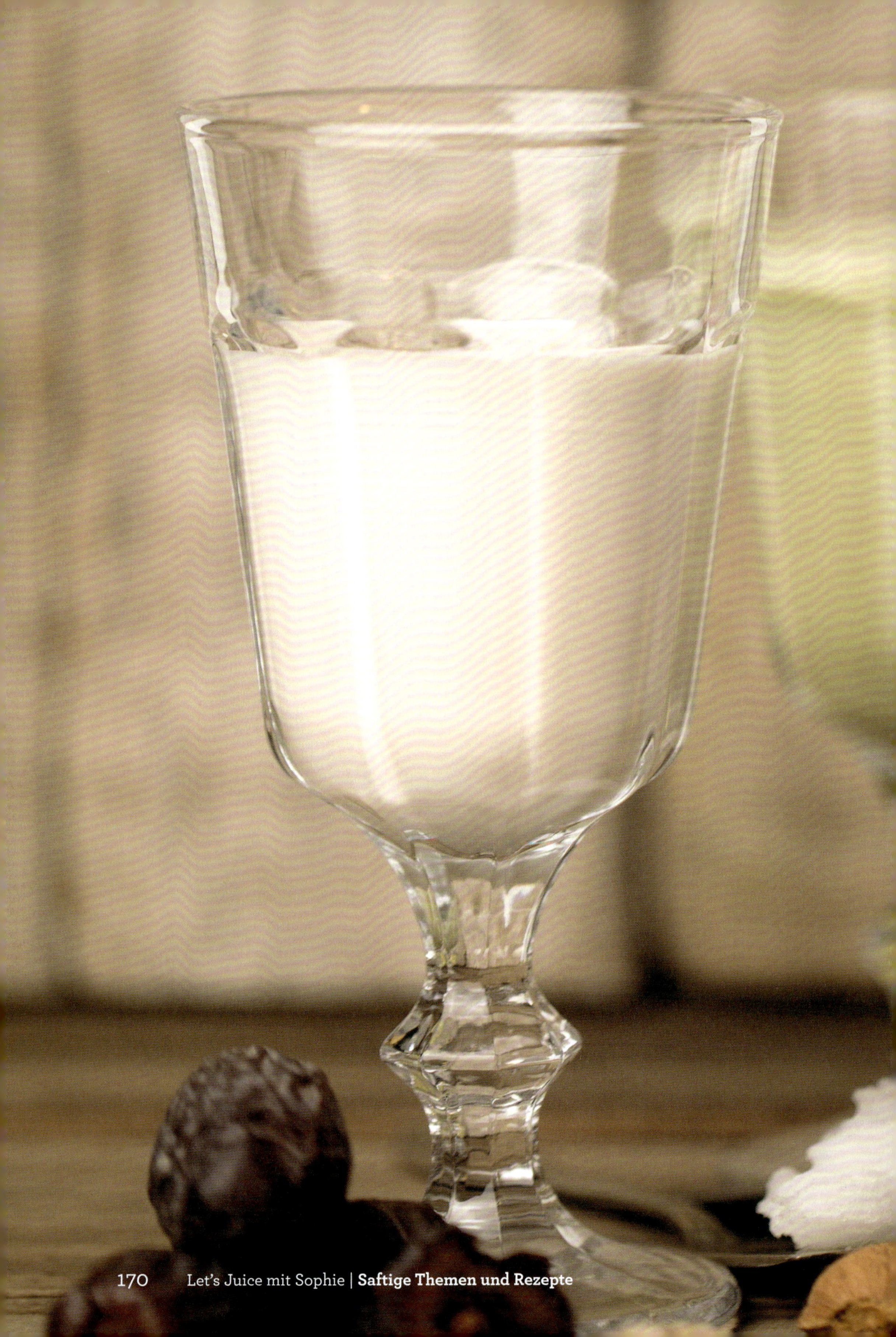

Nussmilch, Shakes & Lassis

Das Trio bringt die cremige Note in den Juice-Groove! Die Basis bleibt saftig, doch runden zusätzliche faserige Ballaststoffe, Proteine und gesunde Fettsäuren, insbesondere Omega-3, die Drinks ab. Wer keine Milch verträgt, findet hier gute Alternativen!

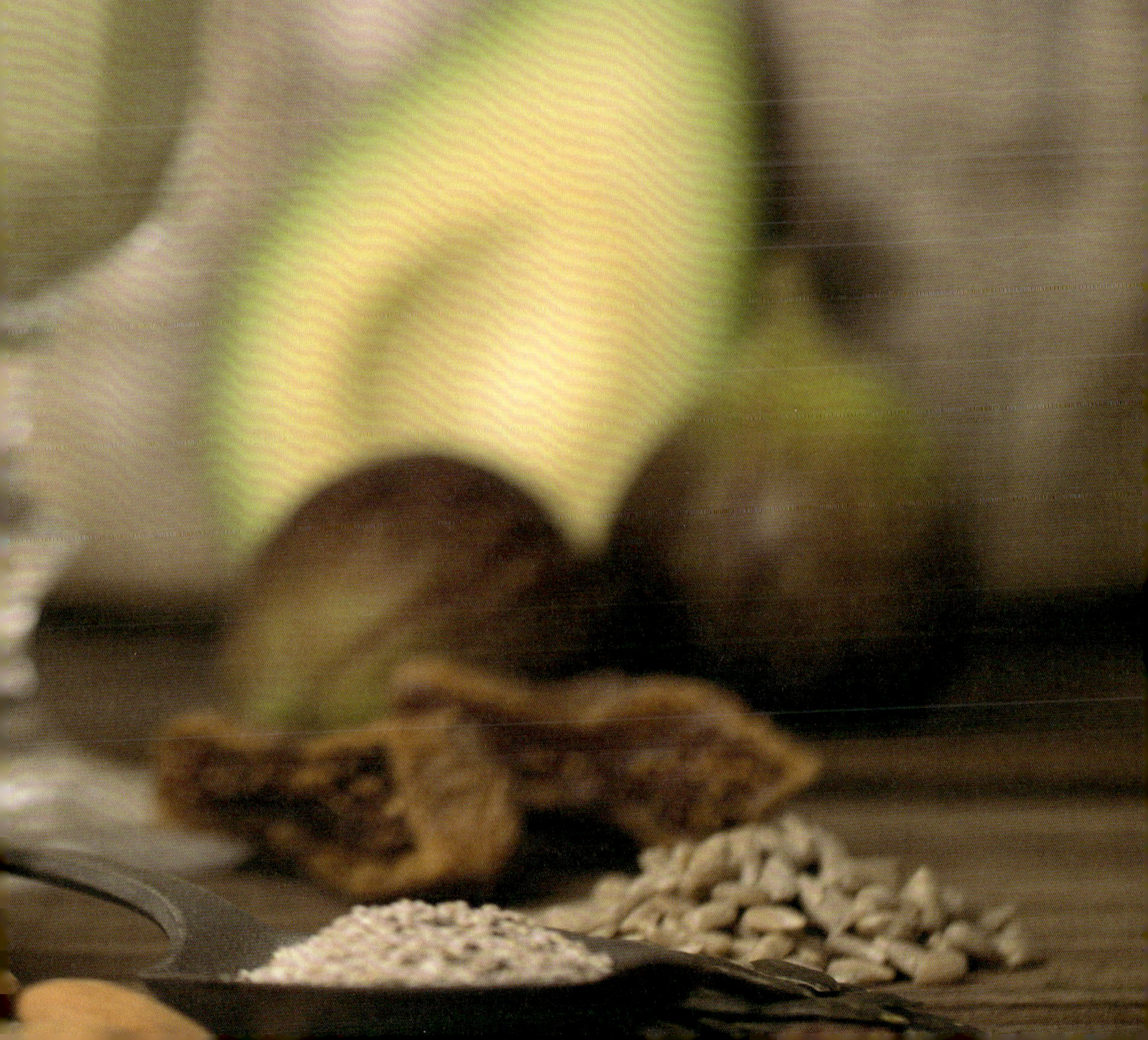

LET'S SHAKE

Die Basis für Shakes und Lassis können sein: Nussmilch, Seidentofu, Avocado, Banane oder überreife, weiche Früchte (z. B. Mango, Beeren). Diese Basiszutaten sorgen für die cremige Konsistenz. Die Zubereitung von Shakes und Lassis ist ganz einfach. Du brauchst dazu einen Mixer: Zuerst stellst du einen Saft deiner Wahl her. Dann gibst du ihn in den Mixer, fügst ein oder mehrere Basiszutaten sowie weitere Bonuszutaten wie Trockenfrüchte, Öle oder Superfoods (Listen siehe rechte Seite) ganz nach Geschmack hinzu, mixt das Ganze rund eine halbe Minute – fertig! Ist dir der Shake oder das Lassi zu dickflüssig, kannst du noch Wasser zum Verdünnen dazugeben.

Ob du vegan lebst oder aufgrund einer Unverträglichkeit auf Milchprodukte verzichtest – Nussmilch ist eine hervorragende Alternative. Mandeln zum Beispiel sind bekannt für ihre Nährstoffdichte: Sie sind reich an Ballaststoffen, Mineralien, Vitamin B und E sowie Omega-3-Fettsäuren. Du kannst die Milch nach Belieben zusätzlich mit Datteln, getrockneten Aprikosen, Kakao oder Zimt verfeinern. Der einzige Nachteil: Nussmilch lässt sich nicht mit jedem Entsafter zubereiten. Erkundige dich vorher, ob das mit deinem Entsafter möglich ist.

Shakes und Lassis werden auf Basis von Avocado oder Seidentofu (Soft Tofu) hergestellt. Avocados sind eine hochwertige Quelle für essenzielle Fette. Außerdem regulieren sie den Blutzuckerspiegel und verhindern so extreme „Berg- und Talfahrten" des Blutzuckers. Seidentofu hat eine besonders samtig-weiche Konsistenz und ist etwas dicker als Sojamilch. Im Mixer ist Seidentofu die perfekte Basis für einen cremigen Protein-Shake, der sättigt und gleichzeitig leicht verdaulich ist.

Die Zutaten für Shakes und Lassis lassen sich auf vielfältige Weise zusammenstellen und nach Lust und Laune immer wieder neu kombinieren. Zum Beispiel auch mit Chia-Samen, Leinsamen, Walnüssen oder Algen (Spirulina, Chlorella). Sie stecken voller Omega-3-Fettsäuren, Proteine, Antioxidantien und Mineralstoffe wie Kalzium. Probiere dich einfach durch die bunte Vielfalt durch!

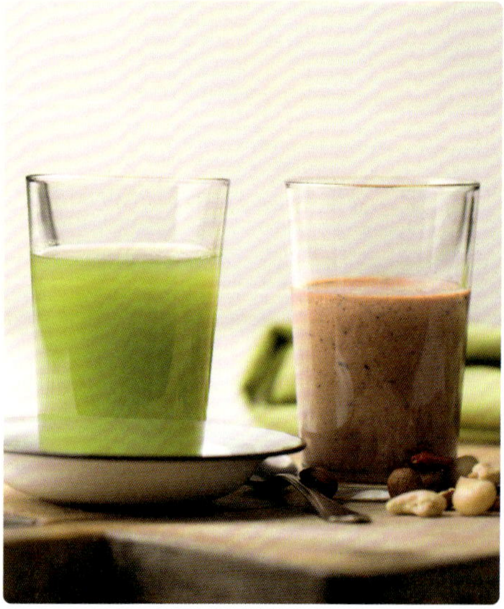

Das kommt in den Mixer

Basiszutaten

Aprikose
Avocado
Banane
Beeren *(frisch oder tiefgefroren)*
Blaubeeren
Brombeeren
Cranberries
Erdbeeren
Himbeeren
Datteln *(ohne Kern)*
Feigen *(getrocknet oder frisch)*
Mango
Pfirsich
Seidentofu

Bonuszutaten

Aprikose *(getrocknet)*
Apfelessig
Bienenpollen
Bierhefe
Chlorella-Algen
grüner Tee
Kokosöl
Leinsamenöl
Olivenöl
Spirulina-Algen
Vitamin-D3-Tropfen

Ballaststoff-Box

(Samen, Kerne, Nüsse)

Cashewnüsse
Chia-Samen
Flohsamen
Hanfsamen *(Pulver)*
Haselnüsse
Kürbiskerne
Leinsamen
Mandeln
Pekannüsse
Sesam *(schwarz, weiß)*
Sonnenblumenkerne
Walnüsse

NUSSMILCH-VARIATIONEN

Grundrezept Nussmilch pur

Diese Nüsse eignen sich für Nussmilch, auch im Mix:
Mandeln, Pekannüsse, Cashewnüsse, Haselnüsse und Macadamianüsse.

250 g unbehandelte Nüsse in eine Schüssel mit 1 Liter kaltem Wasser füllen, sodass sie 1–2 cm davon bedeckt sind. 8–12 Std. (über Nacht) einweichen und quellen lassen. Am nächsten Morgen Mandeln und Wasser durch den Entsafter geben. Du kannst dazu das Wasser nehmen, in dem die Mandeln eingeweicht wurden, oder du ersetzt es durch frisches Wasser. Je nach Fettgehalt der Nussart, benötigst du mehr oder weniger Wasser.

Basic Instinct

Die fertige Nussmilch in den Mixer geben.
1–2 frische (oder 2 getrocknete) kernlose Datteln dazugeben.
Außerdem noch 1–2 getrocknete Aprikosen zufügen.
Nach Geschmack Superfoods wie Goji Beeren oder Nahrungsergänzer wie Vitamin-D3-Tropfen beimengen.
Alles eine gute 1/2 Minute mixen.

Göttertrunk

500 ml frische Mandelmilch
2 getrocknete Feigen
1–2 TL roher Kakao
optional 1 Prise Zimt

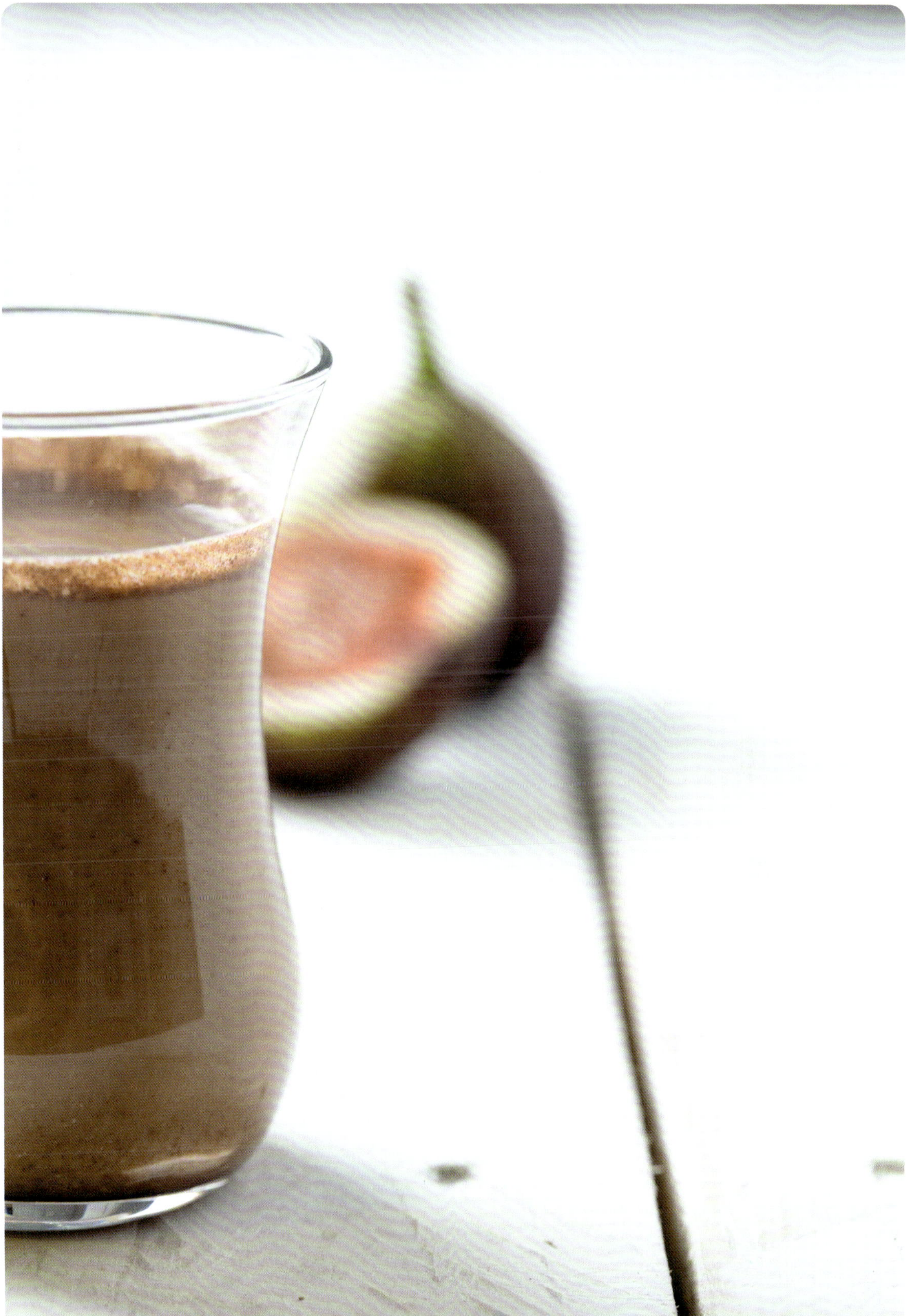

AVOCADO-VARIATIONEN

Viva Avocado

Im Entsafter:
2 Äpfel, ½ Zitrone

Im Mixer:
½ Avocado, ½ Banane, 5 Blätter Pfefferminze, 1 EL Chia-Samen, ¼ kleine rote Chilischote (z. B. Jalapeño), Saft und 1–2 Gläser Wasser
Optional weitere Zutaten wie 2 Handvoll Nuss-Samen-Mix (z. B. Cashews, Leinsamen, Chia-Samen) und 1 Glas stilles Quellwasser ergänzen

Avocadissimo

Im Entsafter:
2 Äpfel, ½ Limette

Im Mixer:
1 Avocado, 1 Handvoll getrockneter Beerenmix (z. B. Cranberries, Goji-Beeren oder getrocknete Aprikosen) und Saft

Optional:
2 Handvoll Nuss-Samen-Mix (z. B. Cashews, Leinsamen, Chia-Samen) und 1 Glas stilles Quellwasser

Heyho-Avocado

Im Entsafter:
2 Orangen, ½ Gurke

Im Mixer:
1 Avocado, 3–5 Blätter Pfefferminze

Optional:
2 Handvoll Nuss-Samen-Mix (z. B. Cashews, Leinsamen, Chia-Samen) und 1 Glas stilles Quellwasser

SEIDENTOFU-VARIATIONEN

Soja-Lassi (1 Liter)

Im Entsafter:
1 Scheibe Ananas, ½ Orange, 1 Zitrone, 2–3 cm Ingwer

Im Mixer:
175 g Seidentofu, 1 reife Mango, Saft und 2–3 Gläser stilles Quellwasser

Optional:
Pfefferminze, Superfoods, 1 TL Manuka-Honig,
1 TL Agavendicksaft oder Datteln

Sunshine-Reggae (Shake)

Im Entsafter:
3 Scheiben Ananas

Im Mixer:
150 g Seidentofu, ½ Banane, 1–2 Gläser stilles Quellwasser

Optional:
½ ausgeschabte Vanilleschote, 3–5 Blätter Pfefferminze,
Superfoods, Datteln oder Feigen

Purple Rain

Im Entsafter:
½ große Rote Bete, ¼ Limette

Im Mixer:
150 g Seidentofu, ½ Banane, 3 Handvoll Blaubeeren,
1–2 Gläser stilles Quellwasser

Optional:
1 TL Manuka-Honig, 1 TL Agavendicksaft
oder 2 cm Ingwer

Juicing-Pläne

Jetzt wird's frisch!
1 Tag mit Säften. 5 Tage mit Säften und Snacks.
5 Tage Saftfasten.

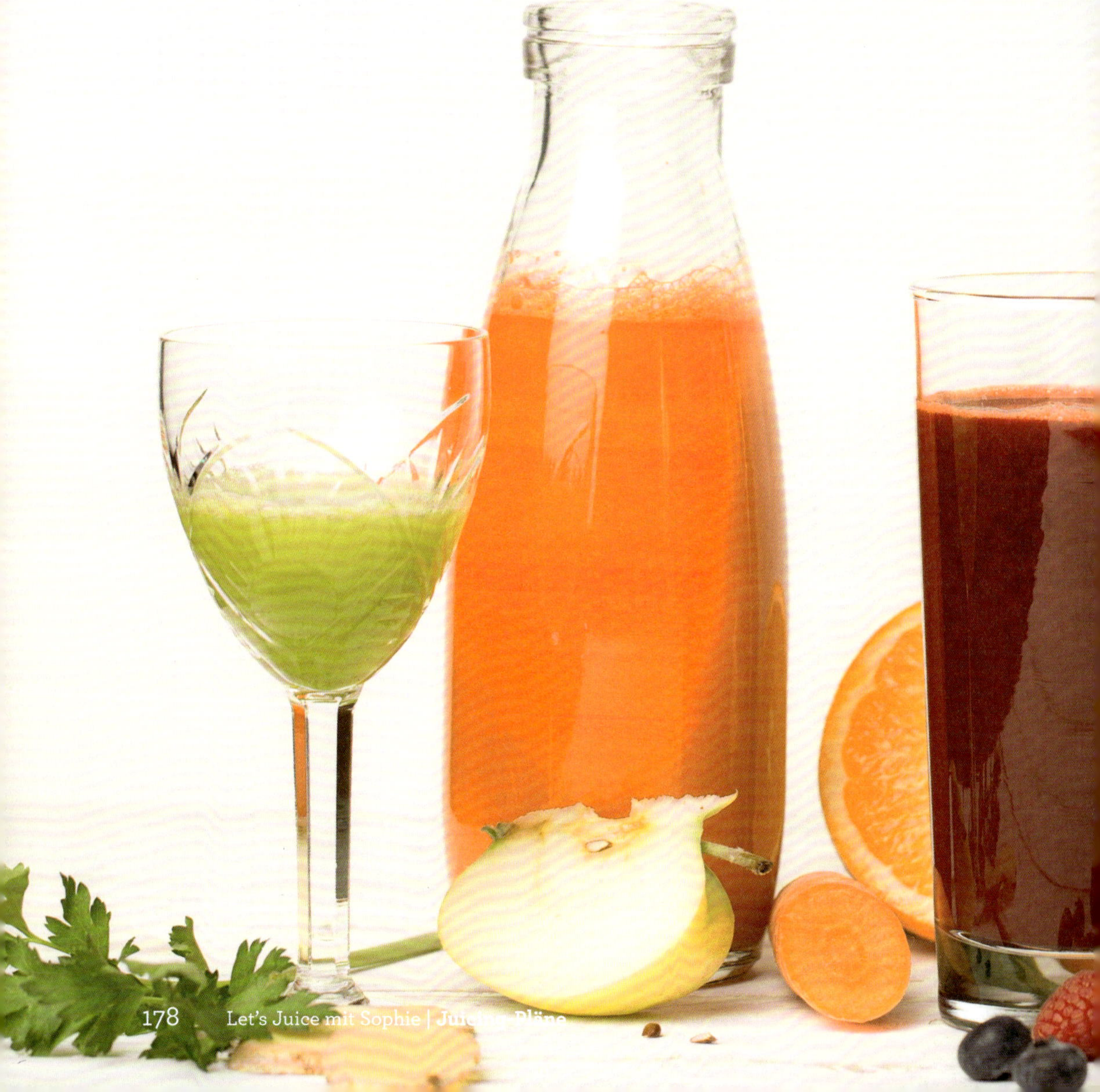

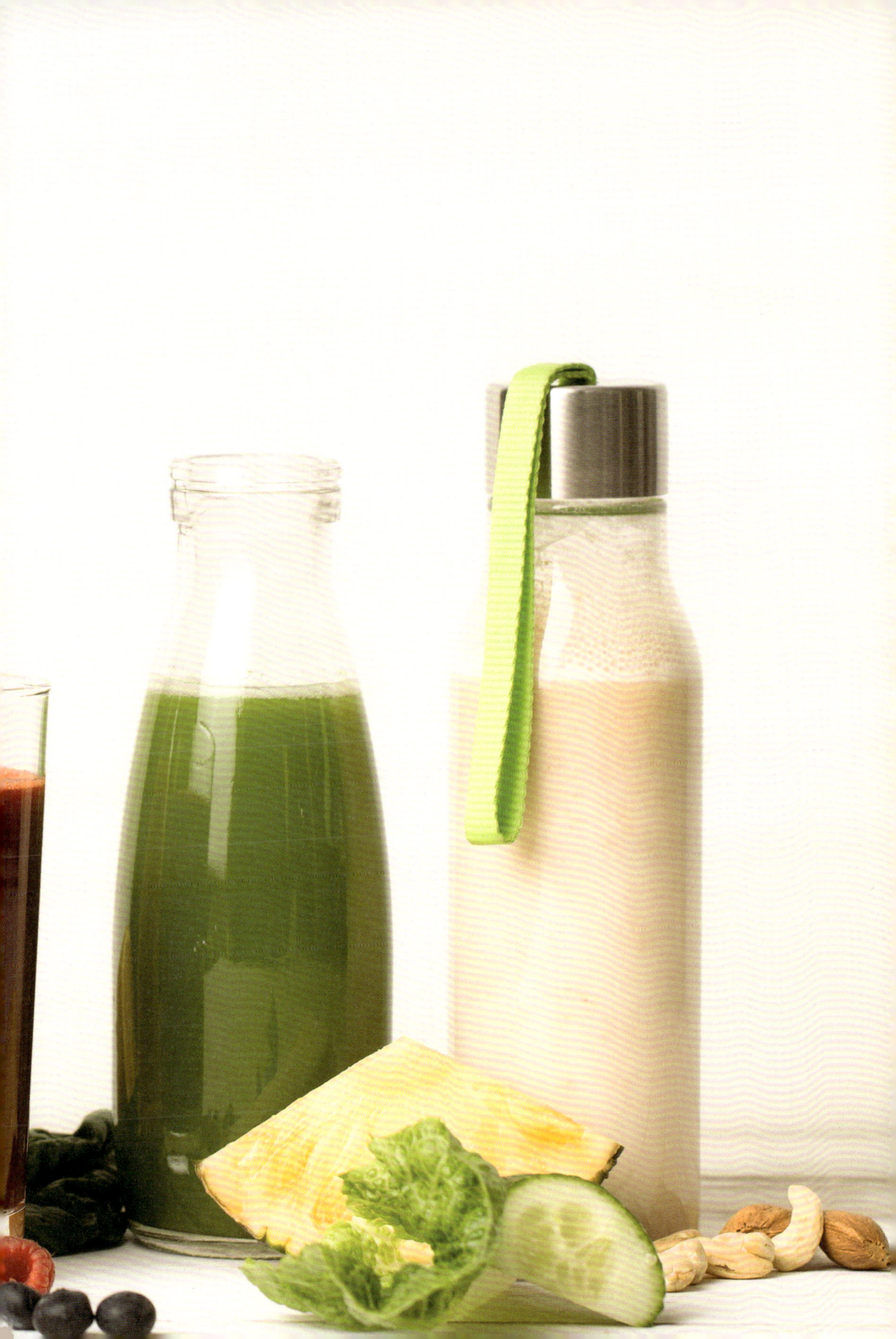

Dein Juice Day
1 TAG MIT SÄFTEN

Beginne deinen Tag mit heißem Wasser und Zitrone. Das ist ein guter Start, um die Entgiftung, die während der Nacht stattgefunden hat, am Morgen anzukurbeln. Generell ist es sehr hilfreich, ein paar Spritzer frisch gepressten Zitronensaft während des Tages ins Trinkwasser zu geben. Das regt die Verdauung und die Sinne an.

Morgens

Morgenstund' hat Gold im Mund

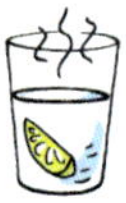

1 Glas heißes Wasser mit 1 Zitrone

Wake up!
Shot (20–30 ml)

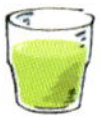

½ Gurke,
¼ Limette,
1-2 cm Ingwer

Green Glory *(500 ml)*

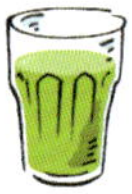

Basis: 2 Äpfel, 2 Stangen Sellerie
Zutat: 4 Blätter Romanasalat, 8 Weintrauben (grün)
Bonus: ¼ Zitrone, 1 Handvoll Petersilie, ggf. Wasser

Zwischendurch

Vormittags
Magic Moment *(500 ml)*

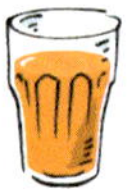

Basis: 10 Karotten, 3 Stangen Sellerie
Zutat: ½ Birne
Bonus: 1 cm Ingwer

Nachmittags
Joyful Journey *(500 ml)*

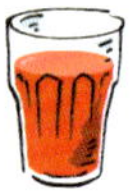

Basis: 1 Rote Bete, 1 Apfel
Zutat: 1 Zitrone
Mixer: 2 Handvoll Beeren, Quellwasser

Mittags

Shake *(500 ml)*

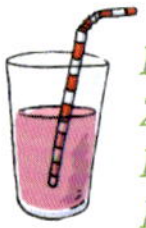

Basis: ¾ Ananas, 1 Orange
Zutat: 1 Zitrone
Bonus: 3-4 Blätter Pfefferminze
Mixer: Seidentofu 400 g

oder

Mandelmilch

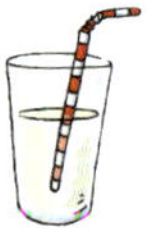

am Vorabend 200 g Mandeln in ½ l Quellwasser einlegen
Basis: mit einer Kelle nach und nach durch den Entsafter geben
Mixer: 1-2 frische Datteln

Abends

Green Heaven *(500 ml)*

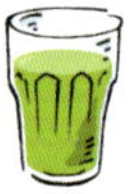

Basis: ½ Honigmelone, 1 Apfel
Zutat: 3 Blätter Romanasalat, 3-4 Röschen Brokkoli
Bonus: ¼ Zitrone

Saftiger Shopping Guide

Obst: Apfel (3) • Birne (1) • Beerenmix aus Blau-, Brom- oder Himbeeren • Ingwer (1) • Honigmelone (1) • Limette (1) • Weintrauben (1 Bund/grün) • Zitronen (6) *Gemüse:* Gurke (1) • Selleriestaude (1) • Romanasalat (1) • Petersilie (1 Bund) • Karotten (10) • Rote Bete (1 roh) • Brokkoli (1)

Für die Mandelmilch: Mandeln (unbehandelt, 200 g) • Datteln (2/frisch oder 4 getrocknet, ohne Kern). *Für den Shake:* Ananas (1/2) • Orange (1) • Frische Minzblätter (5-6) • Seidentofu (400 g).

Deine saftige Woche

5 TAGE SAFT

Entscheide dich für einen der beiden Wochenpläne: ***Juice-Kickstarter*** oder ***Juice Deluxe.*** Der Juice-Kickstart ermöglicht dir einen leichten Einstieg in eine 5-Tage-Saft-Woche mit jeweils 1,5 Liter Saft pro Tag. Dieser Plan enthält eine Mischung aus Säften und basischer Nahrung wie Suppen oder Salaten. Juice Deluxe ist die Steigerung mit ausschließlich Säften und Shakes, insgesamt 2 Liter pro Tag.

Für beide Wochenpläne gilt: Es geht um Genuss und nicht um Muss. Achte darauf, die gesamte Tagesration an Säften zu dir zu nehmen. Ziel ist es, sich rundum gut genährt zu fühlen. Auf den Seiten 186/187 findest du verschiedene Rezepte. Die Zeitfenster dienen zur Orientierung. Denke daran, zusätzlich ausreichend Wasser und Tee zu dir zu nehmen. Zum Süßen der Säfte nimmst du am besten nur die natürlichen Zutaten wie Apfel oder Orange. Auch ein kleiner Schuss Agavensirup oder Manuka-Honig ist absolut okay.

Der Basis-Einkauf!

Hier kommt eine Menge Obst und Gemüse zusammen! Geh besser zweimal einkaufen. Der erste Einkauf deckt in jedem Fall die Basis ab. Später kannst Du bei Bedarf auffüllen. Du kennst dann die Rezepte besser und weißt, was Du ggf. noch benötigst. Ist eine Zutat saisonal mal nicht zu haben? Nimm einfach etwas anderes – statt Kürbis zum Beispiel Karotten. Free Flow!

Obst: Ananas (1) • Apfel (8) • Bananen (3) • Birnen (2) • Grapefruit (2) • Ingwerknolle (1) • Limette (1) • Orangen (3) • Zitronen (6). *Gemüse:* Gurken (4) • Karotten (10) • Hokaido Kürbis (1) • Selleriestaude (1) • Spinatblätter (500g) • Romanasalat (1) • Rote Bete (1/roh). *Bonuszutaten:* Spirulinapulver • Kurkumawurzel (1) • Chia-Samen • Hanf (Pulver) • Zimt (Pulver) • Seidentofu (400 g) • Roher Kakao (Pulver, ungesüßt) • Frische Minzblätter • Frischer Basilikum.

Für die Mandelmilch: Mandeln (500 g) • Datteln (4/frisch) • Feigen (2/frisch). *Für den Shake:* Avocados (2)

Juicing-Tipp

Treibst du viel Sport, dann achte auf zusätzliche Ballaststoffe und Proteine vor und nach dem Training. Bereite dir dazu am besten einen Shake zu. (Seite 172)

Juice-Kickstarter

DER EINSTIEG: 5 TAGE SUPPEN, SÄFTE UND SNACKS

Zum Auftakt

Samstag: Runterschalten und Einkauf für deine Juice-Kickstart-Woche. Frische Nahrungsmittel essen und Pausen einlegen. Sich von der Woche erholen. *Sonntag:* Runterschalten, evtl. Sauna und leichte Bewegung. *Vorbereitung:* 250g Mandeln über Nacht in einer Wasserschale einweichen.

Zum Ausklang

Samstag und Sonntag: Rohkost, leichte Bewegung und Sauna.

 = 125 ml	**Montag**	**Dienstag**
08–09 morgens	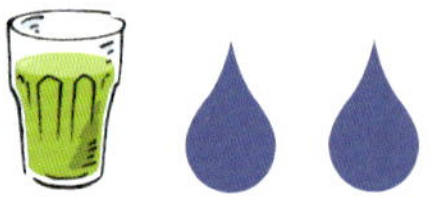	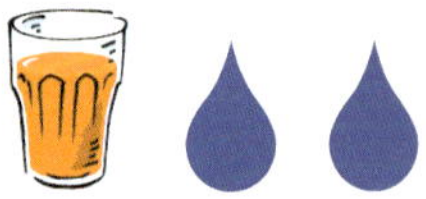
11–12 vormittags	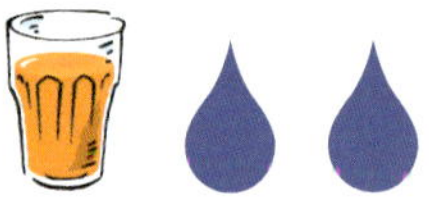	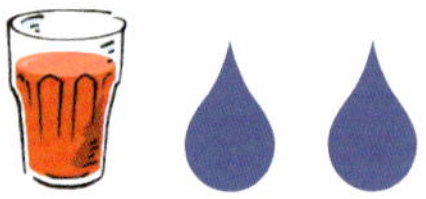
13–14 mittags		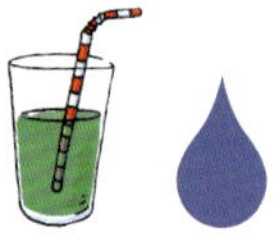
16–17 nachmittags		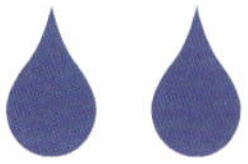
18–19 abends	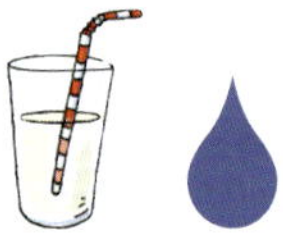	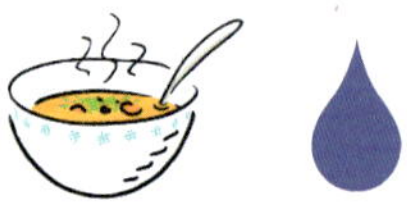

Rezepte?
Guck mal hier:
Seite 186

Die Vorteile

Mehr lebendige Nährstoffe
Gewichtsreduktion (rund 2 Kilo pro Woche)
Frisches Gefühl
Verjüngende Kraft
Entgiftung

zusätzlich insgesamt 1 Liter Wasser pro Tag

Mittwoch	Donnerstag	Freitag

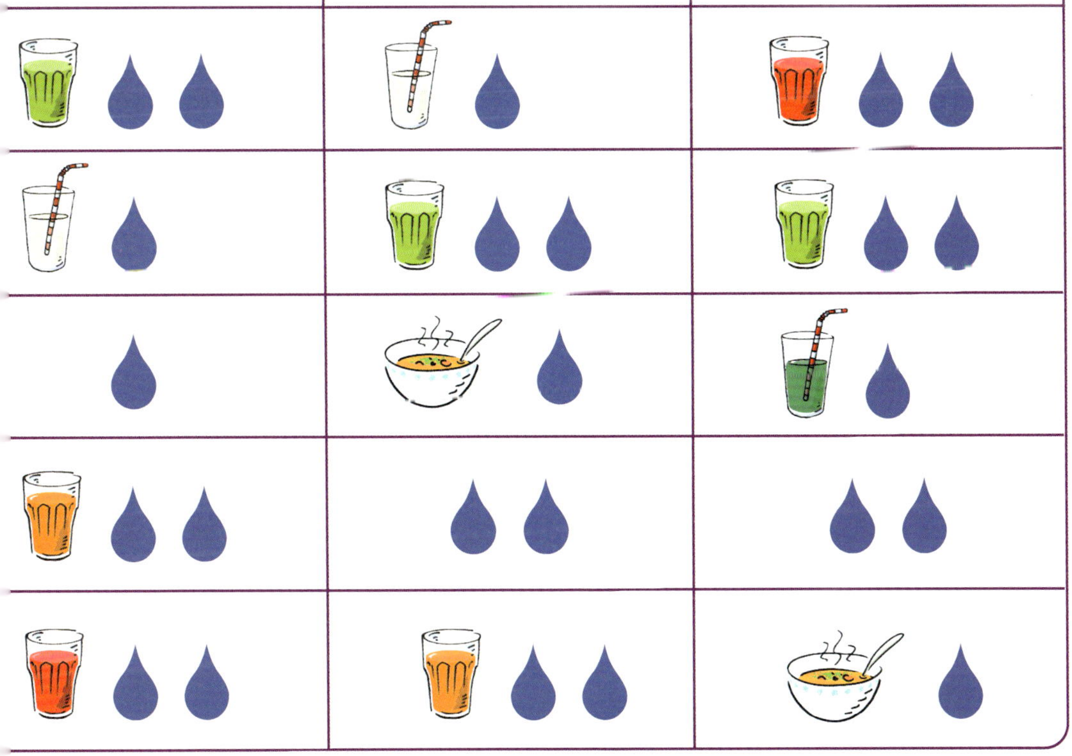

Juice-Deluxe

5 TAGE SAFTFASTEN: 2 LITER SAFT PRO TAG + WASSER + TEE

Zum Auftakt

Samstag und Sonntag: Runterschalten und Einkauf für deine Juice-Deluxe-Woche. Frische Nahrungsmittel essen und Pausen einlegen. Eventuell Sauna und leichte Bewegung.

Zum Ausklang

Samstag und Sonntag: Fang an, wieder leichte Kost zu dir zu nehmen (Suppen, basische Snacks oder gedünstetes Gemüse). Leichte Bewegung und ein Wellness-Programm mit Massage oder Sauna runden deine Saftwoche harmonisch ab. Du hast es dir verdient!

 = 125 ml	**Montag**	**Dienstag**
08–09 morgens	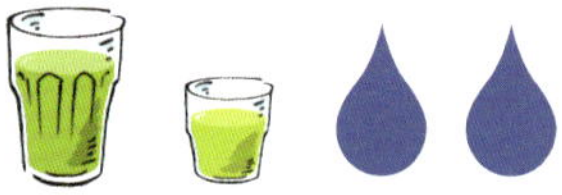	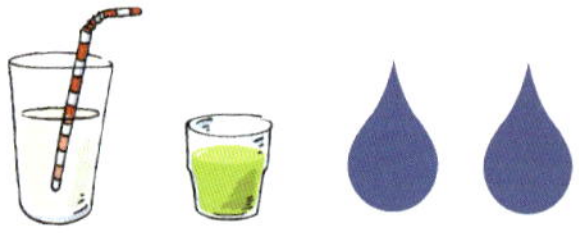
11–12 vormittags	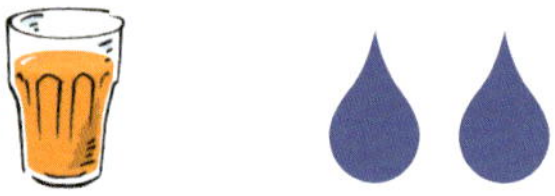	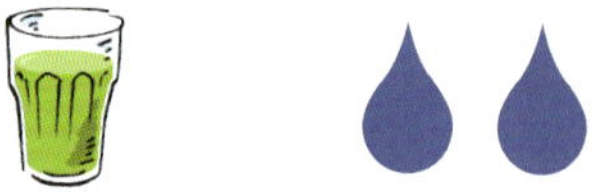
13–14 mittags	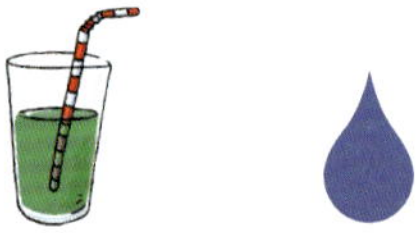	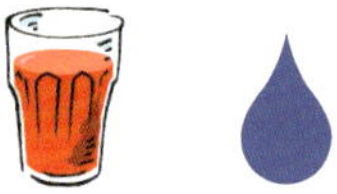
16–17 nachmittags	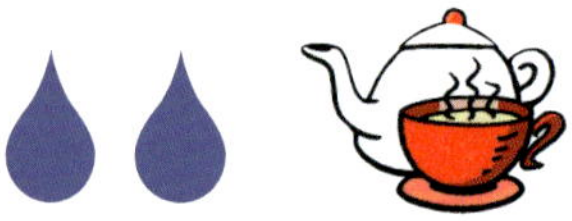	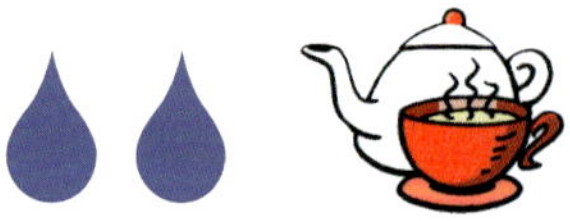
18–19 abends	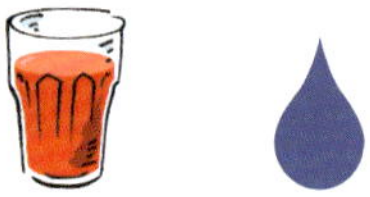	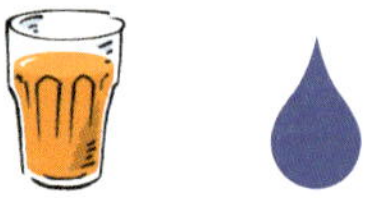

Rezepte?

Guck mal hier:
Seite 186

Die Vorteile

Gewichtsreduktion (rund 3 Kilo pro Woche)
Hoher Enzymgehalt
Essenzielle Fettsäuren
Hoher Anteil an Proteinen
Verjüngende Kraft
Entgiftung

zusätzlich insgesamt 1 Liter Wasser pro Tag

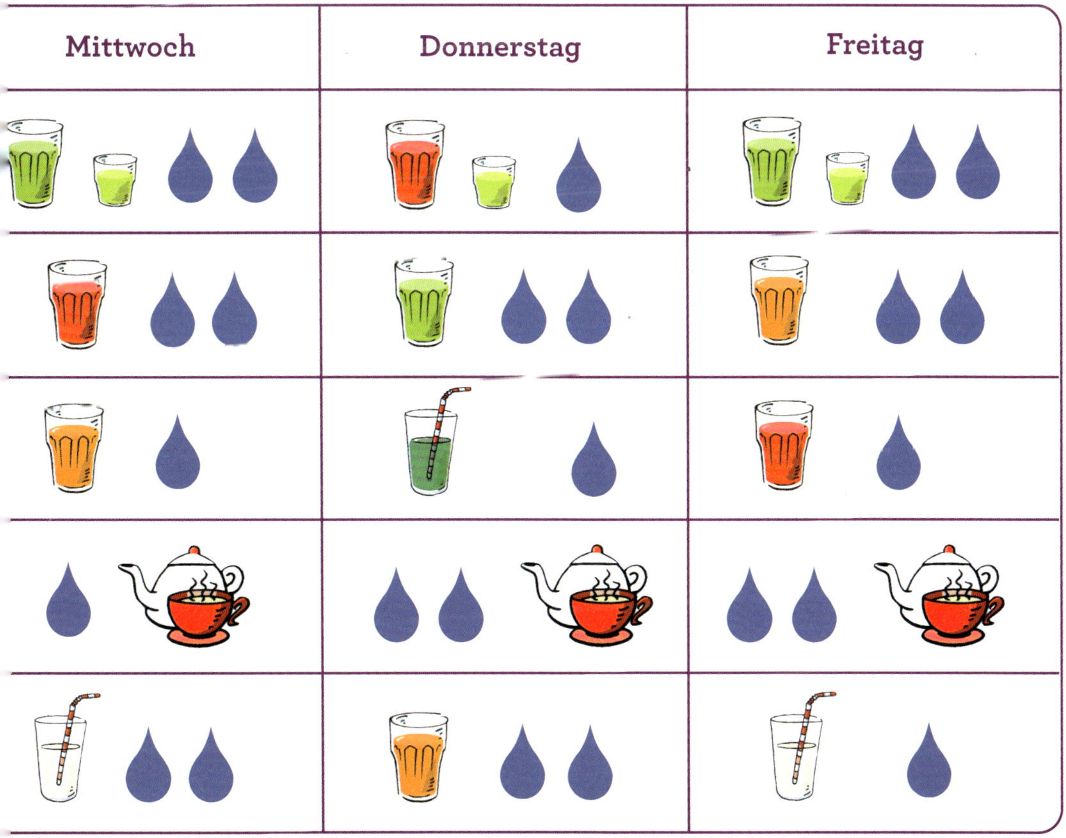

Die Rezepte
FÜR DEINE SAFT-WOCHE

Damit die Woche geschmacklich abwechslungsreich verläuft und du vielseitige Nährstoffe zu dir nimmst, hier eine Auswahl an Rezepten, mit denen du starten kannst. Die Zutaten beider Pläne sind darauf ausgelegt, einen sanften Einstieg für Magen-Darm zu ermöglichen, sprich: Kohlsorten wie Grünkohl oder Brokkoli sind zunächst nicht enthalten, können jedoch nach Belieben ergänzt werden.

Shot 1 – Yihahhh!
¼ Gurke, 1 Apfel, 1–2 cm Ingwer

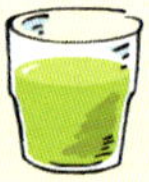

Shot 2 – Kick it!
1 Stange Sellerie, 1 Apfel, ½ Zitrone

Grün 1
(rund 500 ml)
Basis: 1 Gurke, 2 Stangen Sellerie, 1 Apfel
Zutat: ½ Zitrone
Bonus: 5 Blätter Pfefferminze

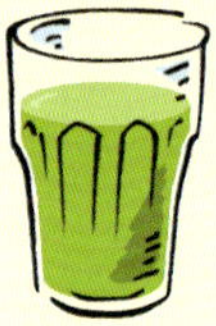

Grün 2
(rund 500 ml)
Basis: 1 Gurke, 3 Handvoll Spinat, 2 Scheiben Ananas
Zutat: ½ Limette
Mixer: 3–5 Blätter Basilikum, ½ TL Spirulina (optional)

Orange 1
(rund 500 ml)
Basis: 6–8 Karotten, 1 Orange
Zutat: ¼ Zitrone, 1 cm Ingwer
Bonus: 1–2 cm Kurkuma

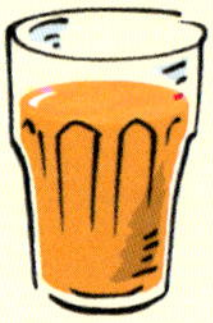

Orange 2
(rund 500 ml)
Basis: 4–6 Karotten, 1 Apfel
Zutat: ¼ Grapefruit
Bonus: 3–5 Blätter Pfefferminze,
1 Tasse Hokkaido-Kürbis

Rot 1
(rund 500 ml)
Basis: 1 Rote Bete, 4 Karotten, 1 Orange
Zutat: ¼ Limette
Mixer: 2–3 Handvoll Beeren

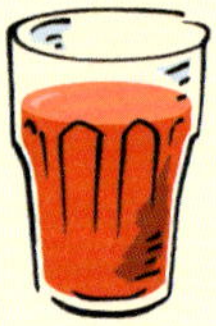

Rot 2
(rund 500 ml)
Basis: 1 Rote Beete, 1 Gurke
Zutat: 6 Blätter Romanasalat
Bonus: ½ Zitrone

Mögliche Umstellungszeichen

1. Mild: Schwindel, Kopfschmerzen, Müdigkeit, Körpergeruch. Das Gute: Keines dieser Umstellungszeichen ist so gravierend, dass eine medizinische Betreuung notwendig ist. Sobald du etwas Festes isst, würden diese Zeichen höchstwahrscheinlich verschwinden. Halte durch!

2. Bitte beobachten: unregelmäßiger Herzschlag, niedriger Blutdruck. Diese Zeichen können bei jeder Fastenzeit auftreten und müssen nicht bedenklich sein. Du solltest sie aber im Blick behalten.

Juicing-Tipp

Ein Saftfasten wie Juicing Deluxe solltest du **nicht** eigenständig oder gar nicht umsetzen, **wenn du schwanger bist, mit Diabetes lebst, Medikamente nimmst, die feste Nahrung voraussetzen.**

Shake 1
(rund 500 ml)

Basis: 1 Gurke, 1 Birne
Zutat: ½ Zitrone
Bonus: ¼ Banane, 1 cm Ingwer
Mixer: 1 Avocado, 2 TL Chia-Samen, 1 TL Hanfpulver

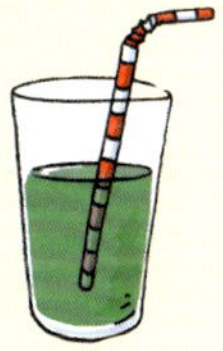

Shake 2
(rund 500 ml)

Basis: 2 Orangen
Zutat: ¼ Zitrone
Bonus: ½ TL Zimt, ½ Banane
Mixer: ½ Packung Seidentofu, 1 EL Chia-Samen

Mandelmilch 1
(rund 500 ml)

Basis: 200 g Mandeln (natur – ungeröstet, ungesalzen), ½ l Quellwasser
Mixer: 2 frische oder getrocknete Datteln (ohne Kern)
Bonus: 2 EL rohes Kakaopulver (ungesüßt)

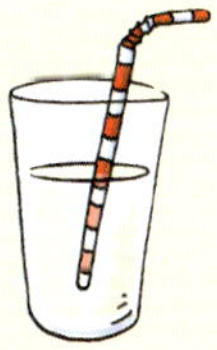

Mandelmilch 2
(rund 500 ml)

Basis: 200 g Mandeln (natur), ½ l Quellwasser
Mixer: 2 getrocknete Feigen
Bonus: 1 frische Dattel

Eine Suppe deiner Wahl – z. B. kalte Gazpacho
(rund 500 ml)

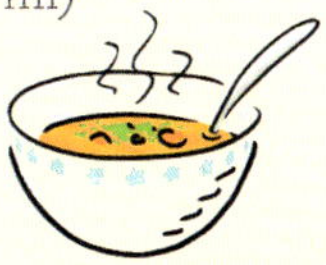

Basis: 3–4 Tomaten, ½ Stange Sellerie
Zutat: 2 Handvoll Petersilie, ¼ Zwiebel, ½ Limette, 1 EL Apfelessig
Bonus: 1 Prise Meersalz, 1 Prise schwarzer Pfeffer, ½ Olivenöl

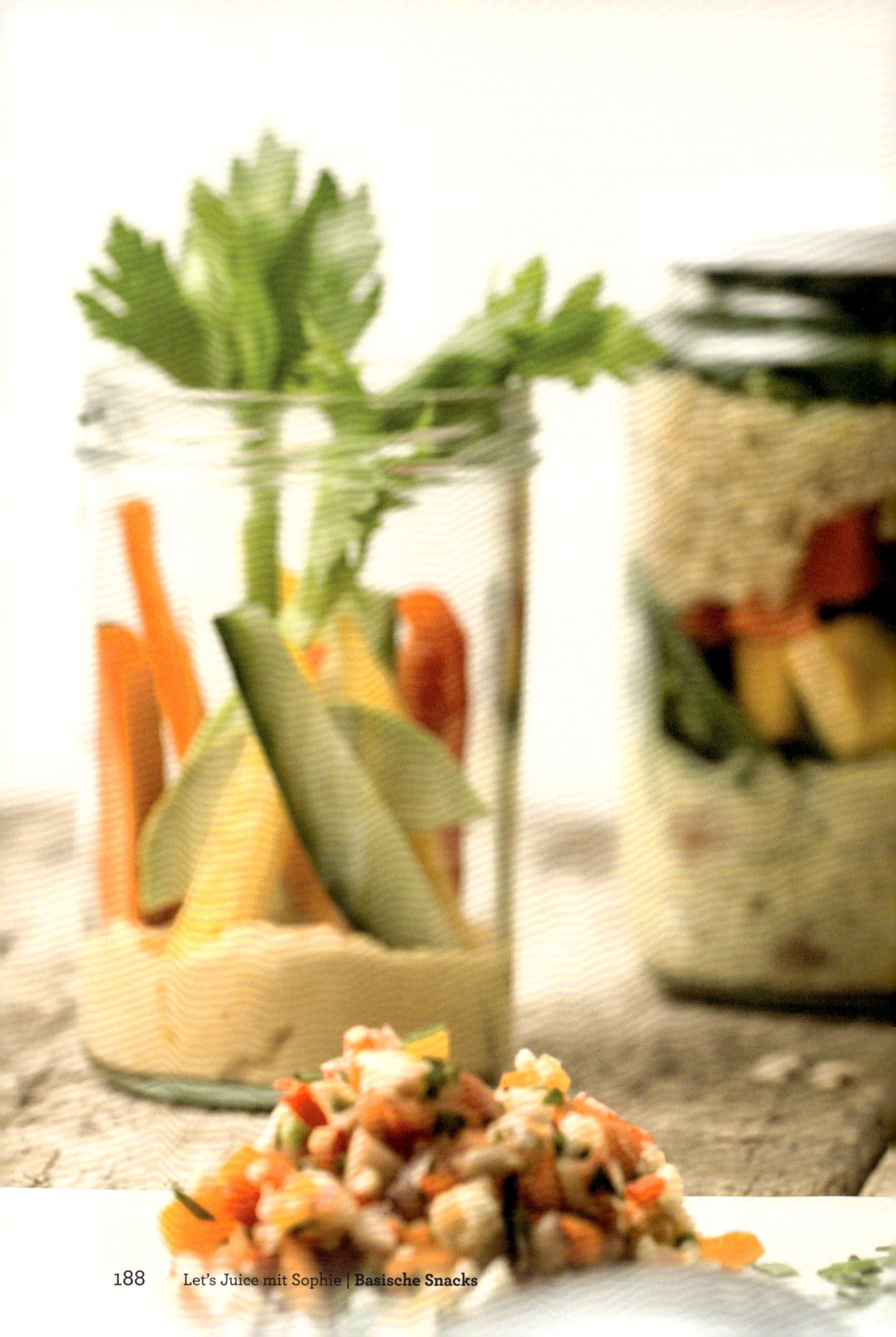

Basische Snacks

Müsli, Suppen, Salate oder
gedünstetes Gemüse sind eine ideale Ergänzung
zu frisch gepressten Säften.

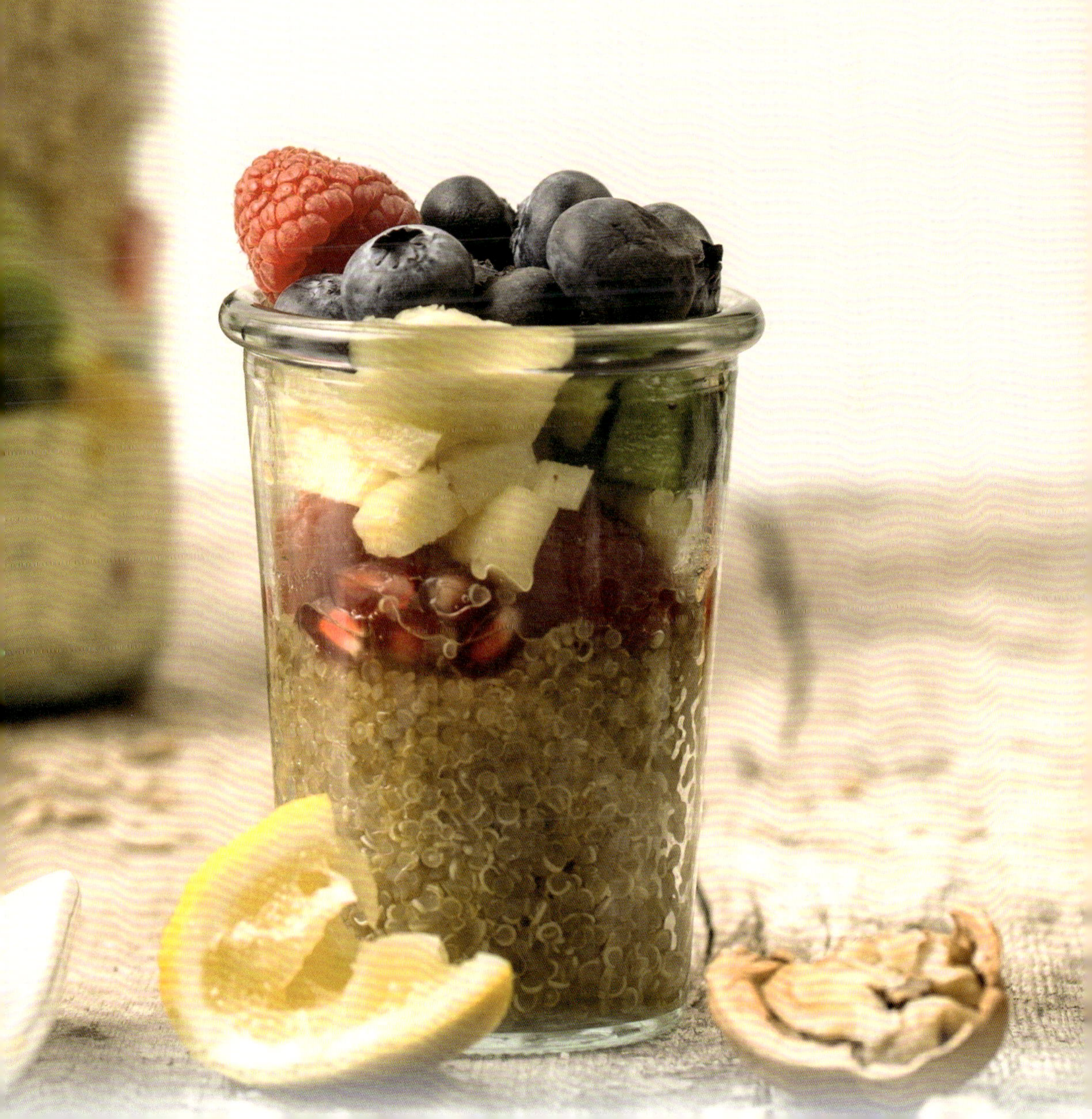

EIN NEUER LIFESTYLE

Du probierst einen neuen, gesunden Lifestyle aus und hast ein Ziel vor Augen, das du auf leichte Weise über die nächsten Tage erreichen möchtest: **Immunsystem stärken, Gewicht reduzieren, Ernährung aufgrund von Nahrungsmittelunverträglichkeiten umstellen, deine Fitness steigern oder dich einfach energievoller und ausgeglichener fühlen.** Gehe offen an die Sache heran und fokussiere dich darauf, die neuen Ideen in dein Leben einzubeziehen, anstatt dich damit zu beschäftigen, von welchen Gewohnheiten du dich nun verabschiedest. Indem du neue Rhythmen und neues Wissen integrierst, verschwinden die alten Muster mit der Zeit ganz automatisch. Finde einen guten Mittelweg. Genieße dein Leben und freue dich darüber, dass du durch deine Ernährung jetzt ein bisschen mehr auf dich oder deine Familie achtgibst.

So wirkt zu viel Säure im Körper

Verringert die Aufnahme von Nährstoffen

Reduziert die Reparatur beschädigter Zellen

Erschwert die Entgiftung

Verursacht Hautirritationen, triefende Nase, Müdigkeit, Verdauungsstörungen und Krankheitsanfälligkeit

Fördert schädliche Bakterien und Pilze im Darm

Basische Balance

Eine basische Ernährung mit viel frischem Obst und Gemüse harmonisiert den Säure-Basen-Haushalt. **Also, her mit frisch gepressten Säften und leckeren basischen Snacks!** Die Snacks eignen sich als Mittagessen, als kleine Zwischenmahlzeit oder als Abendessen. Sie sind schnell und einfach zuzubereiten und ideal für to-go! Das Ergebnis: du fühlst dich aktiver, voller Tatkraft und Lebensfreude. Wirf einen Blick auf die Liste der basenreichen Nährstoffe (Umschlag: Klappen-Innenseite) und finde heraus, was du davon besonders magst oder möglicherweise noch gar nicht kennst.

Reduziere säurehaltige Produkte wie diese möglichst

Milchprodukte, Käse, Butter, Margarine, Eier, Fleisch (Rind, Schwein, Geflügel), Schalentiere, Brauner Reis, Hafer, Weizen oder Weißmehl, Pasta, stark weiterverarbeitete Produkte, Tiefkühlkost, industrieller Zucker, künstlicher Süßstoff, Schokolade, gesüßte Getränke wie Limonaden und Schorlen, Kaffee, Schwarztee, Alkohol, Essig, Sojasoße

Basisches Müsli **Quinoa-Breakfast**

Das brauchst du: 2/3 Tasse Quinoa *(am Tag zuvor zubereiten)*. Mit 1 TL Agavensirup oder 1 TL Manuka-Honig verfeinern. *Topings können sein:* Früchte, Nüsse, Samen oder Superfoods. *Toping Varianten:* ½ Apfel, 2 handvoll Blaubeeren, Yoghurt aus Ziegenmilch *oder* 1 Scheibe Ananas, ½ Birne, 1 TL roher Kakao *oder* 4 - 5 Erdbeeren, ½ Orange, 4 - 5 Goji Beeren, Quinoa Basis (weiß)
Zubereitung: ca. 20 Min.

Vorbereitung: Für 1 Tasse Quinoa benötigst du rund zwei Tassen Wasser oder Gemüsebrühe. Quinoa gründlich unter fließendem Wasser in einem engmaschigem Sieb waschen, in einen Topf geben und die Körner hinzufügen.
Zubereitung: Das Ganze bei starker Hitze aufkochen, dann die Herdplatte auf mittlere Hitze zurückstellen und den Topf mit einem Deckel schließen. Nach einigen Minuten die Hitze nochmals reduzieren, so dass das Getreide nur noch schwach köchelt. Rund 15 Minuten köcheln lassen, bis die Körner gar bzw. „al dente" sind. Du erkennst dies an einer leicht glasigen Struktur. Vom Herd nehmen, abkühlen lassen und im Topf oder im Kühlschrank über Nacht aufbewahren. Fertig ist die Basis für dein Quinoa-Müsli!

Super Suppen **Frische, klare Gemüsekraftbrühe + Grünes Süppchen**

Mach es dir gemütlich mit einer Suppe! Als Basis dient eine Brühe, die du jeweils mit unterschiedlichem Gemüse und Gewürzen verfeinern und abschmecken kannst.

Kraftbrühe

Ergibt rund 4 Liter. *Zubereitung:* ca. 40 Min.
Das brauchst du: 4 Liter Wasser, 2 Pastinaken, 2 große Zwiebeln (weiß), 2 Karotten, 2 Stangen Sellerie, 1 Knohblauchzehe, Gewürze: Majoran, Thymian, 2 Lorbeerblätter, 1 EL Pfefferkörner, 1 TL Manuka-Honig
Schritt 1: Geschnittenes Gemüse mit den Gewürzen und Wasser in einen großen Supentopf geben. Langsam 20 bis 30 Min. lang köcheln. *Schritt 2:* Das Gemüse abseihen und die Suppe nach Belieben mit Meersalz verfeinern und abschmecken.

Zucchini-Pastinaken-Süppchen

Ergibt rund 1 Liter. *Zubereitung:* ca. 35 Min.
Das brauchst du: 500 ml frische Gemüse-Kraftbrühe, 500 ml Wasser, 2 Pastinaken, 2 Zucchini, 2 Zwiebeln (rot), 1-2 handvoll frische Petersilie, Gewürze, 2 EL Kokosfett. Mit Agavensirup & Meersalz abschmecken.
Vorbereitung: Alle Zutaten in Würfel klein schneiden. *Schritt 1:* In einem großen Kochtopf das Kokosfett erhitzen. Zwiebeln leicht anbraten. Etwas Brühe (100 ml), die Zucchini und die Pastinaken hinzufügen. Rund 5 Min. unter Rühren köcheln. 1 EL Agavensirup und Petersilie hinzufügen. Nach und nach die restliche Brühe zufügen. Zutaten gut miteinander vermischen und erhitzen. *Schritt 2:* 500 ml Wasser zufügen. Rund 5 Min. köcheln, bis Zucchini und Pastinaken bissfest sind. Die Suppe von der Herdplatte nehmen und pürieren. Bei Bedarf für eine feinere Konsistenz noch 1-2 Gläser Wasser hinzufügen. Die cremige Suppe mit Meersalz und weiteren Gewürzen nach Belieben abschmecken.

Salat im Glas

Oft vergessen wir, wie knackig frisch und wunderbar vielseitig Salate im Geschmack sein können. Hier der Inspirations-Tipp zum Mixen:

Besorge dir ein Einweckglas (500 ml) mit großer Öffnung und Deckel.
Fülle zuerst die Salatsoße in das Glas, ergänze die Topings und fülle das Glas bis zum Rand mit Salat auf, zum Beispiel mit Feldsalat, Rucola, Romanasalat, Chicorée oder Endivien.
Deckel drauf, ab in die Tasche und los.

Der Salatsoße kannst du mit verschiedenen Zutaten immer wieder eine neue Geschmacksrichtung geben, beispielsweise mit Zitrone, Balsamicoessig, Apfelessig, Honigsenf, Quark, Meersalz, rotem und schwarzem Pfeffer. Frische Kräuter wie Schnittlauch, Pfefferminze, Ingwer, Oregano, Basilikum, Thymian oder Rosamarin sind das i-Tüpfelchen.

Toping-Variationen und Salatsoße

Avocado, rote Zwiebel, Walnüsse, Apfel
Mit Zitronen-Vinaigrette

Rote Bete, Apfel, Ziegenkäse, Ei, Dill, Quark
Mit Balsamico-Dressing

Blauschimmelkäse, Apfel, Sellerie, Walnüsse, Knoblauch, Honigsenf
Mit cremiger Dill-Soße

Champignons, Putenbrust, Zwiebel, Blauschimmelkäse
Mit Rosmarin-Thymian-Vinaigrette

Ziegenkäse, Brokkoli, rote Paprika, Mandeln
Mit Honigsenf-Vinaigrette

Feta-Käse, Oliven, Weintrauben, Frühlingszwiebel
Mit Rotwein-Vinaigrette

Mozzarella, Tomaten, Oliven, Zwiebeln
Mit Balsamico-Dressing

Der Hummus-Veggie-Snack

Besorge dir ein Einweckglas (250–500 ml) mit großer Öffnung und Deckel.
Fülle den frisch gemachten Hummus zuerst in das Glas und ergänze dann das frisch in Streifen geschnittene Gemüse wie Karotten, Gurken, Paprika (grün, gelb, rot), Brokkoli, Sellerie und Fenchel.
Deckel drauf – los geht's!

Frischer Hummus

Hierzu brauchst du einen kleinen Kräuter- und Gewürz-Mixer.
Vorbereitung: Lege rund 300 g Kichererbsen über Nacht in Wasser ein.
Kichererbsen am nächsten Morgen abgießen und 60 Min. kochen, bis sie bissfest sind.
Abkühlen lassen und dann in den Mixer geben.

Folgende Zutatenkombinationen kannst du nun zu den Kichererbsen hinzufügen.
Alles mixen und mit ein wenig Meersalz oder Pfeffer abschmecken.

Variationen

Tahini Dream
1/3 Tasse Tahini, 2 EL Olivenöl, 2 TL Zitronensaft, 1 Zehe Knoblauch

Feta Forever
½ Tasse Feta-Käse, 3 Handvoll Spinatblätter, 2 TL Zitronensaft, 1 Prise Zimt

Bete Beat
1 ¾ Tasse gewürfelte Rote Bete, 1/3 Tasse Tahini, 2 TL Olivenöl, 2 TL Zitronensaft, 1 Zehe Knoblauch

Avocado Heaven
1 Avocado, 1 Jalapeño, ¼ Tasse Koriander, 2 TL Limettensaft

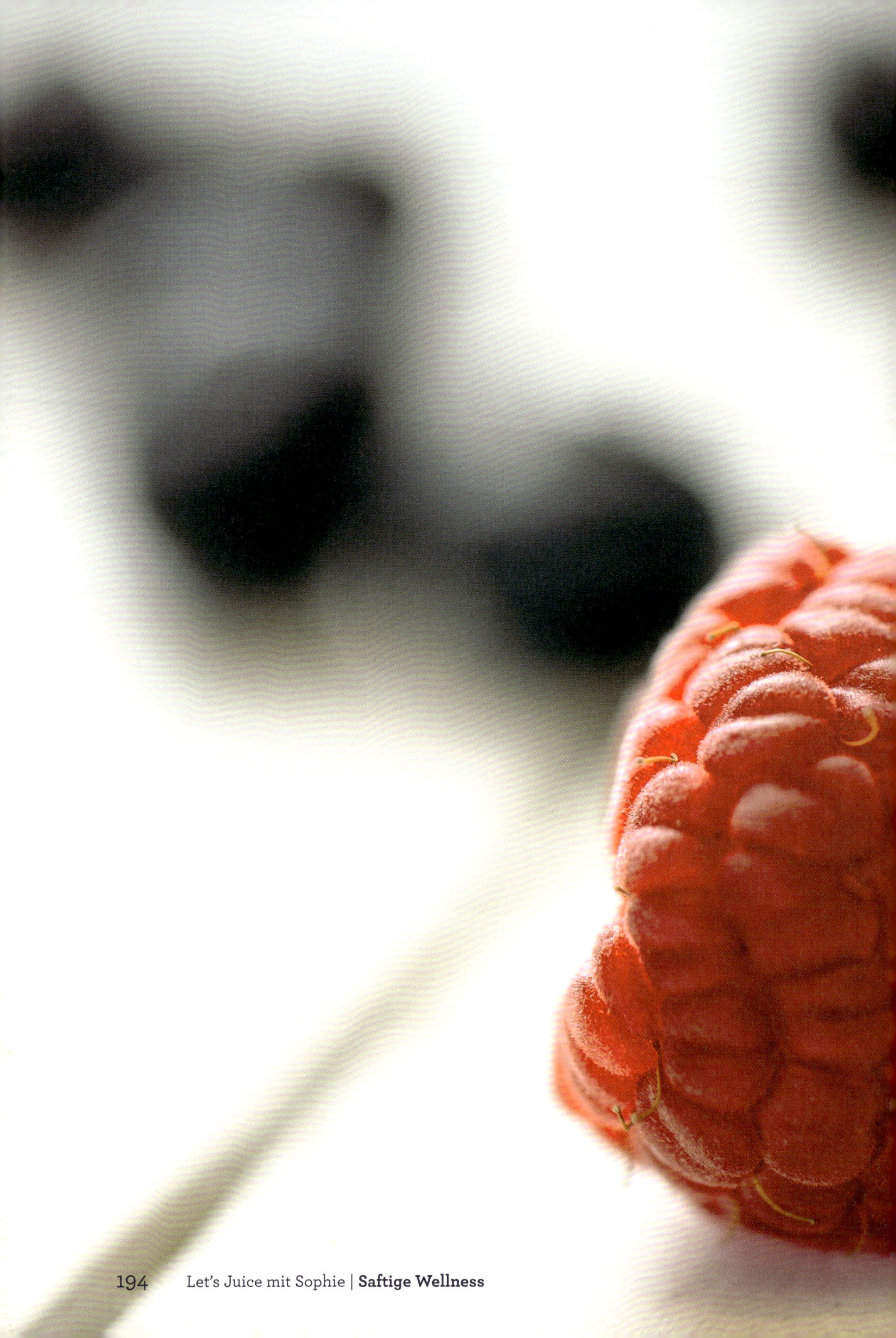

Saftige Wellness

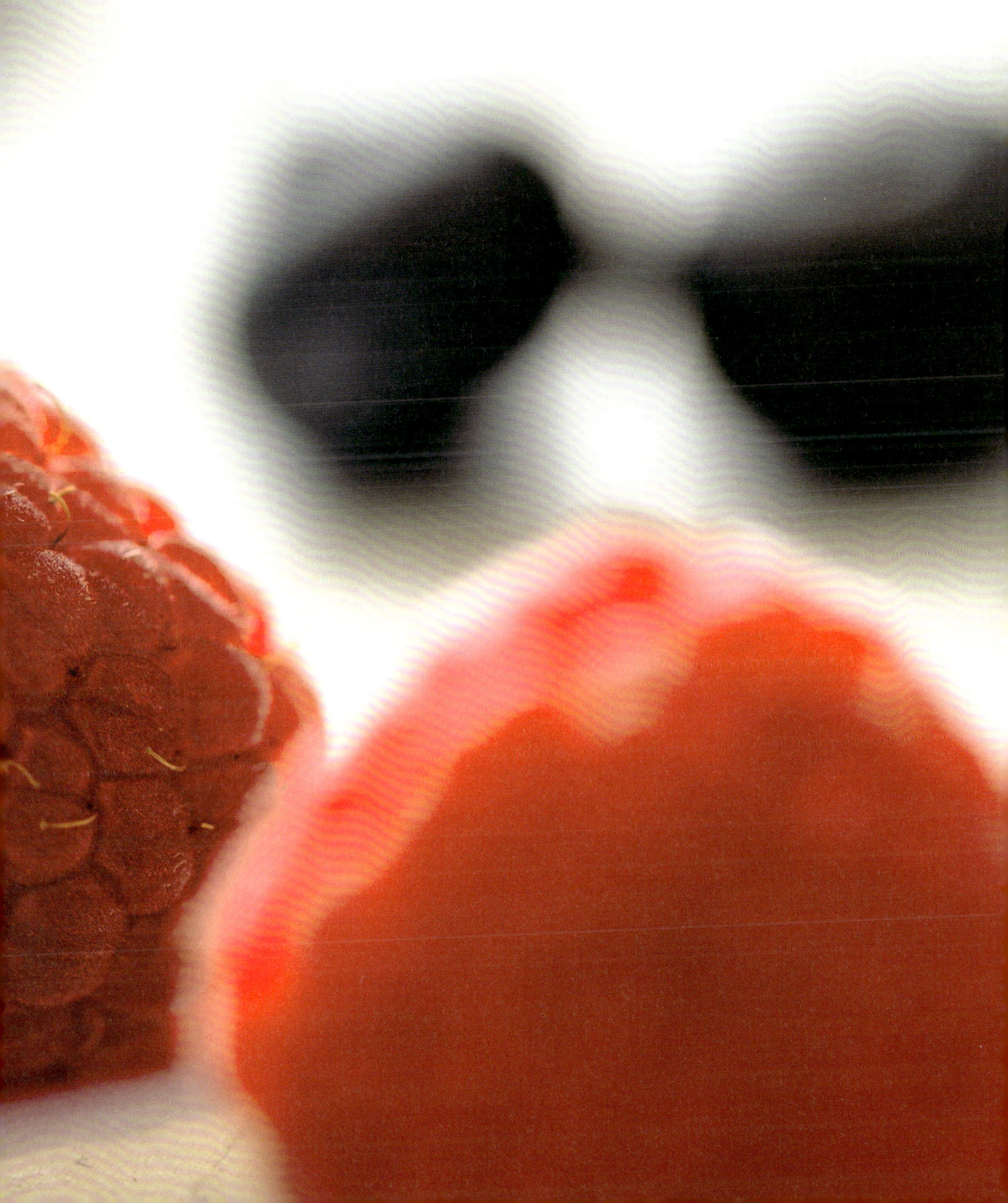

Go with the flow!
INSPIRATIONEN

Frische, selbst gepresste Säfte versorgen unseren Körper
mit lebendigen Nährstoffen und beleben gleichzeitig unseren Geist.
Ergänzend dazu gibt es noch mehr, das wir tun können, um die
Balance zwischen Körper und Geist aufrechtzuerhalten.
So schnellt unser Glücksbarometer in die Höhe!
Viel Freude mit den Inspirationen!

Das Glücksbarometer

Bitte kreuze auf einer Skala von 1 bis 6 jeweils an, was auf dich zutrifft.

1 = Mache oder erlebe ich wenig

6 = Mache oder erlebe ich oft

Sobald du alle Fragen beantwortet hast, verbinde die markierten Antworten zu einer Linie.

Wie häufig befindest du dich im roten Bereich und wie häufig im grünen? Oder liegst du im Mittelfeld?

Die Fragen können dabei helfen, dir bewusst zu machen, welche Glücksbereiche du noch verstärken möchtest und wie du dir das ggf. ermöglichen kannst.

Regelmäßige Bewegung	1	2	3	4	5	6
Sonne und Wärme tanken	1	2	3	4	5	6
Pausen machen	1	2	3	4	5	6
Verbindung zur Natur stärken	1	2	3	4	5	6
Wasser trinken	1	2	3	4	5	6
Kreativität leben und Interessen nachgehen	1	2	3	4	5	6
Zeit mit Freunden verbringen	1	2	3	4	5	6
Mit Tieren zusammen sein	1	2	3	4	5	6
Berührung erleben	1	2	3	4	5	6
Dankbarkeit empfinden	1	2	3	4	5	6
Aufräumen	1	2	3	4	5	6
Geld verdienen	1	2	3	4	5	6

Let's move!

Bewegung tut gut

Ob zügiges Gehen, Joggen, Tanzen oder Fitnesstraining – wenn sich Bewegung gut anfühlt, dann bleibst du motiviert. Finde heraus, welche Bewegungsart dich interessiert und animiert. Das können auch Dinge mitten im täglichen Leben sein: Fahrrad fahren, eine Runde mit dem Hund drehen, zu Fuß zum Job gehen, die Treppe statt den Fahrstuhl nehmen, Seilspringen oder Stretching. Um einen gesunden und aktiven Lebensstil zu pflegen, gelten als Faustregel ca. 10.000 Schritte pro Tag. Leichte Bewegung kurbelt Kreislauf und Stoffwechsel an und unser Immunsystem kommt auf Touren. Schwitzen hilft, angesammelte Abfall- oder Giftstoffe aus dem Körper zu schwemmen.

Sonnenstund hat Gold im Mund

Sonne bringt Licht ins Leben

Wir brauchen Sonnenlicht. Rund 60 % der Deutschen leiden – vor allem im Winter – an einem Vitamin-D-Mangel. Vitamin D bildet sich unter dem Einfluss von Sonnenlicht in unserer Haut und ist maßgeblich an unserem geistigen Wohlbefinden beteiligt. Allein über die Nahrung nehmen wir nicht genug Vitamin D auf. Und bei langen Arbeitszeiten in Innenräumen wie Büros oder Shoppingmalls bleibt die Zeit für Sonnenstrahlen oft auf der Strecke. Da hilft es, in der Mittagspause ins Freie zu gehen, die Unterarme freizumachen und das Gesicht für einige Minuten in die Sonne zu halten. Oder einen Vitamin-D3-Nahrungsergänzer zu nehmen. Der Besuch im Solarium tut zwar auch gut, allerdings benötigen wir für die Vitamin-D-Synthese UVB- statt UVA-Strahlung. Wenn du überlegst, dir eine Tageslichtlampe anzuschaffen, solltest du auf den UVB-Wert achten.

Let's sweat!

Sauna zur Entgiftung

Saunieren entspannt den ganzen Körper. Dabei unterscheidet man zwischen Sauna und Infrarot-Sauna. In der Sauna wird der Körper von außen durch hohe Temperaturen erhitzt und wir fangen schnell an zu schwitzen. Unser Herzschlag erhöht sich, die Durchblutung wird angekurbelt und unser Körper entgiftet über die Haut. Sogar Glückshormone schütten wir aus. In der Infrarot-Kabine erwärmen Infrarot-Strahlen mit einer Temperatur zwischen 30 und 50 °C unseren Körper langsam von innen. Das starke Schwitzen von innen nach außen ist dem Schwitzen bei starker körperlicher Betätigung sehr ähnlich. Wenn wir intensiv Sport treiben, steigt die Körpertemperatur an. Über den Schweiß werden körperliche Abfallstoffe ausgeschieden. Infrarotschwitzen tut Personen, die sich nicht sportlich betätigen können oder wollen, also richtig gut. Diese Tiefenwärme versetzt die Wassermoleküle in unserem Körper in Schwingung. Durch die Tiefenwärme wird eine größere Menge an Schweiß und eine höhere Konzentration an toxischen Stoffen ausgeschieden. Der Körper wird gleichzeitig weniger belastet. Das ist wichtig für Menschen mit Kreislaufproblemen. Oder wenn man höhere Temperaturen nicht verträgt oder einfach nicht mag.

Probier's mal mit Gemütlichkeit

Mach mal Pause!

Öfters Pausen machen. In die Luft gucken, nichts tun. Sich die Zeit nehmen, um Gedanken sortieren zu können. Hier und da tagträumen oder auch mal früher ins Bett gehen. Pausen zum Durchatmen und erholsamer Schlaf unterstützen die Regeneration des Darms. Müdigkeit hingegen macht hungrig, und so greifen wir nachmittags oft zu Kaffee oder Schokolade, obwohl wir eigentlich müde sind. Ein Powernap von 10–15 Minuten weckt müde Geister wieder auf und verbessert das Konzentrationsvermögen. Gleichzeitig hilft er, Stresshormone, die Heißhunger auslösen, zu reduzieren. Schlaf löst Spannungen und gleicht den Stresshormonspiegel aus. Im Schlaf verbrennen wir sogar Fette.

Just be!

Den Moment genießen

Bewusst die schönen Augenblicke wahrnehmen. Allein, zu zweit, mitten im Tag oder im Urlaub. Fülle deinen Speicher mit Glücksmomenten auf, indem du dir bewusst machst, dass genau dieser Moment dein Leben bereichert. Das schenkt dir geistige Fülle, um auch in kriselnden Zeiten positiver nach vorne zu blicken und ausgeglichener zu bleiben. Auch Meditation führt zu mehr innerer Ruhe. Sie hilft, sich zu fokussieren, den Stresspegel zu senken und den Schlaf zu vertiefen. Die Augen zu schließen, um sich der Innenwelt zuzuwenden, kann einen wohltuenden Effekt auf unseren Körper haben und Veränderungsprozesse in Gang setzen, die langfristig sogar unser Gehirn verändern können. Bei Meditation geht es nicht darum, an „nichts" mehr zu denken oder unsere Gedanken auszuschalten. Meditation bedeutet, einen Abstand zwischen sich und den Gedanken herzustellen. Bereits 5 Minuten tägliches Meditieren hilft, dass wir unsere Gedanken besser bündeln und bewusster wahrnehmen können. Außerdem unterstützt uns Meditation dabei, die Verbindung zwischen unseren Gedanken und unseren Reaktionen leichter erkennen zu können.

Back to the roots

Die Kraft der Natur

Ein abendlicher Spaziergang, ein Wochenende auf dem Land, ein Tag am Meer oder eine Wanderung durch den Wald machen den Kopf frei und öffnen die Sinne für die Pflanzen- und Tierwelt. Die Schönheit und Größe der Natur um sich herum zu erleben, erdet uns, schenkt uns Kraft und verbindet uns mit uns selbst. Gartenarbeit oder auf dem Fensterbrett eigene Tomaten ziehen – wer die Hände in die Erde steckt, Pflanzen gießt und pflegt, steht in direkter Verbindung mit der Natur. Oder auch ein Feuer zu machen, im Regen zu stehen, sich den Wind um die Nase wehen zu lassen oder durch Wiesen und Felder zu streunen – diese Erlebnisse führen uns näher an unser natürliches Wesen heran und stärken unser Bewusstsein, Teil eines großen Ganzen zu sein.

Wasser ist Leben

Wasser weckt die Lebensgeister

Wasser reinigt und schenkt uns Leben. Mit durchschnittlich 8 Gläsern reinem Wasser pro Tag können wir unseren Körper und Geist erfrischen. Wasser hat eine ausgleichende Wirkung auf unseren Organismus und bringt Ruhe in unser System. Außerdem regt es den Stoffwechsel an und aktiviert unsere Lebensgeister. Und unser Verdauungstrakt darf mal eine Pause vom ständigen Verdauen machen. Gleichzeitig fördert Wasser unsere geistige Klarheit und unsere Konzentration.

Go get crazy

Kreativität ist unsere Natur

Es gehört zu unserer Natur, sich zunächst mit Offenheit auf die Dinge im Leben zuzubewegen, sie berühren, ausprobieren und erfahren zu wollen. Als Kinder tun wir das instinktiv, um spielerisch lernen zu können. Ob kochen, wandern, tanzen, malen, musizieren, surfen, lesen oder fotografieren – eigenen Interessen nachzugehen, beflügelt unseren Geist, regt die Kreativität an und bringt uns mit anderen Menschen in Verbindung. Insbesondere durch Hobbies, die unsere Sinne wecken, entwickeln wir uns weiter, bringen unser Wesen zum Ausdruck und stärken so unsere Verbundenheit zum Leben.

Einer für alle, alle für einen

Zeit für Familie und Freunde

Familie oder Freunde stärken das Vertrauen ins Leben und geben uns das Gefühl, aufgehoben zu sein. Jeder Mensch braucht einen Freund. Freunde können zu einer Gemeinschaft heranwachsen, die Nähe und Geborgenheit schenkt und das Leben bunt macht. Freude und Leid mit anderen zu teilen, für andere da zu sein und sich in eine Gemeinschaft einzubringen, bereichert das eigene Leben. Die Höhen und Tiefen des Einzelnen werden zu einem Teil des Lebens der anderen. Und gemeinsam fühlen wir uns stark.

Ja, guter Hund … ja, braver Hund!

Leben mit Tieren

Tiere im Alltag zu erleben oder ab und zu mit ihnen Zeit zu verbringen, bereichert unser Leben auf vielfältige Weise. Tiere heitern uns auf, halten uns aktiv, schenken uns ihre Liebe und Streicheleinheiten entspannen auch uns selbst. Der Kontakt zu anderen Menschen über die Tiere intensiviert das Community-Gefühl. Und ein Leben mit Hunden oder Pferden bedeutet tägliche Bewegung. Das stärkt das Herz, der Blutzuckerspiegel sinkt und die Laune steigt.

Touch has a memory.
John Keats

Berührung macht glücklich

Unsere Haut hat über 5 Millionen Berührungsrezeptoren. Rund 10–15 Minuten Berührung pro Tag fördern bereits unsere körperliche und geistige Gesundheit. Regelmäßige Massagen erhöhen die Blutzirkulation, entspannen die Muskeln im Nacken und Schulterbereich, lindern Schmerzen und Entzündungen und regen die Heilung an. Sowohl leichter als auch fester Druck aktiviert unseren Hormonhaushalt, fördert die Bildung weißer Blutkörperchen und stärkt unser Immunsystem. Das Gewebe wird durchgeknetet und unser Lymphsystem angeregt, sodass wir unnötigen Ballast abwerfen und entgiften können. Dadurch verbessert sich auch unser Schlaf. In den Arm genommen zu werden oder jemandem die Hand zu reichen, erhöht die Produktion von Serotonin und Dopamin und stimmt uns glücklich. Berührung lindert Ängste und Sorgen und reduziert Stresshormone.

Keep it simple!

Alles hat seinen Platz

Aufräumen kann uns mit Glücksgefühlen überschütten. Ordnung vereinfacht das Leben und befreit uns von Chaos. Sie klärt unsere Gedanken und schafft Freiraum für Neues. Aufräumen vermittelt uns ein direktes Erfolgserlebnis, erfüllt uns mit Zufriedenheit und kann uns einen regelrechten Energiekick geben. Wenn die Dinge an einem Platz stehen, wo man sie gerne um sich hat, behalten wir den Überblick. Und das fördert das Gefühl von Sicherheit. Die Dinge, die einen umgeben, zu pflegen, ist auch ein Zeichen von Wertschätzung sich selbst gegenüber. Und: Nach einer großen Aufräumaktion können wir auch wieder ganz entspannt Freunde einladen.

Ein schöner Tag

Danke – Danke – Danke

Sich auf Kommando dankbar zu fühlen, ist so, wie vor der Kamera auf Knopfdruck lächeln zu müssen. Doch es lohnt sich, sich ab und zu einige Augenblicke Zeit zu nehmen und zu überlegen, was uns im Leben glücklich und zufrieden macht und uns mit Dankbarkeit erfüllt. Dankbarkeit zu empfinden, hilft uns dabei, Höhen und Tiefen auszugleichen, uns zu öffnen, Probleme leichter loszulassen und Herausforderungen auf neue Weise zu begegnen. Sich dankbar zu fühlen, holt uns in die Gegenwart, öffnet uns die Augen für die Fülle um uns herum und lässt uns das Leben genießen.

Trust & try

Neues Ziel, neues Glück

Wenn wir uns aus unseren Gewohnheiten herausschälen, Neues erleben und unbekanntes Terrain erkunden, regt das nicht nur unseren Geist, sondern auch unseren Stoffwechsel an. Nehmen wir neue Herausforderungen an, treten wir hinaus aus unserer Komfortzone und öffnen uns für neue Erfahrungen, die uns verändern und neue Lebensperspektiven eröffnen können. Fordern ja, überfordern nein. Neues für sich zu entdecken, erfrischt unseren Alltag, stärkt das Selbstvertrauen und erfüllt uns mit Lebensfreude. Verlieren können wir nichts. Nur Erfahrungen dazugewinnen.

Macht Freude!

Geld verdienen

Geld sichert nicht nur unser Überleben, sondern stellt auch eine Wertschätzung dar. Wir verdienen Geld, indem wir unsere Zeit und Fähigkeiten einer Sache widmen und ihr im besten Sinne „dienen“. Verdienen wir kein Geld, kann uns das unter Stress setzen und auf den Magen schlagen. Geld zu verdienen bedeutet, Teil eines gesellschaftlichen Gesamtgefüges zu sein. Und es ermöglicht uns, uns frei entfalten zu können und für die Dinge Sorge zu tragen, die uns im Leben wichtig sind. Mit Geld können wir uns eine Zukunft aufbauen oder andere Menschen unterstützen. Über Geld zu verfügen heißt, das Ruder selbst in die Hand zu nehmen und Verantwortung zu tragen. Geld steigert unser Selbstbewusstsein. Dabei scheint für unser Glück nicht die Menge des Geldes entscheidend zu sein, sondern vielmehr der Raum für unsere Weiterentwicklung.

Positives Atmen

Vorbereitung: Entscheide dich für einige Wörter, die dich stärken. Je stimmiger für deine jetzige Situation, desto besser. Beispiel: Liebe, Vertrauen, Dankbarkeit, Kraft, Mut, Hoffnung. Lege dir mit diesen Wörtern einen Satz zurecht, der mit „Ich“ beginnt. Beispiel: „Ich vertraue, bin dankbar und voller Hoffnung.“ Wiederhole diesen Satz, bis er fließend über deine Lippen kommt.

Step 1 – Ein ruhiger Ort: Such dir einen ruhigen Ort. Du kannst liegen, stehen oder sitzen.

Step 2 – Einatmen: Mit jedem Einatmen lässt du deinen Satz in dich hineinfließen. Wie ein Glas Wasser in ein Gefäß. Dabei kannst du deine Hände von unten nach oben zum Himmel bewegen. Das verstärkt die Wahrnehmung. Atme mit vollem Genuss ein.

Step 3 – Ausatmen: Puste deinen Atem zwischen den Lippen langsam nach außen. Dabei lässt du die angestaute negative Energie hinaus. Deine Hände bewegen sich vom Himmel wieder Richtung Erde und geben die negative Energie an sie ab.

Step 4 – Wiederholen: Wiederhole diese Übung so lange, bis du spürst, dass du dich wieder im Gleichgewicht fühlst.

Glücklich mit Saft

TICKET FÜR DEN NEUSTART

Im Vorwort habe ich erwähnt, wie Pflanzensaft mein Leben verändert hat und dass er mich zufriedener, stärker und ausgeglichener macht. Jedes Mal, wenn ich den Slow-Juicer anwerfe und Obst, Gemüse, Kräuter und Nüsse durchlaufen lasse, bin ich dankbar und so froh darüber, wie einfach es ist, Säfte selbst machen zu können. Für mich ist Juicing der direkteste Weg, Kraft aus der Natur zu schöpfen und den unverwechselbaren frischen Geschmack von Obst und Gemüse genießen zu können. Wenn ich selbst gepressten Saft trinke, bin ich „switched on"! Und wenn ich das kann, dann kann das jeder andere auch.

Nichts ist beständiger als der Wandel

Mittlerweile melden sich viele Menschen bei mir, die ebenfalls etwas für sich und ihre Gesundheit im Alltag tun möchten. Entweder durch „1 Saft pro Tag" oder durch „Saftfasten". Jeder mit seinem ganz persönlichen Anliegen. Ich kann nur sagen: Probier' es selbst aus! Nicht reden, einfach machen. Frisch gepressten Saft zu trinken, hilft auf vielfältige Weise und bringt bei jedem ganz unterschiedliche Veränderungen mit sich. Und je „normaler" Saft als Bestandteil im Alltag wird, desto mehr erlebe ich sichtbare und spürbare Verwandlungen bei jedem Einzelnen. Was da genau in unserem Mysterium „Körper" geschieht, wenn die Pflanzenstoffe unseren Körper und Geist „umspülen", kann niemand genau herleiten, geschweige denn voraussagen. Für mich ist das auch nicht das Entscheidende, solange sich etwas „bewegt" und auch noch 1A schmeckt!

Ab in die Fülle

Wir benötigen zeitgemäße und praktische Ansätze, teils auch neue Lebensmodelle, um im täglichen Leben in Verbindung mit der Natur bleiben zu können. Juicing – und somit eine bewusste, lebendige Ernährung – schafft Ausgleich zu einem Alltag rund um Technologie, die unsere Verhaltensweisen, Zeitrhythmen und Ansprüche an Bequemlichkeit verändert. Ein Saft pro Tag bringt uns immer wieder aufs Neue in Verbindung mit der Natürlichkeit, die wir zum Leben brauchen. Finden wir also heraus, was wir benötigen, damit unsere Energie frei fließen kann. Ab in die Fülle! Die breite Vielfalt an Nährstoffen bringt neue Farbe ins Leben. So fühlen wir uns vital und jung, stärken unsere Widerstandskräfte, beugen aktiv chronischen Krankheiten vor und sorgen für geistige Klarheit. Je früher wir damit beginnen, desto besser.

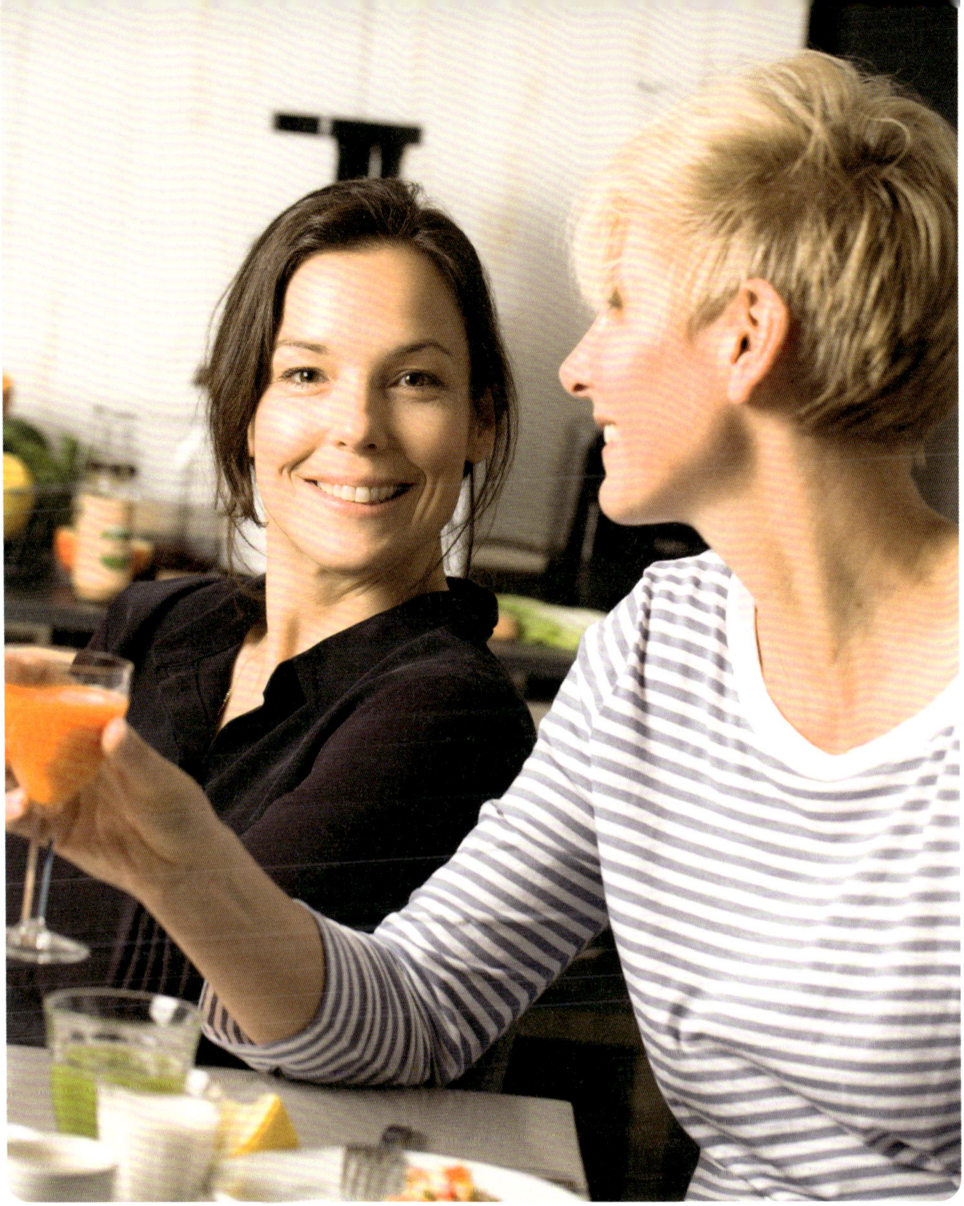

Leben im Einklang

Wir können unseren Zellen und unserem Geist nicht nur dabei helfen, kraftvoll und lebendig zu bleiben, sondern auch wieder kraftvoll und lebendig zu werden – durch 100 % Natur. Sicherlich spielen auch unsere genetische Disposition und unsere Lebensgeschichte eine Rolle. Es ist jedoch die Kombination aus körperlichen und geistigen Wegen, die uns in Einklang bringt und zu dem macht, was wir sind. Dafür gibt es kein „Quick Fix“, sondern nur die Bereitschaft und Offenheit, sich mit dem in Verbindung zu setzen, was bereits vorhanden ist.

Auf dein Wohl, auf die Vielfalt, Fülle und Sinnlichkeit direkt aus der Natur! Let's juice!

Eure Sophie

Juicing MASTERPLAN

Diese Übersicht kann dir abrundend beim Aufbau deines Immunsystems und einer gesunden Darmflora helfen, dich bei der Entgiftung unterstützen und dein geistiges Wohlbefinden fördern. Viel Freude dabei!

Power für den Körper

Aufnehmen: Dinge zu uns nehmen, die uns nähren

- Achte beim Einkauf auf Bio-Qualität oder einen vertrauensvollen Anbau.
- Wirf einen Blick auf die Zutatenliste: Zumeist ist das, was man nicht versteht, auch bewusst so kommuniziert, dass wir es nicht verstehen.
- Binde einen hohen Anteil aus biologisch angebauter Rohkost in die Ernährung ein.
- Erhöhe den Anteil der Ballaststoffe (Obst und Gemüse).
- Nimm viel warmes und reines Wasser zu dir.
- Trinke die selbst gepressten Säfte langsam und in kleinen Schlucken.
- Kaubewegungen nicht vergessen!

Loslassen: Sich pflegen und entgiften

- Entferne alles aus dem Körper, was der Gesundheit unserer Zellen schadet.
- Meide Giftstoffe wie Landwirtschaftsgifte (Pestizide) und Konservierungsmittel.
- Reduziere tierische Eiweiße, Fette, Alkohol, Zucker und Salz auf ein Minimum oder verzichte ganz darauf.
- Aktiviere die Ausleitung von Fremdstoffen (z. B. durch Saftfasten, Fußbäder mit Natron und Salz, Kräutertee-Kuren).
- Unterstützend: Lehmpackungen, Schwitzbäder, Sauna
- Denke daran, Pausen zu machen.
- Sorge für ausreichend Bewegung.
- Akzeptiere Antibiotika und Cortison nur als Notfallplan, nicht als Standardtherapie.
- Meide Hormonpräparate.

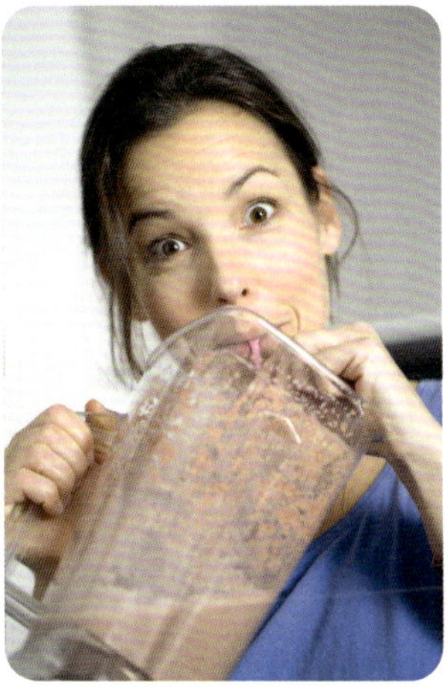 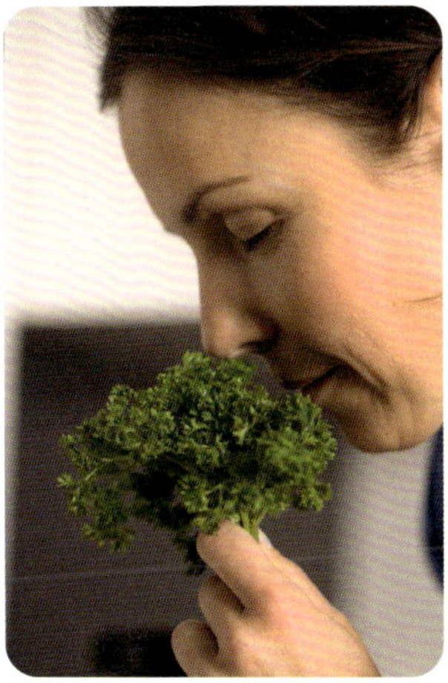 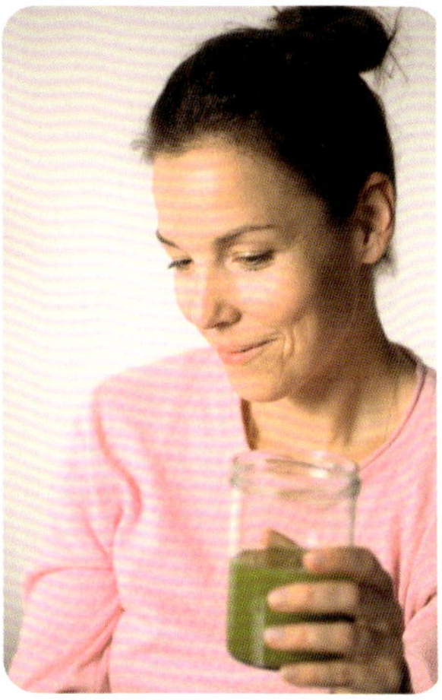

Power für den Geist

Aufnehmen

- Self-Empowerment: Übernimm die Verantwortung für dich und stehe für dich ein.
- Sei bereit, in dich und deine Gesundheit zu investieren, insbesondere in Phasen intensiver physischer oder geistiger Anstrengung.
- Mache genügend Pausen.
- Schaffe dir bewusst Freiräume für neue Inspiration und Kreativität.
- Bewege dich regelmäßig, damit sich Ereignisse und Gedanken niederlassen können und du sie einordnen kannst.
- Umgebe dich mit Menschen, die dich im täglichen Leben unterstützen.
- Community Spirit: Suche dir Gleichgesinnte und schließe dich ihnen an.

Loslassen

- Vermeide giftige Gedanken, Ansichten oder Vorstellungen, die dir „auf den Magen schlagen".
- Lasse überkommene negative Glaubenssätze oder alte Emotionen los.
- Verabschiede dich von Menschen, die dir wiederholt Schaden zufügen.
- Löse dich von vergangenen schmerzlichen Erfahrungen, Verlusten oder eigenen Fehlern.
- Höre auf, dich mit anderen zu vergleichen.
- Stelle keine zu hohen Ansprüche an dich selbst.

Der große JUICING-TEST

Hast du vor eine Juicing-Zeit einzulegen?
Dieser Test kann dir dabei helfen, eine bessere Selbsteinschätzung zu deinem „Power-Status“ auf körperlicher und geistiger Ebene zu erhalten.
Dein persönlicher Vorher-Nachher-Check-up!

Der Test eignet sich insbesondere dann, wenn du ihn vor deiner Juicing-Zeit machst und im Abstand von einer, zwei oder drei Wochen wiederholst. Mein Tipp: Beantworte die Fragen so ehrlich wie möglich. Am besten, du notierst die Antworten auf einem Zettel, den du in einem Umschlag zur Seite legst. Vergiss ihn einfach. Beim zweiten Durchlauf gehst du wieder spontan und frei an die Beantwortung der Fragen heran. Lege dann die Ergebnisse nebeneinander. Auf diese Weise kannst du beobachten, inwiefern sich etwas während deiner Juicing-Zeit verändert hat. Denn häufig bemerkt man die Unterschiede selbst zunächst nicht. Erst wenn man sie sich bewusst macht. Viel Spaß!

Vorher-Nachher-Checkliste (1 = selten, 6 = häufig)

Körper	*vorher*	*nachher*
Ich bekomme bei der geringsten Belastung Herzklopfen	① ② ③ ④ ⑤ ⑥	① ② ③ ④ ⑤ ⑥
Ich habe einen niedrigen Blutdruck	① ② ③ ④ ⑤ ⑥	① ② ③ ④ ⑤ ⑥
Ich habe einen schnellen Puls	① ② ③ ④ ⑤ ⑥	① ② ③ ④ ⑤ ⑥
Mir ist manchmal schwindelig, z. B. wenn ich aufstehe	① ② ③ ④ ⑤ ⑥	① ② ③ ④ ⑤ ⑥
Ich bin müde	① ② ③ ④ ⑤ ⑥	① ② ③ ④ ⑤ ⑥
Ich habe wenig körperliche Ausdauer	① ② ③ ④ ⑤ ⑥	① ② ③ ④ ⑤ ⑥
Ich bekomme plötzlich Heißhunger auf scharf Gewürztes oder Süßes	① ② ③ ④ ⑤ ⑥	① ② ③ ④ ⑤ ⑥
Ich bin unterzuckert (Hypoglykämie)	① ② ③ ④ ⑤ ⑥	① ② ③ ④ ⑤ ⑥
Ich habe ein starkes Verlangen nach Salz	① ② ③ ④ ⑤ ⑥	① ② ③ ④ ⑤ ⑥
Ich habe keinen Appetit	① ② ③ ④ ⑤ ⑥	① ② ③ ④ ⑤ ⑥
Ich trinke Kaffee, Cola, Energydrinks oder Alkohol, um durchzuhalten	① ② ③ ④ ⑤ ⑥	① ② ③ ④ ⑤ ⑥

	vorher	nachher
Ich leide unter Verdauungsstörungen	① ② ③ ④ ⑤ ⑥	① ② ③ ④ ⑤ ⑥
Ich habe abwechselnd Durchfall und Verstopfung	① ② ③ ④ ⑤ ⑥	① ② ③ ④ ⑤ ⑥
Mir ist oft übel oder ich erbreche	① ② ③ ④ ⑤ ⑥	① ② ③ ④ ⑤ ⑥
Ich bin anfällig für Nahrungsmittelunverträglichkeiten, Allergien oder Asthma	① ② ③ ④ ⑤ ⑥	① ② ③ ④ ⑤ ⑥
Irgendwie ist mein Immunsystem angeschlagen	① ② ③ ④ ⑤ ⑥	① ② ③ ④ ⑤ ⑥
Nach einer Erkrankung komme ich nicht wieder gut auf die Beine	① ② ③ ④ ⑤ ⑥	① ② ③ ④ ⑤ ⑥
Ich habe Hautausschläge, Hautverfärbungen und unerklärlichen Haarausfall	① ② ③ ④ ⑤ ⑥	① ② ③ ④ ⑤ ⑥
Mir tun meine Gelenke weh	① ② ③ ④ ⑤ ⑥	① ② ③ ④ ⑤ ⑥
Ich bin schmerzempfindlich	① ② ③ ④ ⑤ ⑥	① ② ③ ④ ⑤ ⑥
Mir tun Muskeln und Gelenke in den Händen oder am Körper weh	① ② ③ ④ ⑤ ⑥	① ② ③ ④ ⑤ ⑥
Mein Körper oder meine Hände fühlen sich steif an	① ② ③ ④ ⑤ ⑥	① ② ③ ④ ⑤ ⑥
Ich habe Fieberschübe	① ② ③ ④ ⑤ ⑥	① ② ③ ④ ⑤ ⑥
Mein Gewebe ist schlaff	① ② ③ ④ ⑤ ⑥	① ② ③ ④ ⑤ ⑥
Ich habe unerklärliche Nacken- und Rückenschmerzen	① ② ③ ④ ⑤ ⑥	① ② ③ ④ ⑤ ⑥
Ich leide unter chronischen Entzündungen	① ② ③ ④ ⑤ ⑥	① ② ③ ④ ⑤ ⑥
Ich habe starke Faltenbildung um Mund, Augen und auf den Wangen	① ② ③ ④ ⑤ ⑥	① ② ③ ④ ⑤ ⑥
Ich bin blass im Gesicht	① ② ③ ④ ⑤ ⑥	① ② ③ ④ ⑤ ⑥
Ich leide unter Ohrgeräuschen (Tinnitus)	① ② ③ ④ ⑤ ⑥	① ② ③ ④ ⑤ ⑥
Mir geht es grundsätzlich abends besser	① ② ③ ④ ⑤ ⑥	① ② ③ ④ ⑤ ⑥
Ich fühle mich vor oder während der Periode schlecht	① ② ③ ④ ⑤ ⑥	① ② ③ ④ ⑤ ⑥
Ich neige zu Übergewicht	① ② ③ ④ ⑤ ⑥	① ② ③ ④ ⑤ ⑥
Ich nehme aus mir nicht erklärlichen Gründen zu	① ② ③ ④ ⑤ ⑥	① ② ③ ④ ⑤ ⑥
Mir macht Sport keinen Spaß	① ② ③ ④ ⑤ ⑥	① ② ③ ④ ⑤ ⑥
Ich habe keine Lust mehr auf Sex	① ② ③ ④ ⑤ ⑥	① ② ③ ④ ⑤ ⑥
Ich reagiere empfindlich auf Stress	① ② ③ ④ ⑤ ⑥	① ② ③ ④ ⑤ ⑥

Geist	*vorher*	*nachher*
Ich mache mir häufig Sorgen	① ② ③ ④ ⑤ ⑥	① ② ③ ④ ⑤ ⑥
Ich bin grundlos müde	① ② ③ ④ ⑤ ⑥	① ② ③ ④ ⑤ ⑥
Ich fühle mich schnell erschöpft und überfordert	① ② ③ ④ ⑤ ⑥	① ② ③ ④ ⑤ ⑥
Ich habe Schwierigkeiten, mich nach Anstrengungen rasch zu erholen	① ② ③ ④ ⑤ ⑥	① ② ③ ④ ⑤ ⑥
Ich bin antriebslos	① ② ③ ④ ⑤ ⑥	① ② ③ ④ ⑤ ⑥
Ich finde keinen ausreichenden Schlaf	① ② ③ ④ ⑤ ⑥	① ② ③ ④ ⑤ ⑥
Ich werde schnell ungeduldig	① ② ③ ④ ⑤ ⑥	① ② ③ ④ ⑤ ⑥
Ich raste schnell aus	① ② ③ ④ ⑤ ⑥	① ② ③ ④ ⑤ ⑥
Ich habe kein gutes Selbstbewusstsein	① ② ③ ④ ⑤ ⑥	① ② ③ ④ ⑤ ⑥
Ich habe Ängste	① ② ③ ④ ⑤ ⑥	① ② ③ ④ ⑤ ⑥
Ich bin empfindsam oder schnell gereizt	① ② ③ ④ ⑤ ⑥	① ② ③ ④ ⑤ ⑥
Ich bin schnell enttäuscht	① ② ③ ④ ⑤ ⑥	① ② ③ ④ ⑤ ⑥
Ich habe keine Kreativität mehr	① ② ③ ④ ⑤ ⑥	① ② ③ ④ ⑤ ⑥
Mir fehlt allgemein irgendwie Energie	① ② ③ ④ ⑤ ⑥	① ② ③ ④ ⑤ ⑥
Ich komme morgens nicht aus dem Bett	① ② ③ ④ ⑤ ⑥	① ② ③ ④ ⑤ ⑥
Mir geht die positive Lebenseinstellung verloren	① ② ③ ④ ⑤ ⑥	① ② ③ ④ ⑤ ⑥
Ich habe an mich den Anspruch, perfekt zu sein	① ② ③ ④ ⑤ ⑥	① ② ③ ④ ⑤ ⑥
Ich will, dass alle zufrieden sind	① ② ③ ④ ⑤ ⑥	① ② ③ ④ ⑤ ⑥
Ich fühle mich verwirrt	① ② ③ ④ ⑤ ⑥	① ② ③ ④ ⑤ ⑥
Ich kann mich nicht so gut konzentrieren	① ② ③ ④ ⑤ ⑥	① ② ③ ④ ⑤ ⑥
Mein Kopf ist wie leer	① ② ③ ④ ⑤ ⑥	① ② ③ ④ ⑤ ⑥
Ich bin unaufmerksam	① ② ③ ④ ⑤ ⑥	① ② ③ ④ ⑤ ⑥
Ich kann mich nicht gut erinnern	① ② ③ ④ ⑤ ⑥	① ② ③ ④ ⑤ ⑥
Meine Leistungsfähigkeit hält nicht lange an	① ② ③ ④ ⑤ ⑥	① ② ③ ④ ⑤ ⑥
Ich kann mich nicht wirklich begeistern	① ② ③ ④ ⑤ ⑥	① ② ③ ④ ⑤ ⑥
Ich leide unter Stress	① ② ③ ④ ⑤ ⑥	① ② ③ ④ ⑤ ⑥
Entscheidungen zu treffen, fällt mir schwer	① ② ③ ④ ⑤ ⑥	① ② ③ ④ ⑤ ⑥
Meine Finanzen machen mir Sorgen	① ② ③ ④ ⑤ ⑥	① ② ③ ④ ⑤ ⑥
Seit einem einschneidenden Ereignis komme ich nicht mehr zu Kräften	① ② ③ ④ ⑤ ⑥	① ② ③ ④ ⑤ ⑥

Register

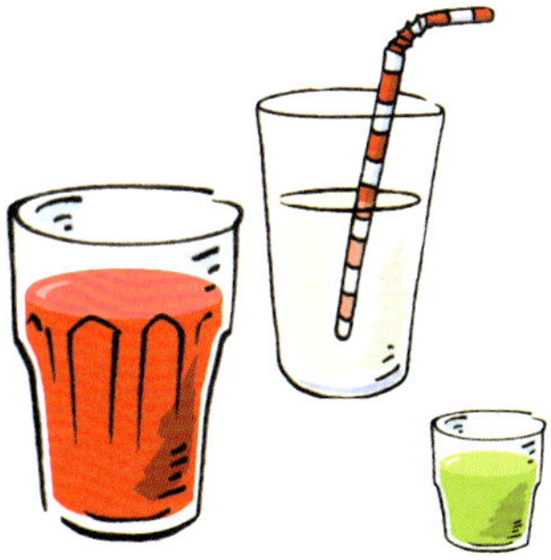

Bücher zum Thema Juice

Chlorella: Jewel of the far East
Dr. Bernhard Jensen
Bernard Jensen International 1992

Darmgesundheit ohne Verstopfung
Norman W. Walker | Natura Viva

Das Große Gerson Buch. Die bewährte Therapie gegen Krebs und andere Krankheiten
Charlotte Gerson & Morton Walker | Mobiwell

Frische Frucht- und Gemüsesäfte. Vitalstoffreiche Drinks für Fitness und Gesundheit
Norman W. Walker | Goldmann

Jay Kordich's Juice Therapy Remedies A to Z
Jay Kordich | Kordich House Press

Live Foods, Live Bodies! Recipes for Life
Jay & Linda Kordich | Square One Publication

Spirulina. Energie und Vitalität aus dem Kraftwerk der Natur
Jutta Oppermann | Lebensbaum Verlag

The Funky Fresh Juice Book
Jason Vale | Juice Master Publications

The Juiceman's Power of Juicing: Delicious Juice Recipes for Energy, Health, Weight Loss, and Relief from Scores of Common Ailments
Jay Kordich | William Morrow Cookbooks

The Reboot with Joe – Juice Diet
Joe Cross | Hodder & Stoughton General Division

The Ultimate Book of Modern Juicing: More Than 200 Fresh Recipes to Cleanse, Cure, and Keep You Healthy
Mimi Kerk | Countryman Press Inc.

Wasser – die vergessene Medizin
Peter Janz | Verlag Wasserwissenswert

Bücher, die weiterhelfen können!

Auf den Spuren der Methusalem-Ernährung. Gesund und allergiefrei. Die Wiederentdeckung der Heil- und Aufbaukräfte der Nahrung
Henning Müller-Burzler | Windpferd

Burn-out: Aus der Erschöpfung in die Kraft
Hanspeter Ruch | Via Nova, Petersberg

Clean Gut. The Breakthrough Plan for Eliminating the Root Cause of Disease & Revolutionizing Your Health
Alejandro Junger | Harper One

Darm mit Charme. Alles über ein unterschätztes Organ
Giulia Enders | Ullstein

Darmbakterien als Schlüssel zur Gesundheit. Neueste Erkenntnisse aus der Mikrobiom-Forschung
Anne Katharina Zschocke | Knaur MensSana

Das Anti Krebs Buch. Was uns schützt: Vorbeugen und nachsorgen mit natürlichen Mitteln
David Servan-Schreiber | Goldmann

Das große Buch der Superfoods. Pflanzliche Supernahrung von Avocado bis Weizengras. Für Gesundheit, Leistungsfähigkeit & das persönliche Wohlfühlgewicht
Lauri Boone | Hans-Nietsch-Verlag

Die 50 besten Lebensmittel für ihre Gesundheit. Heilkraft, Anwendung, Küchentipps
Miriam Polunin | Garant Verlag

Die Basenkur. Der 14-Tage-Plan für mehr Gesundheit und Energie im Alltag
Dr. Stephan Domenig | Christian München

Die besten 50 Superfoods. Gesundheit kann man essen
Brigitte Haman | Kopp Verlag

Enzymtherapie. Vorbeugen und heilen mit lebenswichtigen Biokatalysatoren
Gerhard Leibold | Jopp

Grün essen! Die Gesundheitsrevolution auf Ihrem Teller
Dr. Joachim Mutter | VAK

Intelligente Zellen. Wie Erfahrungen unsere Gene steuern
Bruce H. Lipton | KOHA

Jung und gesund durch ein vitales Immunsystem. Wie Sie die entscheidenden Enzyme und Bio-Faktoren Ihres Körpers stärken
Hiromi Shinya | Goldmann Verlag

Lass dich nicht vergiften! Warum uns Schadstoffe chronisch krank machen und wie wir ihnen entkommen
Joachim Mutter | Gräfe & Unzer

Leaky Gut - Der durchlässige Darm. Ursachen, Diagnose und naturheilkundliche Behandlung
Mathias Oldhaver, Wolfgang Spiller | Eubiotika

Mitochondrien. Symptome, Diagnose und Therapie
Dr. Bodo Kuklinski | Aurum

Natürliches Anti-Aging. Wie Sie mit der Kraft Ihrer Hormone länger jung bleiben
Anne Hild | Aurum

Rohvolution. Das karottenknackige Einsteigerprogramm in die Rohkost
Chantal Sandjon | Gräfe & Unzer

Säure-Basen-Balance. Der Kompass für mehr Vitalität und Wohlbefinden
Jürgen Vormann | Gräfe & Unzer

Schlank mit Darm. Mit der richtigen Darmflora zum Wunschgewicht
Michaela Axt-Gadermann | Südwest Verlag

Simple Detox. Das 7-Tage-Entgiftungsprogramm
Marion Grillparzer | Gräfe & Unzer

The Beauty Detox Foods
Kimberly Snyder | Harlequin

Vitalstoffe braucht jeder - auch Sie. Körper, Geist und Seele im Einklang
Edmund & Nathalie Schmidt | Schirner Verlag

Was passiert im Darm? Neues Wissen für mehr Darmgesundheit – Darmbarriere, Bauchhirn und die richtige Ernährung
Julia Seiderer-Nack | Südwest Verlag

Wegweiser

Zentren, die dir weiterhelfen können

Klinik Dr. Otto Buchinger
Klinik für Naturheilverfahren und Ganzheitsmedizin
www.buchinger.de

F.X. Mayr Health Center
www.original-mayr.com/de

Internationales Ganzheitliches Gesundheitszentrum
www.igg-zentrum.de

Gerson Institute USA
www.gerson.org

Reizdarm-Zentrum Berlin
www.reizdarm-zentrum.de

Deutsches Institut für Ernährungsforschung
www.dife.de

Deutsches Zentrum für Diabetisforschung
www.dzd-ev.de

Onlineportale

NMI Portal
www.nahrungsmittel-intoleranz.com

Gastro-liga.de
www.gastro-liga.de

Human Microbiome Project
www.hmpdacc.org

Vereine

Deutsche Zöliakie-Gesellschaft e.V. (DZG)
www.dzg-online.de

Deutsche Morbus Crohn / Colitis ulcerosa Vereinigung (DCCV) e.V.
www.dccv.de

Kompetenznetz chronisch-entzündliche Darmerkrankungen e.V.
www.kompetenznetz-ced.de

Deutsche Krebshilfe e.V.
www.krebshilfe.de

Deutsche Gesellschaft für Ernährung e.V.
www.dge.de

Deutsche Reizdarmselbsthilfe e.V.
www.reizdarmselbsthilfe.de

Verbraucherplattform der Deutschen Gesellschaft für Mukosale Immunologie und Mikrobiom
www.probioika-info.de

Deutsche Gesellschaft für Mukosale Immunologie und Mikrobiom (DGMIM e.V.)
www.dgmim.de

Forum Trinkwasser e.V
www.forum-trinkwasser.de

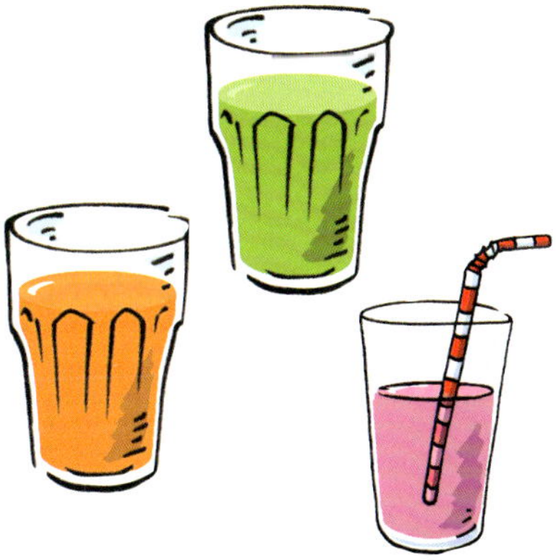